中医历代名家学术研究丛书

主编 潘桂娟

钱会南 钱泽南 陈广坤 编著

杨上善

Academic Research Series of Famous
Doctors of Traditional Chinese
Medicine through the Ages

"十三五"国家重点图书出版规划项目

中国中医药出版社
·北 京·

图书在版编目（CIP）数据

中医历代名家学术研究丛书.杨上善/潘桂娟主编；钱会南，
钱泽南，陈广坤编著.—北京：中国中医药出版社，2017.9
ISBN 978-7-5132-4344-5

Ⅰ.①中… Ⅱ.①潘… ②钱… ③钱… ④陈…
Ⅲ.①杨上善—人物研究 Ⅳ.① K826.2

中国版本图书馆 CIP 数据核字（2017）第 171653 号

中国中医药出版社出版

北京市朝阳区北三环东路 28 号易亨大厦 16 层
邮政编码 100013
传真 010 64405750
河北新华第二印刷有限责任公司印刷
各地新华书店经销

开本 880×1230 1/32 印张 9.5 字数 243 千字
2017 年 9 月第 1 版 2017 年 9 月第 1 次印刷
书号 ISBN 978 – 7 – 5132 – 4344 – 5

定价 45.00 元
网址 www.cptcm.com

社 长 热 线 010-64405720
购 书 热 线 010-89535836
维 权 打 假 010-64405753

微信服务号 zgzyycbs
微商城网址 https://kdt.im/LIdUGr
官 方 微 博 http://e.weibo.com/cptcm
天猫旗舰店网址 https://zgzyycbs.tmall.com

如有印装质量问题请与本社出版部联系（010-64405510）

项目来源及国家重点图书出版计划

2005 年度国家"973"计划课题"中医理论体系框架结构与内涵研究"（编号：2005CB532503）

2009 年度科技部基础性工作专项重点项目"中医药古籍与方志的文献整理"（编号：2009FY120300）子课题"古代医家学术思想与诊疗经验研究"

2013 年度国家"973"计划项目"中医理论体系框架结构研究"（编号：2013CB532000）

国家中医药管理局重点研究室"中医理论体系结构与内涵研究室"建设规划

"十三五"国家重点图书、音像、电子出版物出版规划（医药卫生）

前言

中医理论肇始于《黄帝内经》《难经》，本草学探源于《神农本草经》，辨证论治及方剂学发轫于《伤寒杂病论》。在此基础上，历代医家结合自身的思考与实践，提出独具特色的真知灼见，不断革故鼎新，充实完善，使得中医药学具有系统的知识体系结构、丰富的原创理论内涵、显著的临床诊治疗效、深邃的中国哲学背景和特有的话语表达方式。历代医家本身就是"活"的学术载体，他们刻意研精，探微索隐，华叶递荣，日新其用。因此，中医药学发展的历史进程，始终呈现出一派继承不泥古、发扬不离宗的繁荣景象。

中国中医科学院中医基础理论研究所，自 2008 年起相继依托 2005 年度国家"973"计划课题"中医学理论体系框架结构与内涵研究"、2009 年度科技部基础性工作专项重点项目"中医药古籍与方志的文献整理"子课题"古代医家学术思想与诊疗经验研究"、2013 年度国家"973"计划项目"中医理论体系框架结构研究"，以及国家中医药管理局重点研究室"中医理论体系结构与内涵研究室"建设规划，联合北京中医药大学等 16 所高等院校及科研和医疗机构的专家、学者，选取历代具有代表性或学术特色突出的医家，系统地阐释与解析其代表性学术思想和诊疗经验，旨在发掘与传承、丰富与完善中医理论体系，为提升中医师理论水平和临床实践能力和水平提供参考和借鉴。本套丛书即是此系列研究阶段性成果总结而成。

综观历史，凡能称之为"大医"者，大都博览群书，学问淹博赅洽，集百家之言，成一家之长。因此，我们以每位医家独立成书，尽可能尊重原著，进行总结、提炼和阐发。此外，本丛书的另一个特点是，将医家特色学术观点与临床实践相印证，尽可能选择一些典型医案，用以说明理论的实践价值，便于临床施用。本丛书现已列入《"十三五"国家重点图书、音像、电子出版物出版规划》中的"医药卫生"重点图书出版计划，并将于"十三五"期间完成此项出版计划，拟收载历代 102 名中医名家，总字数约 1600 万。

丛书各分册作者，有中医基础学科和临床学科的资深专家、国家及行业重点学科带头人，也有中青年教师、科研人员和临床医师中的学术骨干，分别来自全国高等中医院校、科研机构和临床单位。从学科分布来看，涉及中医基础理论、中医各家学说、中医医史文献、中医经典及中医临床基础、中医临床各学科。全体作者以对中医药事业的拳拳之心，共同努力和无私奉献，历经数年成就了这份艰巨的工作，以实际行动切实履行了传承、运用、发展中医药学术的重大使命。

在完成上述科研项目及丛书撰写、统稿与审订的过程中，研究团队暨编委会和审订委员会全体成员，精益求精之心始终如一。在上述科研项目负责人、丛书总主编、中国中医科学院中医基础理论研究所潘桂娟研究员主持下，由常务副主编张宇鹏副研究员、陈曦副研究员及各分题负责人——翟双庆教授、刘桂荣教授、郑洪新教授、邢玉瑞教授、钱会南教授、马淑然教授、文颖娟教授、陆翔教授、杨卫彬研究员、崔为教授、柳亚平副教授、江泳副教授、王静波博士等，以及医史文献专家张效霞副教授，分别承担或参与了团队的组织和协调，课题任务书和丛书编写体例的起草、修订和具体组织实施，各单位课题研究任务的落实和分册文稿编写和审订等工作。编委会还多次组织工作会议和继续教育项目培训，组织审订委员会专家复审和修订；最终由总主编逐册复审、修订、统稿并组织作者再次修订各分册文稿。自 2015 年 6 月开始，编委会将丛书各分册文稿陆续提交中国中医药出版社，拟于 2019 年 12 月之前按计划完成本套丛书的出版。

2016 年 3 月，国家中医药管理局颁布了《关于加强中医理论传承创新的若干意见》，指出"加强对传承脉络清晰、理论特色鲜明的古代医家的学术思想研究，深入研究中医对生命、健康与疾病认知理论，系统总结中医养生保健、防病治病理论精华，提升中医理论指导临床实践和产品研发的能力，切实传承中医生命观、健康观、疾病观和预防治疗观"。上述项目研究及丛书的编写，是研究团队对国家层面"加强中医理论传承与创新"号召的积极响应，体现了当代中医学人敢于担当的勇气和矢志不渝的追求！通过此项全国协作的系统工程，凝聚了中医医史、文献、理论、临床研究的专门人才，培育了一支专业化的学术队伍。

在此衷心感谢中国中医科学院及其所属中医基础理论

研究所、中医药信息研究所、研究生院，以及北京中医药大学、陕西中医药大学、山东中医药大学、云南中医学院、安徽中医药大学、辽宁中医药大学、浙江中医药大学、成都中医药大学、湖南中医药大学、长春中医药大学、黑龙江中医药大学、南京中医药大学、河北中医学院、贵阳中医药大学、中日友好医院等16家科研、教学、医疗单位，对此项工作的大力支持！衷心感谢中国中医药出版社有关领导及华中健编审、伊丽萦博士及全体编校人员对丛书编写及出版的大力支持！

本丛书即将付梓之际，百余名作者感慨万千！希望广大读者透过本丛书，能够概要纵览中医药学术发展之历史脉络，撷取中医理论之精华，传承千载临床之经验，为中医药学术的振兴和人类卫生保健事业做出应有的贡献！

由于种种原因，书中难免有疏漏之处，敬请读者不吝批评指正，以促进本丛书不断修订和完善，共同推进中医药学术的继承与发扬！

《中医历代名家学术研究丛书》编委会

2016 年 9 月

凡例

一、本套丛书选取的医家，均为历代具有代表性或特色学术思想与临床经验的名家，包括汉代至晋唐医家 6 名、宋金元医家 18 名、明代医家 25 名、清代医家 46 名、民国医家 7 名，总计 102 名。每位医家独立成册，旨在对医家学术思想与诊疗经验等内容进行较为详尽的总结阐发，并进行精要论述。

二、丛书的编写，本着历史、文献、理论研究有机结合的原则，全面解读、系统梳理和深入研究医家原著，适当参考古今有关该医家的各类文献资料，对医家学术思想和诊疗经验，加以发掘、梳理、提炼、升华、概括，将其中具有理论意义、实践价值的独特内容阐发出来。

三、丛书在总体框架上，要求结构合理、层次清晰；在内容阐述上，要求概念正确、表述规范，持论公允、论证充分，观点明确、言之有据；在分册体量上，鉴于每个医家的具体情况不同，总体要求控制在 10 万～20 万字。

四、丛书每一分册的正文结构，分为"生平概述""著作简介""学术思想""临证经验"与"后世影响"五个独立的内容范畴。各分册将拟论述的内容按照逻辑与次序，分门别类地纳入以上五个内容范畴之中。

五、"生平概述"部分，主要包括医家姓名字号、生卒年代、籍贯等基本信息，时代背景、从医经历以及相关问题的考辨等。

六、"著作简介"部分，逐一介绍医家的著作名称（包括现存、已经亡佚又经后人辑复的著作）、卷数、成书年代、主要内容、学术价值等。

七、"学术思想"部分，分为"学术渊源"与"学术特色"两部分进行论述。前者重在阐述医家之家传、师承、私淑（中医经典或前代医家思想对其影响）关系，重点发掘医家学术思想的历史传承与学术渊源；后者主要从独特的学术见解、学术成就、学术特点等方面，总结医家的主要学术思想特色。

八、"临证经验"部分，重点考察和论述医家学术著作中的医案、医论、医话，并有选择地收集历代杂文笔记、地方志等材料，从中提炼整理医家临床诊疗的思路与特色，发掘、总结其独到的诊治方法。此外，还根据医家不同情况，以适当方式选录部分反映医家学术思想与临证特色的医案。

九、"后世影响"部分，主要包括"学术影响与历代评价""学派传承（学术传承）""后世发挥"和"国外流传"等内容。其中，对医家的总体评价，重视和体现学术界共识和主流观点，在此基础上，有理有据地阐明新见解。

十、附以"参考文献"，标示引用著作名称及版本。同时，分册编写过程中涉及的期刊与学位论文，以及未经引用但能体现一定研究水准的期刊与学位论文也一并列出，以充分体现对该医家研究的整体状况。

十一、附以丛书全部医家名录，依照年代时间先后排列，以便查检。

十二、丛书正文标点符号使用，依据《中华人民共和国国家标准标点符号用法》（GB/T 15834–2011）。医家原书中出现的俗字、异体字等一律改为简化正体字，个别不能对应简化字的繁体字酌予保留。

《中医历代名家学术研究丛书》编委会

2016 年 9 月

内容提要

　　杨上善，约生于隋开皇九年（589），卒于唐高宗永隆二年（681）；祖籍为弘农华阴（今陕西华阴）；著有《黄帝内经太素》《黄帝内经明堂类成》两书。《黄帝内经太素》是现存最早类分、研究《黄帝内经》的著作。书中对《黄帝内经》原文加以类编，勾勒出中医理论体系框架雏形，在后世具有深远的理论影响。书中有关摄生、阴阳、人合、脏腑、经脉、营卫气、身度、诊候、设方、寒热、邪论、风论、气论、杂病等论述，尤其是杨上善的注释，不乏深意，且颇具特色，对相关理论的认识与应用具有重要指导意义。本书内容包括杨上善的生平概述、著作简介、学术思想、后世影响等。

　　杨上善，其字号、籍贯以及生卒年月，正史均无记载。据目前考证，杨上善生于隋开皇九年（589），卒于唐高宗永隆二年（681）；祖籍为弘农华阴（今陕西华阴）；著有《黄帝内经太素》《黄帝内经明堂类成》。《黄帝内经太素》30卷，现存25卷，是现存最早类分、研究《黄帝内经》的著作。《黄帝内经明堂类成》是针灸书籍，唐太医署曾将其规定为学习针灸的主要课本，唐以后失传，现只存1卷（卷一）。杨上善援用道、儒思想阐释医学理论；类编而成《黄帝内经太素》，勾勒出中医理论体系框架雏形，对后世具有深远的理论影响。书中有关天人相应、命门、关阖枢、经脉统属输穴、输穴命名释义、督脉考证、针灸调气、针药并重等论述也颇具特色。

　　现代以来有关学术研讨情况，以"杨上善""太素"为检索词，在中国知网（CNKI）检索到期刊论文67篇、学位论文4篇、会议论文6篇。研究内容主要涉及以下几个方面：其一，关于《太素》成书的考证研究，证明《太素》依据《素问》与《九卷》分类编纂而成，确系出自杨上善之手；《太素》保存着古本《内经》的篇章原貌，对于校勘疏证《内经》有重要文献价值。其二，《太素》校注训诂的研究。其三，杨上善医学成就的研究，如《太素》类目研究，注重人与天地相应，提出阴阳"一分为二"、三阴三阳与关阖枢，以及针理论等方面的探讨。此外，有研究专著1部，系钱超尘教授主编的《黄帝内经太素研究》。该书分为三篇：其一，《太素》作者、底本及其流传研究；其二，《太素》文字、音韵、训诂校勘研究；其三，杨上善哲学思想及医学成就。

本次整理研究选用的杨上善著作版本：唐·杨上善撰注，李云点校，学苑出版社2007年出版的《黄帝内经太素》（该书附《黄帝内经明堂》），为本次研究的主要参考版本。本书所引用的原文出处，均依据该版本。此外，还参阅了唐·杨上善撰注，萧延平北承甫校正，王洪图、李云点校增补，科学技术出版社2000年出版的《黄帝内经太素》；李克光、郑孝昌校注，人民卫生出版社1981年出版的《黄帝内经太素》；隋·杨上善撰注，人民卫生出版社1981出版的《黄帝内经太素》。此外，还参考了相关史料与现代论文。凡本书直接引用参考文献和其他相关参考文献亦一并整理列出，附录于书后。

本次整理与研究的主要内容：杨上善类编《黄帝内经》勾勒的中医理论体系框架；关于摄生、阴阳、人合、脏腑、经脉、营卫气、身度、诊候、设方、寒热、邪论、风论、气论、杂病等学术思想。鉴于杨上善的字号、籍贯以及生卒年月正史均无记载，查阅了相关史料与现代研究文献，对其籍贯、生卒年月等进行考证与论述。

在此衷心感谢潘桂娟研究员、翟双庆教授对本项研究给予的指导与帮助！同时，衷心感谢参考文献的作者以及支持本项研究的各位同仁！

北京中医药大学　钱会南

2015年6月

目　录

杨上善

生平概述

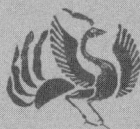

　　杨上善，约生于隋开皇九年（589），卒于唐高宗永隆二年（681）；祖籍为弘农华阴（今陕西华阴）；著有《黄帝内经太素》《黄帝内经明堂类成》两书。《黄帝内经太素》是现存最早类分、研究《黄帝内经》的著作。书中对《黄帝内经》原文加以类编，勾勒出中医理论体系框架雏形，在后世具有深远的理论影响。书中有关摄生、阴阳、人合、脏腑、经脉、营卫气、身度、诊候、设方、寒热、邪论、风论、气论、杂病等论述，尤其是杨上善的注释，不乏深意，且颇具特色，对相关理论的认识与应用具有重要指导意义。

一、时代背景

　　隋朝（581～618）至唐朝（618～907），是经历了五胡乱华和南北朝两个漫长时期后的两个大一统皇朝时期。故史学家常将"隋唐"并称。隋唐时期，中央集权的封建统治空前发展。从隋朝至唐朝前中期的100多年间，社会政治制度臻于完善，典章制度方面多有建树，如确立三省六部制、科举制、两税法等。

　　隋唐时期，亦是中国历史上强盛的繁荣时期。这一时期，封建经济得以发展；创立和完善科举制度，有利于发挥各类人才的作用；各民族友好交往，促进了多民族统一国家的发展。如中原与边疆联系加强，促进了少数民族地区资源的开发和发展等，创造了隋唐社会经济繁荣与科技的发展，举世闻名的中国四大发明，其中的印刷术和火药的发明，均出现在这一时期。

隋唐文化，上承魏晋，下启两宋，呈现出开明、包容、多元化的时代特点。如隋唐时期，各民族文化交流融合，而且对外采取较为开放的政策，中外经济文化交流频繁，促进了文化的繁荣昌盛，特别是隋唐时期，加强科举考试制度，采取全天下选拔士子为朝廷服务的方针策略，此策略的实施促进了文化发展，医学亦随之蓬勃发展。隋朝官修的《四海类聚方》达2600余卷，遗憾的是今已失传。传世的医学名著，有隋朝官修的《诸病源候论》，杨上善所著《黄帝内经太素》（以下简称《太素》），唐朝官修的《新修本草》，孙思邈所著《备急千金要方》《千金翼方》，王冰所著《重广补注黄帝内经素问》，以及王焘主持编撰的《外台秘要方》等。

在此时期，佛教和道教有了新的发展。故而佛、道的流行，成为社会文化繁荣的景象之一。这一时期，继秦汉黄老之学和魏晋玄学之后，励精图治的现实政治主张，社会批判思想，儒家的礼治伦理思想，佛、道的宗教思想，得以盛行。唐朝后期，以儒学为主干，儒、道、佛逐渐渗透合流，尔后发展成宋代的理学。

杨上善的《太素》及《黄帝内经明堂类成》（以下简称《明堂类成》），就是在上述历史背景下成书的。从杨上善所著《黄帝内经太素》，以及王冰所著《重广补注黄帝内经素问》中所蕴含的学术思想，都可窥见黄老思想的影响。杨上善奉敕撰注《太素》及《明堂类成》，其分类研究《黄帝内经》，为演绎经旨，旁征博引古籍文献，其治学亦体现了这一时期医家思想多元化的特征。

二、生平纪略

杨上善，其字号、籍贯以及生卒年月正史均无记载。目前考证，杨上善祖籍弘农华阴（今陕西华阴），隋开皇九年（589）生于燕州辽西县（今辽宁朝阳）。唐上元二年至调露二年（675～680）先后任过太子文学、太子洗马、右威卫长史等职。其奉敕撰注《太素》和《明堂类成》，其成书时间大约是唐高宗李治龙朔二年（662）至成亨元年（670）。杨上善于唐高宗永隆二年（681）阴历八月十三日逝世，享年约93岁。

（一）生卒年代考

杨上善，其字号、籍贯以及生卒年月，正史均无记载。有关杨上善生活的时代，以及《太素》《明堂类成》成书年代的考证研究，主要有隋代说、后周说，以及唐代说三种。

1. 隋代说

杨上善为隋人的说法，源自北宋·林亿的《重广补注黄帝内经素问·序》："历代宝之，未有失坠，苍周之兴，秦和述六气之论，具明于左史，厥后越人得其一二，演而述《难经》，西汉仓公传其旧学，东汉仲景撰其遗论，晋皇甫谧刺而为《甲乙》，及隋杨上善纂而为《太素》，时则有全元起者，始为之训解，阙第七一通。"从这段序言可以看出，林亿认为杨上善是隋朝人，在此既明确提出"隋杨上善"之说，并明确说明《太素》是隋·杨上善所编撰之书。

其后，南宋·王应麟的《玉海》曾录入《黄帝灵枢经》一书，其云："《书目》云：《黄帝灵枢经》九卷，黄帝、岐伯、雷公、少俞、伯高答问之语。隋杨上善序：凡八十一篇，《针经》《九卷》大抵同，亦八十一篇，《针经》以'九针十二原'为首，《灵枢》以'精气'为首，又间有详略。王冰以《针经》为《灵枢》，故席延赏云：《灵枢》之名，时最后出。"从王应麟《玉海》记载来看，杨上善曾经为《灵枢》做过注解，而且在此王应麟亦认为杨上善乃隋朝之人，故而称其为"隋杨上善"。

尔后，明·徐春甫编撰著《古今医统大全》，书中亦称杨上善为隋人，如该书云："杨上善，不知何郡人。大业中为太医侍御，名著当代，称神，诊疗出奇，能起沉疴笃疾，不拘局方，述《内经》为《太素》，知休咎。今世云太素脉者皆宗之。"在此，徐春甫不但称杨上善为隋人，还赞誉其为大业中名医。"大业"乃隋亡国之君隋炀帝曾经使用过的年号。如前所述，宋·林亿虽言杨上善为隋人，却没有直接称其为大业中名医，而徐春甫则直接阐明杨上善的职业并对其成就进行褒奖，在一定程度上弥补了前人记载的不足，深化了后人对杨上善的认识。

其后，还有一些医家，如陆心源、袁昶、黄以周、廖季平、丁丙、丹波元简、岗西为人等，均从林亿、徐春甫之说。而且《太素》一书的历次刊刻，大都因循旧说，故而均称杨上善为隋人。

2. 后周说

杨上善主要活动时间在后周的说法，见于张钧衡的《适园藏书志》，如卷六子部医家类云："《黄帝内经太素》三十卷，隋杨上善撰，缺七卷，存二十三卷。传录东瀛本。《医史》《医统》云：杨上善，隋大业中为太医侍御。每卷题通直郎守太子文学，与《医史》《医统》所云不同。按《唐六典》后周建德三年置太子文学十人，后废，隋代无此官，杨惺吾遂以上善为唐人，不知周隋相接，上善撰此书，尚在周时，故置旧官。至隋大业中为太医侍御，两不相妨碍。丙避为景，则唐人改唐讳，宋人改宋讳，尤旧书之通例，至林亿校《内经》所引遗文尤多，惺吾以为宋代已佚，林亿等未见，则尤为鹘突也。"

由上述文字可见，张钧衡从《太素》传之于日本，并引明·李濂《医史》、明·徐春甫《古今医统大全》，其记载隋朝时杨上善曾为太医侍御，而且《太素》每卷题目的开篇均冠以通直郎守太子文学，此与《医史》《古今医统大全》所言有不同。按照《唐六典》所记载，后周建德三年方设置太子文学，以后又废除此官职，故隋代不设置太子文学这个官职，而北周宇文氏家族曾经设置太子文学一职，北周又与隋相接，据此，认为杨上善曾为隋大业之太医侍御，而于后周时期撰注《太素》，亦指出杨惺吾以为《太素》至宋代亡佚，故林亿等尚未见到此书。

3. 唐代说

杨上善主要活动年代在唐朝的说法，始于杨惺吾。其后，有学者和医家亦认同此说，如钱超尘教授、张灿玾教授等，均认为杨上善撰注《太素》是奉唐敕而为。这种说法的主要依据，集中在以下个方面：

第一，仅避唐讳

纵观《太素》，书中出现大量避唐讳的情况。其避讳形式有两种：一是经文避讳，二是注文避讳。经文避讳，如《太素·经脉之二·经脉正别》："手少阴之别，入于渊掖两筋之间……手心主之别，下渊掖三寸。"这里的"渊掖"，是避李渊的"渊"字。

全书经文之避讳，还体现在对唐太宗李世民的"世"字避为"代"字。如《太素·诊候之二·色脉诊》："暮代之治病也则不然"；《太素·摄生之二·顺养》："肠中寒，则肠鸣飧泄。"这里的"泄"字（即泄），《灵枢·师传》写作"泄"字，应该是避李世民之讳。《太素》经文中还有几处，避李治之讳者。如避"治"为"理"或"疗"。《太素·九针之三·杂刺》云："转筋于阳，理其阳……转筋于阴，理其阴。"《太素·补泻·天忌》道："月郭空无疗，是谓得时而调之。"另外，《太素》全书的"民"字，多有缺笔。

《太素》书中尚有多处注文避讳的地方，如《太素·人合·阴阳合》："丙主左手之阳明。"注云："甲乙景丁戊己为手之阳也，庚辛壬癸为手之阴也。"此处为避李昞的讳。《太素·伤寒·热病说》："热病汗且出，及脉顺可汗者，取之鱼际、太渊、大都、太白。"杨注云："热病汗出及脉顺不逆可令汗者，取鱼际在手大指本节后内侧，太泉在掌后陷者中"。此处为避李渊的讳。《太素·九针之一·九针要道》："令可传于后世。"杨注云："五方疗病，各不同术，今圣人量其所宜，杂令行之，取十全，故次言之。子者，圣人爱百姓犹赤子也。中有邪伤，属诸疾病，不终天年。有疗之者，行于毒药，或以砭石伤肤，毒药损中，可九种微针通经调气，以传后代也。"此处为避李世民的讳。《太素·设方·知要道》："夫治国者。"注云："理国，安人也。"此处为避李治的讳。

统揽《太素》全书，经文与注释的避讳，主要集中体现在李治的"治"字上。全书仅《太素·诊候之一·（篇名佚）》注释云："大经大络共为血病，身体痛者，经与大络皆治之也。"只此一处之"治"字未避讳，是否由后人改回不得而知。此外，《太素》一书，上不避北周、南朝、隋代之讳，下不避唐中宗李显以后诸唐代君王之讳，亦可谓其避讳的特点。

第二，杜光庭说

杜光庭（850—933），唐末京兆杜陵人，一说处州缙云人。因避战乱而入蜀，任后蜀谏议大夫及户部侍郎。后隐居四川青城山。如《道德经广圣义序》云："太子司议郎杨上善，高宗时人，作《道德集注真言》。"由此可见，杨上善曾著《道德集注真言》一书，然而，新旧唐书并没有收录此书。

第三，玄元皇帝考

《太素》凡引老子的言论，均称为"玄元皇帝曰"。如《太素·顺养》《太素·阴阳大论》《太素·知针石》三篇的注文中，共有五处提到老子，皆称其为"玄元皇帝"。如《太素·阴阳·阴阳大论》杨上善注云："玄元皇帝曰：物壮则老，谓之不道，不道早已。此之谓也。"考证历史，李唐自从夺取天下以后，曾经为了证明李唐一脉的神圣血统，自称是老子的后裔，并对老子加封避讳。如《唐会要》卷五十《尊崇道教》记载："武德三年五月，晋州人吉善行于羊角山，见一老叟乘白马朱鬣，仪容甚伟。曰："谓吾语唐天子，吾汝祖也。今年平贼后，子孙享国千岁。高祖异之，乃立庙于其地。"

与此同时，唐皇室对先祖老子也大力追封。《旧唐书》卷五《高宗本纪下》载高宗乾封元年（666），追号老子为"太上玄元皇帝"。武则天时期崇佛抑道，罢了老子"玄元皇帝"的称号。至唐玄宗恢复李唐，为重塑李唐子孙尊严，老子地位被提升到无以复加的地步。如《唐会要·尊崇道教》云："其年（开元二十九年）六月敕。大道先于两仪，天地生于万物，是以圣哲之后，咸竭其诚。今后应缘国家制命，表疏簿书，及所试制策文章，一事已上，语指道教之事，及天地乾坤之字者，并一切平阙。宜宣示中外。"

避讳，是君王或尊亲为了显示威严，规定人们说话中避免直呼其名，或避免在行文中直写其名，而以别的字相代替。如上述文字所言，在上书奏事之中，对于天地神祇、国家君主、宗庙陵寝等，但凡与皇帝有关的事物，必须采取阙字平出的格式，以体现其尊崇之意。由此可知，到了玄宗时期，避讳之风盛行，避讳的范围亦明显增加。

第四，职官考辨

散官职官系统，在南北朝隋代时开始成形，唐朝得以完善。唐代官员有本品（散位）与职事品之分，散官表示其品级，职事官表示其职务。任何九品以上的职事官都会带散位，若本品低于所职事的官品，则称为"守"某官。若本品高于所职事的官，则称"行"某官。如《旧唐书·职官志》云："凡九品以上职事，皆带散位，谓之本品。职事则随才录用，或从闲入剧，或去高就卑，迁从出入，参差不定。散位则一切以门廕结品，然后劳考进叙。《武德令》，职事高者解散官，欠一阶不到为兼。职事卑者，不解散官。《贞观令》，以职事高者为'守'，职事卑者为'行'，仍各带散位。其欠一阶，依旧为'兼'，与当阶者，皆解散官。永徽已来，欠一阶者，或为'兼'，或带散官，或为'守'，参而用之。其两职事者亦为'兼'，颇相错乱。其欠一阶之'兼'，古念反。其职事之兼，古恬反。字同音异耳。咸亨二年，始一切为'守'。"

另外，通直郎为文散官，太子文学为职官。如《唐六典》云："隋炀帝置通直郎三十人。"亦曰："魏置太子文学，自晋之后不置，至后周建德三年，置太子文学十人，后废。皇朝显庆（656～661）中始置。"又如唐·杜佑《通典·职官》第十二项云："至后周建德三年，太子文学十人，后省。龙朔三年（663），置太子文学四员，属桂坊。"依据《旧唐书·职官志》之说法，杨上善的本位官为通直郎，从六品下；职事官为太子文学，正六品下，共欠两阶。此乃说明《太素》并非《武德令》之后所著述，武德为唐高祖之年号，至贞观之后才允许官差两阶，仍带散官。唐代设立太子文学之官职，始于显庆中。据此，《太素》可能是显庆以后所撰注。

第五，兰台考辨

《太素·九针之二·五节刺》云："请藏之灵兰之室，不敢妄出也。"杨注云："灵兰之室，黄帝藏书之府，今之兰台故名者也。"兰台为古代对黄帝藏书室的俗称。唐高宗龙朔二年，曾经改秘书省为兰台。如《旧唐书·职官》云："龙朔二年二月甲子改百司及官名……改秘书省为兰台……咸亨元年十二月诏：龙朔二年新改尚书省、百司及仆射以下官名，并依旧。"从上述文字可以看出，唐代曾经于龙朔二年改秘书省为兰台，咸亨元年则改回旧制。

据此，认为杨上善《太素》亦有可能成书于龙朔二年（662）之后，咸亨元年（670）之前。

第六，正史考辨

《旧唐书·经籍志》云："《黄帝内经太素》三十卷，杨上善注。"但《隋书·经籍志》并没有记录该书，且现存隋以前的各种书籍，亦尚未提到《太素》。

第七，敕命考辨

仁和寺本《太素》，每卷之卷首均题："通直郎守太子文学臣杨上善奉敕撰注。"古代敕字，用于以下三种情况：一是长辈对晚辈敕令；二是上级对下级敕令；三是皇帝之敕令。萧延平校正《太素》之例言记载："考森立之《经籍访古志》，《黄帝内经太素》三十卷，唐通直郎太子文学杨上善奉敕撰注。"以此推断，《太素》乃奉帝王之敕令而撰注，其应成书于高宗时期。

第八，浊上变去考

《太素》全书应用了大量的反切。据初步统计，达 228 个之多。《太素》反切的上下字，与《广韵》反切上下字颇多不同，但声纽和韵类系统，却是一致。《广韵》虽为宋时书，但收《切韵》在内。即《太素》声纽和韵类系统，与《切韵》的音韵系统相同。如浊上变去，是指全浊上声母读作去声了。具体就是指中古反切上字是全浊声母，并且下字是上声调的字，读为清声去声调。据学者考证，此种现象成形于唐朝，可能与唐王朝避讳制度有关。唐代采取了多种方法在韵书中避讳。其一，改换韵目。如叶韵，凡叶字皆改为"世"为"云"。其二，改释义用字。如《切韵》云"乱，治也"。宋跋本《王韵》作："乱，理"。其三，改反切用字。如"御"字《广韵》："迟倨切"，宋跋王韵："直据反"。此为避李治之讳改为反切注音。这种帝王避讳的需要，可能刺激了反切注音的发展。

由上可见，关于《太素》的成书年代，历代学者之考证研究颇为详细。综上所述，归纳其八方面的证据，表明《太素》可能完成于唐高宗时期。其一，避唐讳不避隋讳。其二，杜光庭称杨上善为唐人。其三，唐高宗乾封元年才封老子为太上玄元皇帝。其四，《太素》书中均题有："通直郎守太子文学臣杨上善奉敕撰注"。其五，唐高宗时期曾改秘书省为兰台。其六，《太素》一书，最早见于《旧唐书·经籍志》记载。其七，以帝命为敕始于唐高宗显庆中。其八，反切中的"浊上变去"现象成形于唐朝。

在上文提到，《太素》中存在着两种避讳形式：一种是经文避讳；另外一种是注文避讳，经文不讳。而注文避讳，经文不讳，即后世所称的"临文不讳"，这种现象出现于唐高宗时期。如《册府元龟·帝工部·名讳》记载高宗在显庆五年（660）下诏曰："孔宣设教，正名为首，戴圣贻范，嫌名不讳。比见钞写古典，至于联名，或缺其点画，或随便改换，恐六籍雅言，会意多爽，九流通义，指事全违，诚非立书之本意。自今以后，缮写旧典，文字并宜使成，不须随义改易。"

可见，当时唐高宗李治有感于避讳日趋复杂，导致经文残缺，因此下诏，要求临文不讳。而《太素》存在着大量的临文不讳。此现象说明，《太素》应该成书于此诏书之后。至于为何《太素》亦存在一些经文避讳，目前仍然不得而知。

此外，近年来出土一批唐代的墓志铭，其中有一方墓志铭值得注意。可以认为，该墓志铭的主人公杨上，可能就是撰注《太素》的杨上善。该墓志铭见于《唐代墓志汇编续集》，其云："大唐故太子洗马杨府君及夫人宗室墓志铭并序。君讳上，字善。其先弘农华阴人，后代从官，遂家于燕州之辽西县，故今为县人也。若夫洪源析胤，泛稷泽之波澜；曾构分华，肇歧山之峻嶷。赤泉疏祉，即西汉之羽仪；白环贻贶，实东京之绂冕。并以详诸史牒，可略言焉。祖明，后魏沧州刺史；祖相，北齐朔州刺史，并褰帷布政，人知礼义之方；案部班条，俗有忠贞之节。父晖，隋并州大都督。郊通房鄘，地接宝符，细侯竹马之乡，唐帝遗风之国，戎商混杂，必伫高才。以公剖符，绰有余裕，雨洒传车之米，仁生别扇之前。惟公景宿摛灵，贤云集觌，凤毛驰誉，早映于髫辰；羊车表德，先奇乎廿岁。志尚弘远，心识贞明，慕巢、许之为人，烟霞缀想，企尚、禽之为事，风月缠怀。年十有一，虚襟远岫，玩王孙之芳草，对隐士之长松。于是博综奇文，多该异说，紫台丹箧之记，三清八会之书，莫不得自天然，非由学至。又复留情彼岸，翘首净居，钦玩众经，不离朝暮，天亲天着之旨，睹奥义若冰销；龙宫鹿野之文，辩妙理如河泻。俄而翘弓远骛，贲帛遐征，丘壑不足自令，松桂由其褫色。遂乃天兹林躅，赴彼金门，爰降丝纶，式旌嘉秩，解褐除弘文馆学士，词庭振藻，缛潘锦以飞华；名苑雕章，绚张池而动色。寮寀钦瞩，是曰得人，又除沛府文学。绿车动轫，朱邸开扉，必伫高明，用充良选，以公而处，金议攸归。累迁左威卫长史、太子文学及洗马等，赞务兵钤，影缨银榜。摇山之下，听风乐之余音，过水之前，奉体物之洪作。既而岁浸蒲柳，景迫崦嵫，言访田园，或符知止，不谓三芝，宜术龟鹤之岁；无期干月，奄终石火之悲。俄及以永隆二年八月十三日终于里第，春秋九十有三。"

从该墓志铭可知，此人姓杨，名上，字善。于隋开皇九年出生（589），于唐永隆二年（681）逝世。其人出生于当时的望族弘农，年轻的时候曾当过隐士，对道家思想情有独钟，后来入出仕，做过沛王府文学。随着沛王李贤被立为太子，其人后又成太子文学。根据《旧唐书》记载，李贤于上元二年（675）被立为太子，调露二年（680）被废为庶人。

更为巧合的是，《太素》每卷的卷首均题有："通直郎守太子文学臣杨上善奉敕撰注"的字样。而且二者的生活轨迹很相似，都在高宗朝做过太子文学，一个名为"杨上善"，一个则是姓杨，名上，字善。在《太素》撰著中，杨上善多处运用道家思想注释《内经》。不仅如此，新旧唐书中还记载了杨上善的数部道家著作。同为高宗朝的太子文学，都夙好养生，崇信道家思想，因此可以认为，该墓志铭的主人杨上，乃为撰注《太素》的杨上善。

而林亿、李濂、徐春甫等称杨上善为隋人，显然与杨上善出生于隋朝有关。至于杨上善是北周人的说法，证据尚显不足。有鉴于此，可以认为，杨上善应为隋唐时人。

据此，并依据钱超尘教授等考证，认为《太素》的成书时间是唐高宗李治龙朔二年（662）至咸亨元年（670），这也与本书的研究考证大致相同。而《太素》成书于隋代的证据尚显不足，如《隋书·经籍志》亦尚未载入此书。

（二）生平大事记

据《唐代墓志汇编续集》记载，就杨上善墓志铭总结其生平大事如下：

隋开皇九年（589） 生于燕州辽西县，祖籍弘农华阴人。唐上元二年至调露二年（675～680），先后任过太子文学、太子洗马、右威卫长史等职务。其奉敕撰注《太素》和《明堂类成》，其成书时间大约在唐高宗李治龙朔二年（662）至咸亨元年（670）。唐高宗永隆二年（681）阴历八月十三日逝世，享年约93岁。

综上所述，杨上善，籍贯及生卒年正史均无记载。有关杨上善生活的时代，大致有隋代说、后周说，以及唐代说三种。根据目前考证，杨上善为隋唐时人，其奉敕撰注了《黄帝内经太素》和《黄帝内经明堂类成》，其成书时间大约是唐高宗李治龙朔二年（662）至咸亨元年（670）。杨上善研究《黄帝内经》，演绎经旨，奉敕撰注《黄帝内经太素》，其注释该书时，旁征博引，体现了该时期医家思想多元化的特征。《太素》是最早全部分类撰注《黄帝内经》的著作，包含《素问》和《灵枢》的所有内容，其保存了古本《黄帝内经》的篇章原貌，是学习与研究《黄帝内经》的重要书籍。

杨上善

著作简介

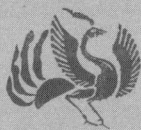

一、《黄帝内经太素》

《黄帝内经太素》，共计 30 卷。据目前考证，杨上善奉敕撰注《黄帝内经太素》，成书时间大约是唐高宗李治龙朔二年（662）至成亨元年（670）。《太素》，取《素问》与《灵枢》之经文，以分类研究之法撰注而成。此书分摄生、阴阳、人合、脏腑、经脉、输穴、营卫气、身度、诊候、证候、设方、九针、补泻、伤寒、寒热、邪论、风论、气论、杂病等，现存本共计 19 类。此书是最早分类研究《黄帝内经》的著作，为学习和研究《黄帝内经》的重要文献。

然而，《太素》在中国北宋以后渐失传，《宋志》仅存 3 卷。光绪中叶，中国驻日本大使馆官员杨惺吾，发现日本尚存仁和寺所藏旧抄卷，影钞回国，未加校勘，即付刊印，故而伪谬滋多。晚清学者萧延平精通儒学，且擅长医理，其对《太素》进行多年的考校，萧延平撰注之《太素》校正本，于 1924 年刊刻问世，其校正的《太素》深得学界称道，但其书内容尚阙佚 7 卷，实为憾事。

70 年代后期，随着中日两国学术交流的渐多，得知日本又发现仁和寺本《太素》原阙佚的第十六卷、第二十一卷，以及第二十二卷的《九刺》《十二刺》。1979 年中医研究院王雪苔先生赴日本考察，得到日本盛文堂汉方医书颁布会 1971 年据仁和寺本重印之《太素》。该书已包含阙佚的第十六卷、第二十一卷，以及第二十二卷的《九刺》《十二刺》。1980 年王雪苕先生将原阙佚的此3卷抽出影印，书名为《残卷复刻黄帝内经太素》，作为内部资料在中医界使用。

至90年代，北京中医药大学王洪图教授得到日本友人所赠《黄帝内经太素》影印本，此版本为小曽户洋监修、永田忠子照相影印。王洪图教授将此书与萧延平本《太素》进行对勘，参照日本友人所赠的《太素》，不仅可补第十六、第二十一、第二十二卷的阙佚，且尚可补第三、第八、第十、第十二、第十四、第二十九等卷中的佚文，故而对萧本《太素》进行重校和增补。此增补点校的版本，于2000年由科学技术出版社出版。然而，现在的《太素》仍缺卷第一摄生之一、卷四、卷七脏腑之二、卷十八证候之二、卷二十，以及第二摄生之二卷末。

二、《黄帝内经明堂类成》

《黄帝内经明堂类成》（简称《黄帝内经明堂》），共计13卷。在编撰《太素》同时，杨上善类编注释《黄帝明堂经》，此书属于针灸书籍。杨上善在其基础上撰注编写为《黄帝内经明堂类成》。该书前12卷论十二经脉输穴，末1卷论奇经八脉。该书开穴位释名之先河，解释穴位名称，并介绍其部位与主治病症等，唐太医署曾经规定其为学习针灸的主要课本，唐以后失传，现仅存1卷（卷一手太阴），其余内容均已亡佚。由李云点校，学苑出版社2007年出版的《黄帝内经太素》，附有《黄帝内经明堂》卷一内容。

杨上善

学术思想

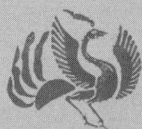

本次整理研究，通过深入研读杨上善原著，探讨杨上善的学术思想，包括解析"太素"的含义，探讨其学术渊源，研究《太素》类编《内经》的特点，分析《太素》呈现的中医理论体系框架，系统研究杨上善关于摄生、阴阳、人合、脏腑、经脉、营卫气、诊候、设方、寒热、邪论、风论、气论、杂病等学术思想。

一、学术渊源

（一）《太素》之"太素"释义

关于《太素》的医学思想，首先值得探讨的是《太素》一书的命名，即解读何为"太素"。首先从既往学者对"太素"一词的解析入手，上溯先秦时期诸子对"太素"一词的释义，复考证其后历代相关文献，探讨"太素"的内涵。

1."太素"的基本含义

"太素"一词，起源于上古，经历了漫长的历史时期，其词义也在不断演化中，产生了多种含义。古人认为宇宙的生成分为四个阶段，太素特指宇宙生成的第四个阶段。如列子《冲虚经》："昔者圣人因阴阳以统天地。夫有形者生于无形，则天地安从生？故曰：有太易，有太初，有太始，有太素。太易者，未见气也；太初者，气之始也；太始者，形之始也；太素者，质之始也。气形质具而未相离，故曰浑沦。浑沦者，言万物相浑沦而未相离也。视之不见，听之不闻，循之不得，故曰易也。易无形埒，易变而为一，一变而为七，七变而为九。九变者，穷也，乃复变而为一。一者，形变之始也。清轻者上为天，浊重者下为地，冲和气者为人；故天地含精，万物化生。"从《冲虚经》的描述可知，至晚在春秋战国时期，"太素"一词已经产生。列子认为宇宙形成有四个阶段，分别是有太易，有太初，有太始，有太素。他对"太素"的解释是"质之始"。

其后，西汉时期的《易纬·乾凿度》云："夫有形生于无形，乾坤安从生？故曰有太易，有太初，有太始，有太素也。太易者，未见气也；太初者，气之始也；太始者，形之始也；太素者，质之始也。气形质具而未离，故曰混沦。"《易纬·乾凿度》的论述与列子的说法相同，亦认为太素是"质之始"。其共同之处在于，两书均将"太素"理解为宇宙生成的四个过程中的一个。

查阅《说文解字注》对"素"字的解释，其云："素，白致缯也。"《礼记·檀弓》云："素服哭于库门之外。"可见，古时"素"的本意为"白"的意思。亦可认为："太素"即为"太白"之意。如《洞神经》云："六府者，谓肺为玉堂宫，尚书府；心为绛宫，元阳府；肝为清冷宫，兰台府；胆为紫微宫，无极府；肾为幽昌宫，太和府；脾为中黄宫，太素府，异于常六府也。"

《洞神经》认为，脾是"太素府"，而中医理论中脾之原穴是太白穴。由此亦可见，太白，即指太素。后来经诸家借用，上古"太素"一词，"太素"则逐渐演变为宇宙演化某个阶段的代名词。

2.《太素》之"太素"

"太素"一词的命名，传递和表达了古人对宇宙万物的朴素认识，亦体现了古人的"气一元论"的思想。"气一元论"的产生，经历了萌芽、演变、发展和完善的过程，其基本观点认为：气是构成宇宙和万物的唯一本原，气是宇宙的最高范畴。

"气一元论"思想，在《内经》有颇多论述。如《素问·天元纪大论》云："太虚寥廓，肇基化元，万物资始，五运终天，布气真灵，揔统坤元，九星悬朗，七曜周旋，曰阴曰阳，曰柔曰刚，幽显既位，寒暑弛张，生生化化，品物咸章。"此论认为，气是万物资生之源，因此其与天地运行，阴阳消长，昼夜变化，四季交替，万物化生，休戚与共。《素问·宝命全形论》云："夫人生于地，悬命于天，天地合气，命之曰人。"认为作为万物之一的人，其生存亦与天地之气密切相关。《素问·五常政大论》云："气始而生化，气散而有形，气布而番育，气终而象变，其致一也。"此言万物之生化，其成而有形，繁育发展，乃至于景象变化等，气是主导因素。诚如姚绍虞《素问经注节解·外篇》云："始以发端言，散以分授言，布者遍满，终者化去也。气至则生，气尽则死，天地之间，一气而已。"体现出气为万物主宰的"气一元论"思想。

杨上善亦沿袭《内经》之理念，如《太素·风论·八正风候》云："杨上善注：《九宫经》曰：太一者，元皇之使，常居北极之旁汁蛰上下政天地之常□起也。汁蛰，坎宫名也。太一至坎宫，天必应之以风雨，其感从太一所居乡来向中宫，名为实风，主生长养万物；若风从南方来向中宫，为冲后来虚风，贼伤人者也。其贼风夜至，人皆寝卧，不犯其风，人少其病也。"《九宫经》认为，太一是元皇之使。元皇指北极大帝，又称真武大帝。北极星居天中不动，太一星，即太乙、太白，太素是真正代替北极星行使权力的星辰，游行于九宫之内。《史记·封禅书》云："天神贵者太一，太一佐曰五帝，古者天于以春秋祭太一东南郊。"《史记》此处说明，太一为天神之最贵，五方五帝是其佐使，其实质亦是一气离为五行之"气一元论"。

1993年秋，郭店一号楚墓被抢救性发掘，其中出土竹简八百余枚。《郭店楚墓竹简》中有《太一生水》一篇，其云："太一生水。水反辅太一，是以成天。天反辅太一，是以成地。天地复相辅也，是以成神明。神明复相辅也，是以成阴阳。阴阳复相辅也，是以成四时。四时复相辅也，是以成沧热。沧热复相辅也，是以成湿燥。湿燥复相辅也，成岁而止。故岁者湿燥之所生也，湿燥者沧热之所生也，沧热者四时之所生也，四时者阴阳之所生也，阴阳者神明之所生也，神明者天地之所生也，天地者太一之所生也。是故太一藏于水，行于时。周而或始，以己为万物母；一缺一盈，以己为万物经。此天之所不能杀，地之所不能厘，阴阳之所不能成。君子知此之谓道也。天道贵弱，削成者以益生者；伐于强，责于坚，以辅柔弱。下，土也，而谓之地。上，气也，而谓之天。道也其字也，青昏其名。以道从事者，必托其名，故事成而身长；圣人之从事也，亦托其名，故功成而身不伤。天地名字并立，故过其方，不思相当。天不足于西北，其下高以强；地不足于东南，其上低以弱。不足于上者，有余于下；不足于下者，有余于上。"

统观此篇，指出"故岁者湿燥之所生也，湿燥者沧热之所生也，沧热者四时之所生也，四时者阴阳之所生也，阴阳者神明之所生也，神明者天地之所生也，天地者太一之所生也"。由此可知，太一为生成天地万物的根源。太一亦是蕴含于天地万物中的基本规律，可以认为，太一是裁成天地宇宙万物的基本规律，是万物发展的根本源泉。日本《弘决外典钞》引杨上善的《太素经》云："太素合为万物，以为造化，故在天为阳，在人为和，在地为阴。"此文未见于今本《太素》，可能为其佚文。在此引文中，明确提出太素合为万物，万物中都蕴含太素的力量，其在天的表现形式是天之阳，在人的表现形式为人之和，在地的表现形式则为地为阴。太素普遍存于世间万物，具有制约世界万物，推动事物发展的内在力量。此文体现了典型的"气一元论"思想。

杨上善在《明堂类成》序中云:"《太素》陈其宗旨,《明堂》表其形见,是犹天一地二,亦渐通之妙物焉。"故此,可以认为,《太素》《明堂类成》互为姊妹篇。《太素》主要是认识生命,阐述人体生命现象,病变规律,疾病诊治等内容,《明堂类成》则重在阐述生命之体经脉分布与穴位,及其命名原理等内容。由此可见,"太素"是以气一元论为基础,是一种客观实在,旨在阐明人体生命活动、病因病机及诊治的规律。这种观点显然又不同于《列子》和《乾凿度》对"太素"的理解,因为此二者认为,太素仅是宇宙的一个发展阶段。而杨上善所说的太素,则是蕴含气一元论的太素。

如前所述,杨上善称"太素合为万物,以为造化",认为太素合而造化形成万物,乃是构成万物的基本物质,是生命造化之机。正因如此,我们才可以理解认识其特点,并将其原理应用于医学理论的阐释。故而究其内容,《太素》实为阐发人体生命一般规律,论述临床疾病诊疗预防,以及养生原理的医学典籍。在书中强调研究人体生命规律,并根据其规律从而积极预防疾病,且根据基本发病规律,进而采取措施减少疾病,保持健康的观点,突出了人所具有的主观能动性,以及人所具有的实践能力,不言而喻,其观点与董仲舒的奉天法古有明显的区别。

太素,即太一、太乙,太白,老子又称之为道。庄子将老子的学说概括为:"建之以常无有,主之以太一。"此乃以太一为中心的观念,其太一观颇具特色,强调宇宙万物相互制衡,天道以至私,成就大德。而《郭店楚墓竹简·太一生水》则将此总结为:"是故太一藏于水,行于时。周而或始,以己为万物母;一缺一盈,以己为万物经。此天之所不能杀,地之所不能厘,阴阳之所不能成。君子知此之谓道也。"认为太一为万物之本,是一种客观的存在,因此天地不能诛杀之。同理,太一观所蕴含的气一元论思想,对中医天人相应思想、阴阳五行理论、藏象学说，以及气血津液理论，产生了深远的影响。

总而言之，《太素》一书所说的"太素"，实为"太一"之别称。而太一作为构成宇宙万物的基本组成及基本规律，具有明显的"气一元论"思想蕴含其中，对中医学基本理论的构建，具有重要意义。恰如日本医家丹波元简所著《中国医籍考》云："《素问》乃为'太素'之问答，义可以证焉。其不言《问素》而言《素问》者，犹屈原《天问》之类也，倒其语焉耳。"在此，指出《素问》一书即为"问素"。问素，亦即问人体之太素之意。故而《太素》是对人体生命活动、病因病机变化规律的研究。正是有了"太一"所蕴含的"气一元论"思想，既是对《内经》理论的承袭，亦对中医天人相应思想、阴阳五行理论、藏象学说，以及气血津液理论，产生了深远的影响。

（二）援用道儒思想阐释医学理论

根据两唐书记载，杨上善还写过不少道家专著。因此，道家思想的影响，以及相关理论的运用，应该是杨上善撰注《太素》的特点之一。

1. 借助道家思想阐发经文之旨

杨上善撰注《太素》，多次援引道家思想解释经文，如全书共有 5 处提到玄元皇帝。玄元皇帝，即是唐代对老子的讳称，之前已经有过相关说明。老子《道德经》中有关"道"的论述，多次被杨上善援引论证《内经》的相关理论。如《太素·摄生之二·顺养》云："天气清静，光明者也，杨上善注：天道之气，清虚不可见，安静不可为，故得三光七耀光明者也。玄元皇帝曰：虚静者，天之明也。"又如，对于经文"藏德不上故不下"，杨上善运用黄老思想，将其解释为："玄元皇帝曰：上德不德，是以有德。即其事也。"

《太素》书中四次提到广成子。按照葛洪《神仙传》的说法，轩辕黄帝曾经问道于广成子。如《神仙传》云："广成子者，古之仙人也，居崆峒山石室之中。黄帝闻而造焉，曰：'敢问至道之要。'广成子曰：'尔治天下，云不待簇而飞，草木不待黄而落，奚足以语至道哉？'黄帝退而闲居。"

《神仙传》中，将广成子列在第一位介绍，指出中华文明的始祖轩辕黄帝曾问道于广成子，足见广成子地位之重要。《太素》有关摄生方面的内容，也曾以广成子的言论来校注，其中体现了道家注重保养精气，提倡与自然和谐共处的思想。如《太素·阴阳·阴阳大论》云："故寿命无穷，与天地终，此圣人之治身也，杨上善注：虚无守者，其神不扰，其性不秽。性不秽故外邪不入，神不扰故脏腑□内，与虚无同道，与天地齐德，遂获有余无穷之寿也。故广成子语黄帝曰：吾以目无所见，耳无所闻，心无所知，神将自守，故人尽死，而我独存，即其事也。斯乃圣人理身之道也。"

依据广成子的观点，养生必须关注的一个重要理念是重视守神，不为外界因素所干扰，如同广成子对黄帝所说："来，吾语汝。至道无视无听，抱神以静，形将自正也。必静必清，无劳汝形，无摇汝精，心无所知，神将守形，可以长生。故我修身千二百岁，人皆尽死，而我独存。得吾道者，上为皇，下为王；失吾道者，上见光，下为土。"其言凸显守神在颐养天年，延年益寿中的重要意义。同样，杨上善之言，亦主张"虚无守者，其神不扰"，倡导此为摄生之道，表述了杨上善借助道家思想，进一步诠释《素问·上古天真论》所描述"恬淡虚无，真气从之"的养生理法，并反映出道家思想的深刻影响。

2. 援用十二爻辰论述寒暑之理

《易经》是中国儒家典籍六经之一，杨上善撰著《太素》时，亦援用《易经》的十二爻辰，以阐发有关天地寒暑变化之原理。如《太素·杂病·四时之变》云："十一月极寒，一阳爻生，即寒生热也。五月一阴爻生，即热生寒也。"

此段文字认为，十一月即子月，其特点为"阳气渐息，阴气渐消"；五月即午月，则以"阴气渐息，阳气渐消"为其特点。此阐述大概与子月一阳初生，午月一阴初生的认识相关。

杨上善引用《易经》论述《内经》，还引用汉易卦气学说，解释《内经》所论天地阴阳变化之理。卦气学说为汉代易学家发展起来的一种易学思想，其主旨是将《易经》与历法相结合，使得时间具有易学的属性。利用卦气学说，近可以阐述一年四季的变化，远则可以推理王朝兴衰。如《太素·经脉之一·经脉病解》云："十一月有五阴爻，故阴气盛也。"可见其注解，亦援引汉代易学家十二消息卦的说法。所谓十二消息卦，即是将一年的十二个月份配以《易经》六十四卦的其中十二卦，用以说明一年之中阴阳二气之消长变化。如复卦主十一（子）月，临卦主十二（丑）月，泰卦主正（寅）月，大壮卦主二（卯）月，夬卦主三（辰）月，乾卦主四（巳）月，姤卦主五（午）月，遯卦主六（未）月，否卦主七（申）月，观卦主八（酉）月，剥卦主九（戌）月，坤卦主十（亥）月。

显而易见，《太素》通过援引《易经》观点，用以解释《内经》理论的相关内容，使得《内经》中有关天地阴阳寒热消长变化的规律，得到更加直接和形象化的呈现，丰富了人们对中医理论的理解方式。

总之，杨上善撰注《太素》，多次援引道家思想与儒家经典《易经》，用以注解《太素》经文之旨意，与杨上善所处的时代背景有关。而杨上善对道家思想与儒家经典的借鉴，引入其说阐发医学理论，既丰富了中医理论的内容，又为后世研究中医学，丰富与发展中医理论，提供了可资借鉴的思路和方法。

二、学术特色

（一）类编《内经》勾勒理论体系框架

中医理论体系框架的形成，其渊博的原创思想和结构内容，无疑应追溯到中医现存最早的医学典籍《内经》。而《太素》是我国隋唐时期杨上善奉敕撰注，其首次将《素问》《灵枢》内容分门别类编次并予以注释，不仅系统地反映了《内经》的学术思想和医学成就，而且使《内经》经文编排与学术内容趋于条理化、系统化，并具有层次性与内在逻辑推理性，初步勾勒出中医理论体系框架，即形成了中医理论体系框架的雏型，对后世分类研究《内经》，以及探讨中医理论框架的形成，产生了深远影响。

1. 开分类研究《内经》之先河

《内经》由《素问》与《灵枢》2 部著作构成，各以 81 篇呈现其内容。作为中国现存最早的医学经典，《内经》博大精深，既是中医理论体系的渊源，也论述了中医理论体系的核心内容。但从其文本结构来看，其属于医学论文集体裁，是不同时代、不同地域诸多医家学术思想的结晶。从其学术思想内涵阐释而言，其同一主题之内容，往往分散出现于多篇文章之中；而有时一篇文章的陈述之中，又常涉及多方面的学术内容。可见，虽然《内经》学术思想异彩纷呈，蕴含中医理论体系的渊博内容，但其各篇的组织编排次序与内容分布本身，则尚未呈现中医理论体系的整体框架结构。

杨上善取法于皇甫谧所著《甲乙经》，而无其破碎大义之失，首创分类研究《内经》的体例，将《素问》《灵枢》的内容分门别类地加以编次并予以注释。撰著《太素》，开分类研究《内经》之先河。诚如丹波元胤所赞誉："今睹其体例，取《素问》《灵枢》之文，错综以致注解者，后世有二经分类之书，上善实为唱首。"

从编撰体例来看，《太素》先按经文内容的不同，设立大类，即各卷之大纲；重在首建其纲，然后各大类之下又分列若干小类，即小标题；纲目之下再依次列出《内经》相关经文，最后呈现其注释之文字。这种由纲到目、由大到小的排列方式，形成了既有纲、又有目之框架结构，而且相关内容层次分明。

首先，从大的分类来看，杨上善类分排列的顺序依次是：养生、阴阳、人合、脏腑、经脉、输穴、营卫气、身度、诊候、证候、设方、九针、补泻、伤寒、寒热、邪论、风论、气论、杂病等，总计19类。此顺序体现其先论养生、天人合一、阴阳学说等；继而论述脏腑、经脉、输穴、营卫气、身度诊候、证候等；然后阐释设方、九针、补泻、伤寒、寒热、邪论、风论、气论、杂病，及中药、针刺治疗理论与常见病证。其类目的排列与框架内容的选取，切合临床，适用合理。

根据现存《太素》的内容，对其可见到的19类之纲目及具体内容探析如下。

第一类，摄生。倡导养生必须顺应四时阴阳之变化，适应外界生长化收藏之规律，顺应天地之道。其涵盖卷一摄生之一（佚）、卷二摄生之二（卷末佚）的内容。

第二类，阴阳。阐发阴阳学说之理，联系天地万物，乃至于人体之生理、病机，以及疾病之诊治，阴阳学说贯穿其中。其涵盖卷三阴阳的内容。卷四（佚）。

第三类，人合。以天地类比人身，论述自然界与人体之运动变化规律相通应，凸显天人合一的基本思想，其涵盖卷五人合的内容。

第四类，脏腑。论述神之特点，神与五脏的联系，以及神与血脉、营气、津液的关系，其涵盖卷六脏腑之一、卷七脏腑之二（佚）的内容。

第五类，经脉。探讨十二经脉、十五络脉与奇经八脉的循行、发病特点与治则等。其涵盖卷八经脉之一、卷九经脉之二、卷十经脉之三的内容。

第六类，输穴。主要论述五输穴的脉气转输，五变主病，取输穴治疗疾病。其涵盖卷十一输穴的内容。

第七类，营卫气。阐释营卫皆来源于水谷，但二者循行分布各异，其功能亦不同。其涵盖卷十二营卫气的内容。

第八类，身度。主要介绍经筋、骨骼、肠道、经脉等的观察度量。其涵盖卷十三身度的内容。

第九类，诊候。阐释三部九候原理，人迎寸口之诊法，脉与四时相应，色脉参合等。其涵盖卷十四诊候之一、卷十五诊候之二、卷十六诊候之三的内容。

第十类，证候（原文无小标题）。其涵盖卷十七证候之一。卷十八证候之二（佚）的内容。

第十一类，设方。论述知古今、知要道、知方地、知形志所宜、知祝由、知针石、知汤药、知官能，提出8种重要设方的原则。其涵盖卷十九设方的内容。

第十二类，九针。阐释九针方法与原理，强调针刺守神候气。其涵盖卷二十（佚）、卷二十一九针之一、卷二十二九针之二、卷二十三九针之三的内容。

第十三类，补泻。阐发治疗须结合天地之理，参考日月星辰之运行规律，与四时八正之气候变化。其涵盖卷二十四补泻的内容。

第十四类，伤寒。阐释以发热为主的多种病证，涉及热病概念与主要症状，传变与预后，治疗及禁忌。其涵盖卷二十五伤寒的内容。

第十五类，寒热。论述阴阳失调为寒厥与热厥的机制，说明六经病的症状，五脏六腑寒热相移等内容。其涵盖卷二十六寒热的内容。

第十六类，邪论。论述多种邪气所致的病证，其产生与阴阳偏盛偏衰，营卫运行失调，邪气侵袭经脉、入五脏相关等。其涵盖卷二十七邪论的内容。

第十七类，风论。阐述风邪致病的归类，描述风证的症状，论及九宫八风、八正风候等。其涵盖卷二十八风论的内容。

第十八类，气论。论述气、津液失常所致水病、肿胀、风水、咳等病变。其涵盖卷二十九气论的内容。

第十九类，杂病。阐述多种病证的症状及治疗。其涵盖卷三十杂病的内容。

综观《太素》之分类大纲，剖析全书各卷之主题思想，不难看出，《太素》对《内经》经文的类分编排，凸显其学术内容趋于条理化、系统化的特点，而且其前后联系具有内在逻辑推理性特征，亦与中医学理论体系的特征颇多契合，即反映中医学研究和服务对象而形成的概念、范畴、判断、推理的体系，是具有层次性结构的系统。中医学理论体系内各范畴，不是分散的、孤立的、毫无联系的，而是具有内在逻辑推理关系的整体，是首尾一贯、一环扣一环的思想逻辑体系，故而初步勾勒出中医理论体系框架之雏形。

2. 勾勒中医理论体系框架雏形

浏览《太素》全书，《内经》经文经过杨上善的重新类编注释，体现其取法于皇甫谧之《甲乙经》，而无支离破碎之失。尤其值得关注的是，《太素》目录大纲的先后排列顺序，体现了纲举目张论述层次清晰的特点。总览其大纲，再细察纲目之下的分类标题结构，进而纵观其具体内容，则可见其大纲统括之下的小标题与内容的编排，亦可谓一脉相连，展示出其编排次序的内在逻辑联系与整体性。而且从每卷的具体篇目来看，每类又包括若干篇文章，并根据实际内容布局安排，少者三篇、四篇或五篇，多者则八篇、九篇或十篇不等，最多者为杂病，其数达 53 篇之多，可见杂病是涉及文章篇目之最多者。

依据《太素》现存 30 卷之目录顺序，在前面分析 19 类的基础上，再重点以每卷之条目为线索，围绕其小标题及内容展开进一步剖析，亦可见其表达富有层次性，并显现出其联系的逻辑性，且展示出纲目与小标题和内容的整体关联性。现以全书卷的结构为纲，以各卷之下的专题即小标题为目，探析如下。

摄生：依次以"顺养、六气、九气、调食、寿限"为标题，论述摄生原理。开篇之"顺养"，阐发注重顺天摄生，提出"故有三德"，一是身无奇疾，奇异邪气不伤于身；二是万物不失，各得其生长；三是生气不竭，和气不竭。强调顺应阴阳摄生，其原理在于阴阳为万物始生之本源，"顺之则奇疾除，得长生之道"。继而，对"六气"进行阐发，提出"人之所受，各有其常，皆以五谷为生成大海者也。"其后，"九气"之论，提出人之生病者，莫不内因于怒喜思忧恐五志，外则因于阴阳寒暑。故"善摄生者，内除喜怒，外避寒暑，故无道夭，遂得长生久视者也"。再论"调食"，提出人于四时中，五脏有所宜，五味有所宜，注云："口嗜而欲食之，不可多也，必自裁之，命曰五裁。"最后，讨论摄生与人之"寿限"的关系，强调养生在延年益寿中的意义。以上所论各部分内容，呈现出中医养生理论的基本框架。

阴阳：依次以"阴阳大论、调阴阳、阴阳杂说"为标题，探讨阴阳学说的原理，应用阴阳之理，阐释天地五物，以及人体生理病机、论治之原理。"阴阳大论"，首论阴阳者，为天地之纲纪，变化之父母，因而其阴阳之论，涉及人体生理功能，阴阳失常，以及养生之道，凸显均宜"法之以成"之理。继而，论及"调阴阳"，说明造成人体阴阳失调的各种病变，以及诊察与调养；"阴阳杂说"，则进一步补充其他相关内容。以上所论，从阴阳的概念到阴阳学说对自然现象、人体生理病机的阐释，以及在疾病诊治中的应用等，呈现出阴阳学说的基本框架。

人合： 依次以"天地合、阴阳合、四海合、十二水"为题加以论述。立足于"天人相合"，首论"天地合"，再论"阴阳合"，将天地之阴阳比类人身之阴阳，讨论人体与天地阴阳相应及阴阳的可分性；"阴阳合"与"四海合"、"十二水"，说明天地有四时阴阳、四海，而人有水谷之海、气海、血海、髓海；自然界有十二水，则人有经脉十二者，外合于十二经水，体现了"天人同构"的理念。

脏腑： 以"五脏命分、脏腑应候、脏腑气液"为题。首论脏腑所藏五神之生理，以及情志活动与脏腑的内在联系；进而以"五脏命分"为题，讨论五脏的功能及病变特点；然后，讨论脏腑外候，以及脏腑之气液、奇恒之府，太阴阳明的生理及病变。对于理解人体脏腑的生理特点，阐释脏腑病机均具有启迪作用。

经脉： 其一，依次以"经脉连环、经脉病解、阳明脉解"为题，介绍十二经脉名称与循行，及其病变特点、针刺治疗。从四时阴阳之变化解释六经病证，并重点介绍了阳明经病证。其二，依次以"经脉正别、脉行同异、经络别异、十五络脉、经脉皮部"为题，讨论十二经脉别道而行之部分，即十二经别的循行，探讨经脉出入循行的特点，以及十二经脉深而不见，络脉者则浅而易见之理，诊络与刺络之法，十五络脉的循行与疾病诊治，并言及经脉皮部的分属，色泽变化与疾病诊察的关系。其三，依次以

"督脉、带脉、阴阳跷脉、任脉、冲脉、阴阳维脉、经脉标本、经脉根结"为题，阐释奇经八脉循行及其生理、病变特点，以及经脉标本、经脉根结的内容，其论中体现重视奇经的思想具有重要临床意义。

输穴：依次以"本输、变输、腑病合输、气穴、气府、骨空"为题，从天人相应的角度，论及人身五输穴、原穴以及周身三百六十五穴的生理及病变特点，涉及经脉之气交会、骨空标志、取穴治病等，蕴含了输穴的基本理论内容。尤为突出的是，对有些穴位加以音释，并对穴位之命名进行释义，可谓首开先河。联系《黄帝内经明堂类成》有关内容，将穴位分纳于各经之中，为输穴的分类，即十四经穴、经外奇穴和阿是穴的划分奠定了基础。内容重在对经穴详加解释，阐述输穴功能特点，其结合中医五行、阴阳、中医哲学等理论，加以贴切的描述，对于穴位的理解与功能阐述，均具有重要意义。

营卫气：依次以"营卫气别、营卫气行、营五十周、卫五十周"为题，介绍营卫之气的生成，阐明二者皆源于水谷之气，营行脉中，卫行脉外，其各循行五十周次，夜半会于阴分的生理特点，以及营卫与睡眠失常的关系。

身度：依次以"经筋、骨度、肠度、脉度"为题，主要叙述经筋之循行特点，对一些穴位进行音释，并对穴位之名释义。骨度、肠度、脉度，则对人体骨骼、肠道、经脉的之长短测量记载。

诊候：其一，依次以"死生诊候、四时脉形、真脏脉形、四时脉诊、人迎脉口诊"为题，讨论三部九候诊脉法，四时阴阳变化与脉象，以及诊察方法，并论无胃气之真脏脉，人迎寸口等诊脉之法。其二，依次以"色脉诊、色脉尺诊、尺诊、尺寸诊、五脏脉诊"为题，阐述色脉诊的作用，强调色脉尺诊参伍，以决死生之分，并介绍尺肤诊的方法，寸口诊脉的意义，以及五脏的平脉、病脉与死脉及其主病等原理。其三，依次以"虚实脉诊、杂诊、脉论"为题，论述虚实脉诊，以及杂诊机理，如六经之诊候等。所论包括基本脉形、多种脉诊方法、五脏脉诊、辨脉诊之虚实，及多种诊法合参等。其注重诊法基本理论的综合应用，奠定了中医诊法的基本理论框架。

证候：（佚）。

设方：依次以"知古今、知要道、知方地、知形志所宜、知祝由、知针石、知汤药、知官能"为题，论述八种设方的重要原则。其内容涉及古今发病不同，神气存亡对预后的意义，强调察外而知内的原理，关注地域环境影响、七情因素与情志调理、针药的应用、补泻针刺等，初步勾画出治疗指导思想的总体轮廓。

九针：其一，依次以"九针要道、九针要解、诸原所生、九针所象"为题，阐发九针的原理，涉及守神、知虚实、五脏十二原穴，以及九针取法天地等内容。讨论疾病的刺法，提出根据体质、形气各异，其针刺有深浅，行针有疾徐之理，并分析形有不同，气有逆顺，以及疝痛等疾病不同，而逆顺不同等。其二，依次以"刺法、九针所主、三刺、三变刺、五刺、五脏刺、五节刺、五邪刺、九刺、十二刺"为标题，讨论针刺的具体刺法，九针的适应症，以及刺之浅深，如刺皮、刺肉、刺皮肉、刺营、刺卫、刺寒痹，以及五脏病的刺法等。其三，依次以"量缪刺、量气刺、量顺刺、疝痛逆顺刺、量络刺、杂刺"为题，介绍缪刺、气刺、顺刺、逆刺、疝痛逆顺刺、络刺、杂刺等方法；指出因体质不同，而对针刺的反应有不同，人之气有逆顺，病邪有盛衰，临床针刺宜据病情而施用；论及时令气候与针刺的关系等内容。

补泻：依次以"天忌、本神论、真邪补泻、虚实补泻、虚实所生"为题，阐释针刺补泻的原则和针刺补泻方法，提出治疗须结合天地之理，考虑日月星辰之运行规律、四时八正之气候变化；指出补泻须洞察疾病之情，了解形神之状况，须结合病邪性质、邪正消长、疾病虚实的变化等，呈现了中医治疗法则的主要框架。

伤寒：依次以"热病决、热病说、五脏热病、五脏痿、疟解、三疟、十二疟"为标题，重点讨论及以发热为特征的病证，介绍其病因与症状，诊疗方法。阐发了热病概念、主要症状、热病过程中邪正交争的主要机制、传变与预后、热病治疗及禁忌，并涉及痿证、疟病等。

寒热：依次以"寒热厥、经脉厥、寒热相移、厥头痛、厥心痛、寒热杂说、痈疽、虫痛、寒热瘰疬、灸寒热法"为题论述。主要介绍寒热之厥证，诸如寒热厥、经脉厥、厥头痛、厥心痛，以及寒热相移、痈疽、虫症、瘰疬等多种病证，灸寒热病证的方法等。与"伤寒"所论比较，二者所论述重点有所不同。前者以热病为专题，后者则以寒热相关之疾病为线索展开。加之其后论述的杂病有 53 种，反映临床疾病错综复杂的特点，其内容范围，从伤寒、寒热到各种杂病，亦初步勾画出病证理论的大致框架。

邪论：依次以"七邪、十二邪、邪客、邪中、邪传"为题，阐释营卫运行失常，阴阳偏盛或偏衰，正气不足，邪气侵害空窍，以及外感邪气，内伤于情志等多种邪气致病，以及致病的原因，发病、病变部位与传变等。强调邪气中人有病因与部位之不同，临床发病与传变亦有差异。

风论：依次以"诸风数类、诸风状诊、诸风杂论、九宫八风、三虚三实、八正风候、痹论"为题，介绍诸风致病的种类、表现症状与治疗。将病因与病证合而介绍，阐述风邪致病的归类，风证的各种症状；根据天人相应原理，论及九宫八风、八正风候，重视气候的异常变化对人体的影响；论及痹证的分类、病因病机、临床主要症状、预后与治疗等内容。

气论：依次以"三气、津液、水论、胀论、风水论、咳论"为题，论述真气、邪气、正气的概念，以及邪气致病的复杂情况；论诸气致病，如水病之产生，肿胀之症状及鉴别；风水的病因病机，症状表现与预后；咳嗽的病因病机及其与五脏六腑的关系等。

杂病：依次以"重身病、温暑病、四时之变、息积病、伏梁病、热痛、脾瘅消渴、胆瘅、头齿痛、颔痛、项痛、喉痹咽干、目痛、耳聋、衄血、喜怒、疹筋、血枯、热烦、身寒、肉烁、卧息喘逆、少气、气逆满、疗哕、腰痛、髀疾、膝痛、癃泄、癫疾、惊狂、厥逆、厥死、阳厥、风逆、酒风、经解、身度、经络虚实、禁极虚、顺时、刺疟节度、刺腹满数、刺霍乱数、刺痫惊数、刺腋痈数、病解、久逆生病、六腑生病、肠胃生病、经输所疗等"为题，论述诸多杂病的临床表现，以及诊治、病证的针刺治疗等内容。

综上所述，《太素》的撰注，不仅系统地反映了《内经》的学术思想和医学成就，而且使经文的编排序列具有层次性与内在逻辑联系。其类分排列次序和注释内容，体现其结构清楚、层次分明的特点；其所论内容的纲与目，展示了整体联系性；其纲目之下的分类标题与内容，则反映了从一般到具体的理论分类特点。《太素》已整体上初步勾勒出中医理论体系框架的层次结构。

（二）摄生

《太素》开篇之卷题目为摄生，此2卷主要陈述养生之理，可惜卷一已亡佚，今见卷二的5篇，其名为：顺养、六气、九气、调食、寿限。主要从六气之功能、九气及变化、饮食五味的调节、影响寿命的因素等方面，对养生原理进行全面阐述。

1. 顺养

《太素·摄生之一》已亡佚，对于全面了解杨上善摄生理论有些缺憾。

然而，从《太素·摄生之二》开篇之题目即为《顺养》，仍可以洞察杨上善摄生的指导思想，即以顺养为摄生的重要命题，认为养生须顺应四时阴阳，适应外界生长化收藏之变化，顺应天地之道。诚如《太素·摄生之二·顺养》所云："须顺道德阴阳物理，故顺之者吉，逆之者凶，斯乃天之道。"

（1）顺应天地自然规律养生

《太素·摄生之二》云："唯圣人顺之，故身无奇疾，万物不失，生气不竭，杨上善注：'唯圣人顺天，藏德不止，故有三德：一者，身无奇疾，奇异邪气不及于身也。二者，万物不失，泽及昆虫，恩沾草木，各得生长也。三者，生气不竭。'"关于顺应天地自然规律养生的原理，杨上善注之，将顺应其机理归纳为三方面，即"三德"。其一，人体健康，邪气无以入侵，则身体健康而无疾患。其二，万物生长繁育有序，得之云露润泽，而生长有序。其三，万物生机茂盛，生命之气不竭。

可见，顺应四时阴阳变化养生，乃该篇之主题，依据《素问·四时调神大论》经文，杨上善参照四季物候特点，《太素·摄生之二·顺养》结合所主时令的相关脏腑，对于四季养生之理法，逐一给予注释，其言甚为精辟，对于经文的理解，颇多启示。

例如，关于春季养生。经言春三月的物候特点为发陈，杨上善注："陈，旧也，言春三月，草木旧根旧子皆发生也。"阐发了春季阳气发生，万物苏醒，推陈出新的景象。经言养生顺应春季的变化，故人的作息宜"夜卧蚤起"，杨上善注："春之三月，主胆，肝之府，足少阳用事，阴消阳息。故养阳者，至夜即卧，顺阴消也。蚤字，古早字。旦而起，顺阳息也。"说明肝主春气，肝胆属于足少阳用事，故而晚卧以顺应自然界阴消，早起则顺阳气之生。经言广步于庭，被发缓形，以使志生，杨上善注："广步于庭，劳以使志生也。被发缓形，逸以使志生也。劳逸处中，和而生也。故其和者，是以内摄生者也。"解读春季身形与情志的舒缓以养志，使其与外界的阴阳消长同步和谐，达摄生之目的。经言春季"生而勿杀，予而勿夺，赏而勿罚，此春气之应也，养生之道"，杨上善注："生、予、赏者，顺少阳也。杀、夺、罚者，逆少阳也。故顺成和，则外摄生也。内外和顺，春之应也。斯之顺者，为身为国养生道也。"将其与少阳之气的逆顺结合进行阐释，强调养生之道与顺应春季少阳之气发越，其注倡导"内外和顺"。经言逆之则伤于肝，夏季为寒之病变，其原理在于春季奉生长者少，杨上善注："肝气在春，故晚卧形晚起，逸体急形，杀夺罚者，皆逆少阳也。故其为身者，逆即伤肝，夏为伤寒热病变也。其为国也，霜雹风寒灾害变也。春时内外伤者，奉夏生长之道不足也。"说明春季养生不当，会造成主春之肝的损伤，不仅影响春季养生，而且导致夏季奉长不足，进而产生寒热等病证。

又如，关于夏季养生。经言夏三月的物候特点为蕃秀，杨上善注："蕃，伐元反，茂也。夏三月时，万物蕃滋茂秀增长者也。"阐释夏季万物生长茂盛，开花结果秀美的景象。人的作息顺应夏季之物候特点，经言"晚卧蚤起"，杨上善注："夏之三月，主小肠，心之府，手太阳用事，阴虚阳盈。故养阳者，多起少卧也。晚卧顺阴虚，蚤起以顺阳盈实也。"说明心与小肠主夏，属于手太阳所主之季，亦是阳气隆盛而阴虚之时节，晚卧早起以顺自然界阳气的特点，务"使物华皆得秀长，使身开腠气得通泄也"。从人体之气得以开泄宣通，经言此夏气之应，养生之道，杨上善注："内者为阴，外者为阳，诸有所爱，皆欲在阳，此之行者，应太阳之气，养生之道也。"诠释此养生的核心思想在于顺应夏季太阳之气。对于违背养生规律及其危害的描述。杨上善注："蚤卧晚起，厌日生怒，伤英不秀，壅气在内，皆逆太阳气也。故夏为逆者，则伤乎心，秋为痎疟，奉秋收之道不足，得冬之气，成热中病重也。"认为若早卧晚起，厌恶夏日的炎热，易使人体阳气壅滞于内，失于开泄，此与夏季特点相违逆，而伤于通于夏气之心，故而秋季发为疟疾，明确提出其发病机制在于夏季养生不当，使秋季奉收不足，而且受冬季之气的侵扰，而成为热中类重病，此论将夏季、秋季与冬季养生的消化影响联系起来，强调了四季养生既是各有重点，然又有其关联性。

再如，关于秋季养生。经言秋三月物候特点为容平，杨上善注："夏气盛长。至秋也，不盛不长，以结其实，故曰容平也。"说明夏季万物盛长，到秋季则结实成熟，不再盛长，故而称为容平。经言秋季之时天气以急，地气以明，杨上善注："天气急者，风清气凉也。地气明者，山川景净也。"其注以天气劲急，风气清凉，地面以山川景净四字，形象描述了秋季的叶落秋收，呈现的肃杀之象。经言人作息"蚤卧蚤起，与鸡俱兴"，杨上善注："秋之三月，主肺藏，手太阴用事，阳消阴息。故养阴者与鸡俱卧，顺阴息也；与鸡俱起，顺阳消也。"从秋为肺主气，为手太阳用事，其使志安宁，解释秋季作息之关键，在于顺其阳消阴息的特点。对于其作用原理，经言"以缓秋形"，杨上善注："春之缓者，缓于紧急，秋之缓者，缓于滋盛，故宁志以缓形。"其注与春季缓解肝的拘急相比较，提出秋季之缓则在于滋阴，使情志安宁而缓情志。经言"收敛神气，使秋气平"，杨上善注："夏日之时，神气洪散，故收敛顺秋之气，使之和平也。"认为较之于夏日的阳气隆盛发散，则秋季养生重在收敛，以顺秋收之气，而使人之气和平正常。故而之后依据经言"无外其志"的原理，杨上善注之，表达其意在于"摄志存阴，使肺气之无杂，此应秋气，养阴之道也。"

又如，关于冬季养生。经言冬三月的物候特点为闭藏，杨上善注："阴气外闭，阳气内藏。"从阴气偏盛闭于外，故而阳气守藏于内，此两方面解释了闭藏的含义。经言作息宜"蚤卧晚起"，杨上善注："冬之三月，主肾藏，足少阴用事，阳虚阴盈。故养阴者，多卧少起。蚤卧顺阳虚，晚起顺阴盈也。"可见，其注立足于冬三月为肾主气，属于足少阴所主之季节，故而阳虚阴气偏胜，早卧在于养阳顺应阳虚，晚起则顺其阴盛，不使侵扰阳气。

（2）阐述顺养之理

如《太素·摄生之二·顺养》题目所示，顺应四时阴阳变化而养生，乃其讨论的主题。尤其值得一提的是，此篇所论及的顺应，不仅是顺应天地阴阳、四时变化，还包括注重人体经脉、营卫之气的顺畅，以及顺应人之情志等。如该篇杨上善注曰："非独阴阳之道、十二经脉、营卫之气有逆有顺，百姓之情皆不可逆，是以顺之有吉也。"譬如，经言提及入国问其民俗，入家宜问其讳忌，上堂则问其礼节，医生临证诊病，需了解患者情况，问其所便等。杨上善注："所以并须问者，欲各知其理而顺之也。俗讳礼便，人之理也，阴阳四时，天地之理也，存生之道，缺一不可，故常问之也。"并详细解释道："便，宜也，谓问病患寒热等病，量其所宜，随顺调之，故问所便者也。"说明相关情况的询问，其目的在于了解患者寒热饮食之宜忌等，方而知其所便，推测其病之寒热性质，度量其所宜，而随之顺调。

（3）关注饮食、衣服、形体活动

关于根据体质与疾病调食饮之理，《太素·摄生之二·顺养》记载："黄帝曰：便其相逆者奈何？杨上善注：'谓适于口则害于身，违其心而利于体者，奈何？'岐伯曰：便此者，食饮衣服，亦欲适寒温，寒无凄凄，暑无出汗，食饮者热毋灼灼，寒毋沧沧，杨上善注：'沧沧，寒也，音［仓］。寒无凄等，谓调衣服也，热毋灼等，谓调食饮也，皆逆其所便也。'寒温中适，故气将持，乃不致邪僻，杨上善注：'五脏之中和适，则其真气内守，外邪不入，病无由生。'久视伤血，杨上善注：'夫为劳者，必内有所损，然后血等有伤。役心注目于色，久则伤心，心主于血，故久视伤血。'久卧伤气，杨上善注：'人卧则肺气出难，故久卧伤肺，肺伤则气伤也。'久坐伤肉，杨上善注：'人久静坐，脾则不动，不动不使，故久坐伤脾，脾伤则肉伤也。'久立伤骨，杨上善注：'人之久立，则腰肾劳损，肾以主骨，故骨髓伤也。'久行伤筋，此久所病也，杨上善注：'人之久行，则肝胆劳损，肝伤则筋伤也。'"据此段文字所表达，首先，关于患者饮食等喜好与其病相违背之理，杨上善注之，提出若顺应其口味之所喜好，则危害其身体；若违背其所喜之心意，则利于其身体健康，该如何处理此类事宜。继而，对经文注释，说明衣服不要过于寒冷，饮食不要过于灼热，注重保持其寒温适中。并认为通过饮食与衣服的寒温适宜，可以使得脏腑和调，人体正气内守，则外邪难以入侵为病。此外，《素问·宣明五气篇》有"五劳所伤"之论，即"久视伤血，久卧伤气，久坐伤肉，久行伤筋，久立伤骨"。杨上善注之，指出"夫为劳者，必内有所损"，认为在外之形体劳损，亦是在内之脏腑所伤的表现，因而从五脏的功能，与其所联系之形体官窍作用等，对其原理进行了阐发。此论关注调食饮、衣服、形体活动在养生防病中的意义，契合临床实际，具有重要参考价值。

（4）治未病之论

《太素·摄生之二·顺养》亦云："故圣人不治已病治未病，不治已乱治未乱，此之谓也。夫病已成形而后药之，乱成而后治之，譬犹渴而穿井，斗而铸兵，亦不晚乎！杨上善注：'身病国乱未有豪微而行道者，古之圣人也。病乱已微而散之者，贤人之道也。病乱已成而后理之者，众人之失也。理之无益，故以穿井铸兵无救之失以譬之也。'"对于经言"不治已病治未病"之理，杨上善注之，举例病已成而轻微之时治之，病乱已经有扩散而治之，以及病乱已成而后理之，三种情况，并以圣人、贤人、众人为比喻，强调有病早治，既病防变，其论从"治未病"的视角，表达防病治病在养生中的独特意义。

2. 六气

六气乃精、气、津、液、血、脉，杨上善以六气为篇名，对其生成来源、功能作用，以及病变展开论述，结合《太素》其他篇章的相关内容，其对于真气之阐发深刻，其注重真气在养生与疾病防治中之意义的思想，亦由此得以彰显。故而本次研究一并论之。

（1）论六气之名义

《太素·摄生之二·六气》云："黄帝曰：余闻人有精、气、津、液、血、脉，余意以为一气耳，今乃辨为六名，余不知其所以，愿闻何谓精？杨上善注：一气者，真气也。真气在人，分一以为六别，故惑其义也。"在此指出，一气就是真气，而精、气、津、液、血、脉是真气的六个组成部分，抑或因其分布与功能有异，故而分而为六气。精，指先天之精，即"两神相搏，合而成形，常先身生，是谓精。"根据杨上善注释，六气之一的气，在此指的是卫气。其源于水谷精气，功能若雾露般充养肌肤，即"上焦开发，宣扬五谷之味，熏于肤肉，充身泽毛，若雾露之溉万物，故谓之气，即卫气也。"津液来源于水谷精微，是营养润泽人体的精微物质，其中液濡润输注骨节，补益脑髓，即"五谷之精膏，注于诸骨节中，其汁淖泽，因屈伸之动，流汁上补于脑，下补诸髓，傍益皮肤，令其润泽，称之为液"。血，源于中焦脾胃，"中焦受血于汁，变化而赤"。脉，其功能是约束营血，使其循脉而行，"壅遏营气，令毋所避"。从其来源而言，六气具有共同之处，故而杨上善认为"一气"即为"真气"，亦从其分布与功能的不同，解决了一气分为六之疑惑。

有关真气的定义，《内经》有明确论述。如《灵枢·刺节真邪篇》云："真气者，所受于天，与谷气并而充身者也。"说明真气不仅源于先天，而且与水谷之气的充养密切相关。根据其定义，真气是受之于天的精微物质，与谷气汇合，得益于后天水谷，发挥维持人体生长发育，抗御外邪的作用。

（2）真气为和气

《太素·经脉之二·脉行同异》云："故本输者，皆因其气之实虚疾徐以取之，是谓因冲而泻，因衰而补，如是者，邪气得去，真气坚固，是谓因天之序。"杨上善注解："因冲，冲，盛也。真气，和气也。是谓因天四时之序，得邪去真存也。"认为真气就是和气，"因天之序"，即顺应天地四时之气，可使邪气易除，真气留存，发挥其功能作用。人若顺应自然之气，则真气固守，身无疾病。杨上善认为，"和气"亦指"生气"，生命之气，故曰"生气，和气也"。生气不竭，关乎身无疾患，抵御邪气入侵，关乎万物生长。如《太素·摄生之二·顺养》云："唯圣人顺之，故身无奇疾，万物不失，生气不竭，杨上善注：唯圣人顺天，藏德不止，故有三德：一者，身无奇疾，奇异邪气不及于身也。二者，万物不失，泽及昆虫，恩沾草木，各得生长也。三者，生气不竭。生气，和气也。和气不竭，致令云露精润，甘露时降也。"

另外《内经》经文中的"和气"，还指天地四时之气。如《素问·汤液醪醴论》："黄帝问曰：为五谷汤液及醪醴奈何？岐伯对曰：必以稻米，炊之稻薪，稻米者完，稻薪者坚。帝曰：何以然？岐伯曰：此得天地之和，高下之宜，故能至完，伐取得时，故能至坚也。"杨上善对于此段经文注解，如《太素·设方·知古今》杨上善注云："稻米得天之和气，又高下得所，故完。稻薪收伐得时，所以坚实，用炊以为醪醴，可以疗病者也。"在此提出，稻米得天地之和气，又因其生长之高下得宜，说明稻米汲取天地之精华，成长而坚实，因此，用之制作醪醴，而可用之治疗疾病。

（3）真气为经气

《太素·补泻·真邪补泻》云："真气者经气，经气大虚，故曰其来不可逢，此之谓也，杨上善注：经气者，谓十二经脉正气者也。正气大虚，与邪俱至，宜按取邪气刺之，不可逢而刺也。"在此认为，真气即经气，而经气即十二经之正气。结合《内经》原文上下文之语境分析，杨上善的解释有其道理。如《素问·经脉别论》对经气的产生进行说明，其云："食气入胃，散精于肝，淫气于筋。食气入胃，浊气归心，淫精于脉。脉气流经，经气归于肺，肺朝百脉，输精于皮毛"。此经文说明，经气源于水谷之气。结合杨上善对此段文字的注解，可知，水谷之气入胃，先散精于肝，然后水谷中的浊气，即富于营养之气入心化而为血，水谷之精微输布于脉，而形成经气，通过肺将经气，即经脉之气，宣发敷布于周身。

（4）真气为正气

在《内经》经文中，多次出现将真气与邪气相对立，且并列论述的记载。如《素问·离合真邪论》云："诛罚无过，命曰大惑，反乱大经，真不可复，用实为虚，以邪为真，用针无义，反为气贼，夺人正气，以从为逆，荣卫散乱，真气已失，邪独内着，绝人长命，予人天殃，不知三部九候，故不能久长。因不知合之四时五行，因加相胜，释邪攻正，绝人长命。"在此认为，如果正气耗夺，真气已丧失，而邪气独留壅盛于体内，则会影响寿命与健康。

又如《太素·输穴·府病合输》云："邪气不出，与真气相搏，乱而不去，反还内着，用针不审，以顺为逆。黄帝曰：善，杨上善注：若中肉节及中于筋，不当空穴，邪气不出，与真气相搏，正邪相乱，更为内病也，以其用针不审，乖理故也。"邪气如果没有得到祛除，其与真气相搏结，而导致正邪相攻之紊乱现象，亦可"更为内病"，引起疾病的发生。如《太素·诊候之一·真脏脉形》杨上善注解:"古本有作正藏,当是秦皇名正,故改为真耳,真、正义同也。"由此可见,相对于致病之邪气而言,真气亦为正气,具有抵御邪气的作用。

根据现存《太素》的经文,尤其是杨上善的注释分析,可以认为,真气与正气、经气、和气为同一概念。如《太素·摄生之二·顺养》云:"五藏之中和适,则其真气内守,外邪不入,病无由生。"说明真气具有抗御外邪的作用。如《太素·经脉之三·经脉根结》言:"能止气不泄,能行气滋息者,真气之要也。阳明阖折,则真气稽留不用,故邪气居之,痿疾起也。"认为真气具有影响周身之气的作用,人体真气不行,运行不正常,则会导致病邪聚集,引起痿病等。如《太素·经脉之三·经脉根结》亦云:"阖折则气施而喜悲,悲者取之厥阴,视有余不足。"认为阳明为阖,阖折可导致真气稽留,产生悲喜失常等病证。对于悲的治疗,取之于厥阴,临证根据其有余与不足,而采取相应措施。

《太素·补泻·真邪补泻》提出:"真气已失,邪独内着,绝人长命,予人夭殃。"说明真气来源于天地,真气消亡,邪气留于人体,则寿命难以延续。真气须水谷之气源源不断的滋养,才能更好发挥抗病祛邪,益寿延年的功用。

一言以蔽之,杨上善认为真气就是人生之一气,亦认为,真气是十二经之正气,还提出"怯然少气是水道不得形气索"的看法。可以说,杨上善对《内经》真气的认识与阐发,不仅对认识真气具有启发意义,而且其将真气之论安排于摄生篇,亦体现其关注真气与养延年益寿中的重要作用。

3.九气

九气,指喜、怒、忧、思、悲、恐、寒、炅、劳,是九种致病因素,其作用于人体可引起气机失常,而导致疾病。如《素问·举痛论》有"百病生于气也"之著名论断。杨上善对《内经》之论加以发挥，将相关致病因素概为"九气"，并以九气为篇名，论述常见九气诱发人体失调的病理机制。

论九气为病

《太素·摄身之二·九气》云："余闻百病生于气也，怒则气上，喜则气缓，悲则气消，恐则气下，寒则气收聚，炅则腠理开气泄，忧则气乱，劳则气耗，思则气结，九气不同，何病之生？杨上善注：'炅，音桂，热也。人之生病，莫不内因怒、喜、思、忧、恐等五志，外因阴阳寒暑，以发于气而生百病。所以善摄生者，内除喜怒，外避寒暑，故无道夭，遂得长生久视者也。若纵志放情，怒以气上伤魂，魂伤肝伤也；若喜气缓伤神，神伤心伤也；若忧悲气消亦伤于魂，魂伤肝伤也；恐以气下则伤志，志伤肾伤也；若多寒则气收聚，内伤于肺。若多热腠理开泄，内伤于心也；忧则气乱伤魄，魄伤则肺伤也；若多劳气耗，则伤于肾；思以气结伤意，意伤则脾伤也。五藏既伤，各至不胜时则致死也，皆由九邪生于九气，所生之病也。'"盖喜、怒、忧、思、悲、恐、惊七情，乃人体对外界刺激的情绪反应，属于人的正常生理机制，然而若七情刺激太剧烈，太过于突然，或者持续时间太长，超过人体的适应与反应能力，七情则成为致病因素，亦是临床常见的致病原因之一。杨上善注之，认为内因为怒、喜、思、忧、恐，则属于五志失调，为情志致病因素。外因则为阴阳寒暑之失常等，其皆可影响人体气机正常运行，进而内伤及五脏，导致疾病的发生。依次列举九气为病，详细说明怒、喜、思、忧、恐等五志，亦即七情所伤，是产生疾病的内因，七情内伤五脏的途径，是导致气机失调，引起人体气机紊乱，进而使五脏受损为病。而外因致病则以寒热为例，进行说明。在此基础上，进而提出，善于养生者，以注重内避喜怒，外避寒暑，即减少情志与外邪的等致病因素的影响，故而能延年益寿。验之临床，五脏病变，除五脏自身功能失常外，还可见神志或情志的异常症状。亦提示对于精神神志类疾病的治疗，应善于从五脏着手辨证治疗。情志与五脏相关的论述，亦是《内经》形神统一思想的体现与应用发挥。其论陈述了内伤七情导致疾病的原理，以及调畅情志在养生延年益寿中的理论价值，并以其独到的见解，丰富了《内经》五神藏理论，并突出了情志因素、寒热、劳倦等致病因素，在发病以及养生防病中的临床意义。

4. 调食

调食篇主要阐发谷、肉、果、菜五味之功能，其五行归类，其与五脏的密切联系，以及五味的分类，食疗调理五脏，以养生防病的作用原理。

（1）谷畜果菜之功能

《太素·摄身之二·调食》关于谷、畜、果、菜之功能进行阐发，杨上善注："五谷、五畜、五果、五菜，用之充饥，则谓之食，以其疗病，则谓之药。是以脾病宜食粳米，即其药也，用充饥虚，即为食也。故但是入口资身之物，例皆若是。此谷、畜、果、菜等二十物，乃是五行五性之味，藏府血气之本也，充虚接气，莫大于兹，奉性养生，不可斯须离也。黄帝并根据五行相配、相克、相生，各入藏府，以为和性之道也。"可见，其注文认为，水谷、五畜、五果、五菜，根据其功能作用不同，而有不同归类，明确提出，其食用充饥，具有食用之功者，其为食物；而用于治病疗疾，则称之为药物。因此举例，如脾病者食用粳米，即为药之用；若用于充饥解决饥饿，则为食物。故而进食入口之物，其类分亦仿此。并说明五谷、五畜、五果、五菜等食物，具有五行属性之不同，乃是人体脏腑气血之本，其具有补虚益气，滋补之作用，故而有奉养之功，为人体之必需，其有生克制化之特性，而入藏于脏腑。

又如，该篇继而论曰："五谷为养，杨上善注：'五谷五味，为养生之主也。'五果为助，杨上善注：'五果五味，助谷之资。'五畜为益，杨上善注：'五畜五味，益谷之资。'五菜为垶，杨上善注：'五菜五味，垶谷之资。'气味合而服之，以养精益气，杨上善注：'谷之气味入身，养人五精，益人五气也。'此五味者，有辛酸甘苦咸，各有所利，或散，或收，或缓，或坚，或濡，杨上善注：'五味各有所利，利五藏也。散、收、缓、坚、濡等，调五藏也。'四时五藏病，五味所宜，杨上善注：'于四时中，五藏有所宜，五味有所宜。'"杨上善此段注释，首先，彰显五谷为养生的主要部分，而五果、五畜、五菜则为五谷的补充，其相得益彰；其次，说明气味相合，有养育人体精气之功；再者，阐释五味有酸、苦、甘、辛、咸之分，因而具有散、收、缓、坚、濡的不同作用，故能取其功效而调理五脏。此外，提出四时之中，五脏与五味各有所宜。其论对于五味的功效和作用特点的认识，及其理论的临床应用，皆有启发意义。

（2）五味过用的危害

关于饮食五味所入脏腑，五味过用产生危害的论述。《太素·摄身之二·调食》曰："五禁：肝病禁辛，心病禁咸，脾病禁酸，肾病禁甘，肺病禁苦。杨上善注：'五味所克之藏有病，宜禁其能克之味。'""五味所入：酸入肝，辛入肺，苦入心，甘入脾，咸入肾，淡入胃，是谓五入，杨上善注：'五味各入其藏。甘味二种，甘与淡也。谷入于胃，变为甘味，未成曰淡，属其在于胃；已成为甘，走入于脾也。'五走：酸走筋，辛走气，苦走血，咸走骨，甘走肉，是谓五走。五裁：病在筋，无食酸；病在气，无食辛；病在骨，无食咸；病在血，无食苦；病在肉，无食甘。口嗜而欲食之，不可多也，必自裁也，命曰五裁，杨上善注：'裁，禁也。筋气骨肉血等，乃是五味所资，以理食之，有益于身；从心多食，致招诸病，故须裁之。'"

此段文字所言，一是论及五味所禁，杨上善注之，主要从五行相克的角度，阐释"五禁"的道理，乃是五脏有病，则禁其能克之味。二是陈述五味所入，即五味入于五脏，如杨上善所注，五味各入其相应之脏。三是言及五味所走，亦即所入形体之意。四是论述五裁，杨上善注之，解释"五裁"即为禁忌，指出从其来源而言，五味是滋养人体筋、气、骨、肉、血的源泉，按照功效原理食用，有益于人体健康，然而，若是多食过用，则可引起形体气血等疾病，故而必须根据其所病，注意相关禁忌。

5. 寿限

人的自然寿命《内经》称为"天年"、"天数"，杨上善注为"天命之数"。本篇依据《灵枢·天年》《素问·上古天真论》的经文，阐释人的生长壮老已与先天精气的密切关系，并论及影响生命寿限的相关因素。

（1）论得寿有九

《太素·摄身之二·寿限》云："黄帝曰：人之夭寿各不同，或夭，或寿，或卒死，或病久，愿闻其道。杨上善注：'问有四意：夭，寿，卒死，病久。'岐伯曰，杨上善注：'答中答其得寿，余三略之。得寿有九。'五藏坚固，杨上善注：'谓五藏形，坚而不虚，固而不变，得寿一也。'血脉和调，杨上善注：'谓血常和，脉常调，得寿二也。'肌肉解利，杨上善注：'谓外肌肉，各有分利，得寿三。'皮肤致密，杨上善注：'致，大利反。谓皮腠闭密，肌肤致实，得寿四。'营卫之行，不失其常，杨上善注：'谓营卫气，一日一夜，各循其道，行五十周，营卫其身，而无错失，得寿五。'呼吸微徐，杨上善注：'谓吐纳气，微微不粗，徐徐不疾，得寿六。'气以度行，杨上善注：'呼吸定息，气行六寸，以循度数，日夜百刻，得寿七。'六府化谷，杨上善注：'胃受五谷，小肠盛受，大肠传导，胆为中精决，三焦司决渎，膀胱主津液，共化五谷，以奉生身，得寿八。'津液布扬，杨上善注：'所谓泣汗涎涕唾等，布扬诸窍，得寿九也。'各如其常，故能久长，杨上善注：'上之九种营身之事，各各无失，守常不已，故得寿命长生久视也。'"

　　此段文字从人之有寿夭不同的提问切入，杨上善注之，将其总括为夭折、长寿、猝死、久病。继而阐述有益于长寿的因素，其据《内经》经文而注，提纲挈领进行归纳，在此提出"得寿有九"。其五脏坚固，充盛而不虚弱，为得寿一；血之运行，保持和调，为得寿二；肌肉通利，为得寿三；皮肤腠理致密，为得寿四；营卫之气运行规律，为得寿五；吐纳之气均匀，为得寿六；呼吸状况合于常度，为得寿七；六腑化生水谷正常，为得寿八；津液化生，并输布濡养诸窍，为得寿九。其论可见，人体脏腑坚固，气血营卫运行通畅，水谷化生输布，以及呼吸正常，腠理固密，乃是长寿的重要因素。

（2）论寿夭之特征

　　《太素·摄身之二·寿限》记载："岐伯曰：使道隧以长，杨上善注：'谓有四事得寿命长：使道谓是鼻空，使气之道，隧以长，出气不壅，为寿一也。'基墙高以方，杨上善注：'鼻之明堂，墙基高大方正，为寿二也。'通调营卫，三部三里，杨上善注：'三部，谓三焦部也。三里，谓是膝下三里，胃脉者也。三焦三里，皆得通调，为寿三。'起骨高肉满，百岁乃得终也，杨上善注：'起骨，谓是明堂之骨。明堂之骨，高大肉满，则骨肉坚实，为寿四也。由是四事，遂得百岁终也。'黄帝曰：其不能终寿而死者，何如？杨上善注：'问其夭死。'岐伯曰：其五藏皆不坚，杨上善注：'夭者亦四：五藏皆虚，易受邪伤，为夭一也。'使道不长，空外以张，喘息暴疾，杨上善注：'使道短促，鼻空又大，泄气复多，为夭二也。'又卑基墙，杨上善注：'鼻之明堂，基墙卑下，为夭三也。'薄脉少血，其肉不实，数中风寒，血气不通，真邪相攻，乱而相引，杨上善注：'脉小血少，皮肉皆虚，多中外邪，血气壅塞，真邪相攻，引乱真气，为夭四。'故中年而寿尽矣。"

言及寿夭之特征，经文以寿与夭的对比，进行阐述。首先，关于长寿人的特征。杨上善将其概括为"有四事得寿命长"，从四方面进行诠释。一是将"使道"注释为"鼻孔"，认为鼻孔是使气之道，其深邃而长，则呼吸通畅，故为长寿之征。二是说明鼻为明堂，认为人的面部丰满方正，则为长寿之征二。三是其注解将"三部"释为"三焦"，将"三里"释为胃脉之三里穴，指出三焦三里皆通畅，其功能正常，则为长寿之征三；四是认为明堂之骨骼高起而坚固，肌肉丰满，则表示其骨肉坚实，则为长寿之征四。其后，言及夭折之原理，杨上善注之，关于夭者之特征有四，故而从四方面注释不能长寿之原由。一是其五脏皆虚，故而易感邪，进而损伤人体，此为夭折的原由之一；二是其鼻孔短促，而且鼻孔又大，故而泄气过多，此外为夭的原由之二；三是其鼻部及面部肌肉不丰满，此为夭折的原由之三；四是其皮肉皆虚弱，故而多中于外邪，此为夭折的原由之四。故此类人中年而夭折。可见，其论以长寿与夭折进行比较，从面部观察其骨骼肌肉之发育状况了解脏腑气血的充盛情况，联系抵御外邪的能力等，进行对比，说明人之寿夭与先天和后天的诸多因素相关，具有重要参考意义。

（3）以五行相生释虚衰次第

《太素·摄身之二·寿限》记载："黄帝曰：其气之盛衰，以至其死，可得闻乎？杨上善注：'消息盈虚，物化之常，故人气衰，时时改变，以至于死地，各不同形，故请陈之也。'五十岁，肝气始衰，肝叶始薄，胆汁始减，目始不明。六十岁，心气始衰，喜忧悲，血气懈惰，故好卧。七十岁，脾气虚，皮肤枯。八十岁，肺气衰，魄离，魄离故言喜误。九十岁，肾气焦，藏枯，经脉空虚。百岁，五藏皆虚，神气皆去，形骸独居而终矣，杨上善注：'肝为木，心为火，脾为土，肺为金，肾为水，此为五行相生次第，故先肝衰次第至肾也。至于百岁，五藏虚坏，五神皆去，枯骸独居，称为死也。'"

关于人衰老的进展，乃至于其死亡的生命历程，杨上善注之，认为五脏之气的衰减，有其征象表现于外，依据《内经》所描述，人体脏腑之气衰，逐渐产生的相关衰老症状，总结其变化机制，杨上善提出"此为五行相生次第"，认为其先从肝衰开始渐至于肾，即循五行相生之次第，而依次逐渐出现五脏虚衰的征象。杨上善的注文发挥，对于认识衰老之规律的探讨认识，具有一定参考意义。

（三）阴阳

本卷分为：阴阳大论、调阴阳、阴阳杂说，其论以阴阳之理，参合天地万物，结合人体生命活动、疾病诊治、养生等相关问题，进行深入探讨。其内容以阴阳为纲，贯穿始终，系统阐释阴阳理论及其在中医临床的应用。

1. 阴阳大论

本篇因卷首缺，"阴阳大论"之篇名，萧本原缺如，本次研究所用的版本据仁和寺本补入，与其内容相合，故参用之。本篇经文主要来自《素问·阴阳应象大论》，其内容集中讨论了阴阳的概念，阴阳之气升降失常，阴阳偏胜，及其阴阳与季节的关系，阴阳理论在临床诊治、预防以及养生中的应用等。

（1）论阴阳之概念

杨上善对《内经》关于阴阳概念之经文的注解，颇有深意。《太素·阴阳·阴阳大论》记载："黄帝曰：阴阳者，天地之道也，杨上善注：'道者，理也，天地有形之大也。阴阳者，气之大。阴阳之气，天地之形，皆得其理以生万物，故谓之道也。'万物之纲纪也，杨上善注：'形气之本，造化之源，由乎阴阳，故为其纲纪.'变化之父母也，杨上善注:'万物之生，忽然而有，故谓之化也。化成不已，故异百端，谓之变也，莫不皆以阴阳雄雌合成变化，故曰父母.'生煞之本始也，杨上善注:'阴为煞本，阳为生始.'""治病必求于本，杨上善注:'本谓阴阳.'"

基于经文对于阴阳概念的描述，杨上善注之，说明阴阳为天地万物变化之规律，乃形气造化之本源，万物的产生与变化，乃至于消亡，皆莫不因阴阳之消长变化，其论对于阴阳为天地之规律，万物变化之纲领的有深刻理解，其注亦明确指出，此处"治病必求之于本"，其"本"的含义，即"本谓阴阳"，其一言中的，将阴阳之理贯穿运用于疾病治疗，可谓重视阴阳学说的临床指导意义。

（2）关于阴阳升降失常

《太素·阴阳·阴阳大论》曰:"清气在下，则生飧泄；浊气在上，则生䐜胀，杨上善注:'清气是阳，在上；浊气为阴，在下。今浊阴既虚，清阳下并，以其阳盛，所以飧泄也。清阳既虚，浊阴上并，以其阴盛，所以䐜胀飧泄也，食不化而出也.'此阴阳反祚，病之逆顺也，杨上善注:'祚，福也。逆之则为反，顺之为福也.'"论及阴阳升降失常，经文以清气与浊气升降为例，指出飧泄是清气在下之表现；䐜胀是浊气在上的症状，说明阴阳升降失常的机制与临床表现，杨上善注之，认为正常时清气属于阳，而有上升之特性，浊气属于阴，而有下降之特点。而阴阳升降不正常时，如清阳下并，即不能上升反而下行，故而影响运化；而浊阴上并，即反而上行，亦为食谷不化，气机升降失常，故见脘腹胀闷、腹泻等病证。此论对于阴阳升降失常机制的认识，以及相关病证的诊治，具有重要临床指导意义。

（3）阴阳盛衰之论

《太素·阴阳·阴阳大论》云："阳胜则身热，杨上善注：'阳胜八益为实，阴胜七损为虚。言八益者：身热，一益也，阴弱阳盛，故通身热也。'腠理闭，杨上善注：'二益也，阳开腠理，过盛则闭。'而粗，杨上善注：'三益也，热盛则腠理皮上粗涩也。'为之俯仰，杨上善注：'四益也，热盛上下，故身俯仰。'汗不出而热，杨上善注：'五益也，阴气内绝，故汗不出，身仍热。'干齿，杨上善注：'六益也，热盛至骨，故齿干也。'以烦悗，杨上善注：'七益也，热以乱神，故烦闷也。'腹满死，杨上善注：'八益也，热盛胃中，故腹满也。前已七益，复加腹满，故致死。'能冬不能夏，杨上善注：'以其内热，故能冬之大寒，不能夏之小热。'阴胜则身寒，杨上善注：'下言七损也：身寒，一损也，身苦寒。'汗出，杨上善注：'二损也，无阳禁腠，故汗出。'身常清，杨上善注：'三损也，清，冷也，身皮肤常冷也。'数栗，杨上善注：'四损也，数数战栗也。'而寒，杨上善注：'五损也，战而复寒也。'寒则厥，杨上善注：'六损也，寒则手足逆冷也。'厥则腹满死，杨上善注：'七损也。前已六损，复加冷气满腹，冷气满腹，故致死也。'能夏不能冬，杨上善注：'寒人遇热，故堪能也。'此阴阳更胜之变也，病之形能也，杨上善注：'此是阴阳变极之理，亦是人之病所能也。'"

关于阳盛身热之表现及机制，杨上善注之，提出"阳胜八益为实，阴胜七损为虚"之命题，其将阳胜方面的症状，归纳为八益，即身热、腠理闭、皮上粗涩、身俯仰、汗不出而热、干齿、烦闷、腹满死。并对相关症状之机制进行阐发，如因其阴弱阳盛，故而通身热；阳开腠理，但其阳过盛则郁闭；热盛则腠理滞涩；因其热盛上下，故而身俯仰；阴气内绝，故而汗不出，但是身仍热；其热盛至骨，故而齿干；热胜则扰乱神，故而烦闷；热盛于胃中，故而腹满。继而说明。其内热偏盛，故而能耐受冬季之大寒，而不能耐受夏之小热，以阐释其耐受冬季，而不能耐受夏季之机制。同时，将阴胜方面的症状，总结为七损，即身寒、汗出、身常清；数栗、而寒、寒则厥、厥则腹满死。继而对其病理机制进行阐发，身寒，为身寒所苦；因其无阳固涩其腠理，故而汗出；清，为冷之意，乃是身体皮肤常有寒冷之表现；数栗，及频繁地战栗；而寒，是战抖而再出现寒象；寒则厥，因寒出现手足之逆冷；关于厥则腹满死，其说明之前已有六损，再加冷气满腹，而预后不佳。故而耐受夏季而不能耐受冬季。此亦为寒人遇寒，故而加重。总结提出，此乃是阴阳更胜盛衰变化之理，亦是疾病之表现形态。其机理此乃是是阴阳变极之理，亦是人之病理变现也，其论集中阐发了人体阴阳的偏胜，与其对外界四时适应性的密切关系，此亦天人合一理念的实际应用。

（4）论调阴阳则寿

《太素·阴阳·阴阳大论》云："故曰，知之则强，杨上善注：'知察于同，去七损八益，其身日强。'不知则老，杨上善注：'人察于异，有损有益，故身速衰也。'故同名异邪，杨上善注：'道理无物不通，故同名也。物有万殊，故异邪也。'智者察同，愚者察异，杨上善注：'察，观也。智者反物观道，愚者反道观物。'愚者不足，智者有余，有余则耳目聪明，身体轻强，年老复壮，壮者益理，杨上善注：'愚者观物，有三不足：目暗耳聋，则视听不足也；体重力衰，则身不足也；老者日衰，壮者日老，则寿不足也。智者观道，神清性明，故三有余也：视听日胜，则耳目有余也；身强体轻，则身有余也；年老反同乳子之形，年壮更益气色之理，则寿有余。'"

论及懂得调阴阳，而保持阴阳之协调则长寿，杨上善注之，强调如果能在未出现衰老之时，懂得消除七损八益，调理阴阳，则身体日渐强壮。继而其注释，将寿不足归结为"有三不足"，即视听之不足、体重而行动之力衰减；其衰老者，则日渐衰老，故而寿命较短。随后，其注将寿有余归纳为"三有余"，即耳听目视之有余；身强体轻之身有余；年老则反有年轻之形体，壮年起色更增，则是长寿有余之征。此论亦突出了调理阴阳，达阴阳协调之状态，乃是健康长寿的基础。

（5）论早期治疗

《太素·阴阳·阴阳大论》云："故风之至，傍如风雨，杨上善注：'风，谓天之邪气者也。邪气至，触身傍，伤人体者，如暴风雨入人腠理，渐深为病者也。'故善治者治皮毛，其次治肌肤，其次治筋脉，其次治六府，其次治五藏，五藏半死半生，杨上善注：'善者，谓上工善知声色形脉之候，妙识本标，故疗皮毛，能愈藏府之病，亦疗藏府，能除皮毛之疾。故病在皮毛，疗于皮毛，病在五藏，疗于五藏，或病浅而疗浅，或病深而疗深，或病浅而疗深，或病深而疗浅，皆愈者，斯为上智十全者也。今夫邪气，始入皮毛之浅，遂至五藏之深，上工疗之有十，五死五生者，以其阴阳两感深重故也。'"

关于疾病的早期治疗，杨上善注之，指出临证宜善于观察患者声色形脉之表现，辨识疾病的标本，故而能治皮毛，而能疗脏腑之病；同样，治疗脏腑，而能除皮毛之疾患。故病在皮毛，治疗于皮毛；病在于五脏，则治疗于五脏；或病患浅而治疗浅；或病情深而治疗深，或病情浅而治疗深，或病情深重而治疗浅，皆可以取效，此乃是根据患者病情深浅，灵活选择相应治法，皆能获取佳效。可见，其论体现其既关注早期治疗，亦阐发早期诊察的积极意义。

（6）论诊脉分阴阳

《太素·阴阳·阴阳大论》指出："善诊者按脉，杨上善注：'善，谓上工善能诊候。诊候之要，谓按脉。'先别阴阳，审清浊，而知部候，杨上善

注:'按脉之道，先须识别五藏阴脉，六府阳脉，亦须审量营气为浊，卫气为清，和两手各有寸、关、尺三部之别也。'视喘息，听音声，而知所苦，杨上善注:'须看病患喘息迟急粗细，听病人五行音声，即知五藏六府，皮毛肤肉，筋脉骨髓何者所苦，此谓听声而知者也。'观权衡规矩，而知病所在，杨上善注:'面部有五藏六府五行气色，观乎即知病在何藏府也，此谓察色而知也。'按尺寸而观浮沉滑涩，而知病所生，杨上善注:'凡按脉者，按寸口得五藏六府十二经脉之气，以知善恶，又按尺部，得知善恶……按脉之道，先别阴阳清浊，知部分，以次察声色，知病所苦所在，始按尺寸，观浮沉等四时之脉，以识病源也。'以治无过，以诊则不失矣，杨上善注:此以诊候知病源已，然后命诸针艾汤药等法疗诸病者，必有祛疾服灵之福，定无夭年损伤之罪，以其善诊则无失也。'"

关于诊脉分阴阳，善诊者须察观脉象，首先区别阴阳，杨上善注之，认为善于诊察病证之候，乃为切脉，而切脉之道，乃是须首先辨识脉之阴阳，而察知患病之部位，依次观察患者之声色，则知其疾病之所苦，须看病患之呼吸之快慢、喘息之粗细，听病人之五行声音，而得知其病位，如五脏六腑，皮毛肤肉，筋脉骨髓，何者处所苦伤而为病，此乃是听声而知其患病。观察其四时脉象，而知其病之所在。再结合四时脉象之沉浮，具体进行分析，而得以了解疾病之根源，此乃是以诊候知其病源，然后择其针刺或艾灸，以及汤药之法，以治疗诸病，以此诊察疾病，则是属于善诊者，而无失也。此乃是阴阳之理在诊法中的应用，值得效仿。

（7）论阳病治阴，阴病治阳

《太素·阴阳·阴阳大论》云:"审其阴阳，以别柔刚，阳病治阴，阴病治阳，杨上善注:'夫物柔弱者，阳之徒也;刚强者，阴之徒也。阴经受邪，流入阳经为病，是为阴经为本，阳经为标。疗其本者，疗于阴经，即阳病疗阴也。阳经受邪，准阴疗阳也，即阴病疗阳也。人阴阳二经，阴经若实，阳经必虚，阳经若实，阴经定虚，故阳虚病者宜泻阴，阴实病者宜补阳也。'"论及阳病治阴，阴病治阳之理，杨上善注之，联系阴阳的相互关系，其注解以阴阳标本、阴阳虚实作为切入点，盖阳虚则阴盛，阴实则阳虚，故而说明治疗阳虚者宜泻阴，阴实者宜补阳之理。此亦阴阳学说在临床治疗应用之例。

2. 调阴阳

篇名所云"调阴阳"，即调和阴阳，使阴阳协调平衡，人体方能保持健康长寿。本篇经文主要源于《素问·生气通天论》，阐释了人体之气与自然界阴阳之气相互通应，将人身之阳气比喻为天之太阳，并阐发阴精与阳气的关系。如若不能顺应四时阴阳之变化，人体阴阳失调，会导致多种病证的发生。

（1）论通天之义

《太素·阴阳·调阴阳》云："夫自古通天者，生之本也，杨上善注：'古，谓上古、中古者也。调阴阳而摄其生，则通天之义。上古、中古人君摄生，莫不法于天地，故生同天地，长生久视。通天地者，生之本也。不言通阳者，天为尊也。'本于阴阳，杨上善注：'本于天地阴阳之气。'天地之间，六合之内，其气九州岛。九窍、五藏、十二节，皆通于天气，杨上善注：'在于天地四方上下之间，所生之物，即九州岛等也。九州岛，即是身外物也。九窍等物，身内物也。十二节者，谓人四肢各有三大节也。谓九州岛等内外物，皆通天气也。'谓数犯此者，则邪气伤人，此寿之本，杨上善注：'阴阳分为四时和气，人之纵志不顺四时和气摄生，为风寒雨湿邪气伤也。此顺三气养生，寿之本也。'"

天人之间其气相通，故存在共通之规律，故而自然界阴阳的变化，对人体产生影响，如外有九州，人有九窍、五脏四肢十二节，"皆通天气"，故此乃天人相应理念之体现，杨上善之注，将"通天之义"概括为"调阴阳而摄其生"，列举古人法则天地规律，调理阴阳以养生，故得以延年益寿，此为生命之根本；相反，不顺应四时阴阳规律，若违背其规律，则易致邪气入侵，而伤人致病，影响健康与寿命，凸显调阴阳在养生中的重要作用。

（2）论阳气若天与日

《太素·阴阳·阴阳大论》云：阳气者，若天与日，失其行，独寿不章，故天运当以日光明，是故阳因上而卫外者也，杨上善注：'人之阳气若天与日，不得相无也。如天不得无日，日失其行，则天不明也。故天之运动，要藉日行，天得光明也。人与阳气不得相无，若无三阳行于头上，则人身不得章延寿命也。故身之生运，必待阳脉行身以上，故寿命章也。是以阳上于头，卫于外也。'经文以太阳比喻阳气的功能，"独寿"唐·王冰《黄帝内经素问》写为"折寿"，但皆强调阳气作用在人生的重要。杨上善注之，从天之太阳不可或缺，若无太阳则天将失去光明，以理说明人体阳气，其如同天之太阳而"不得相无"，进而举例阳气虚衰，譬如人无三阳之气运行于头面，则不得延年益寿。此论既说明了阳气的温煦之功能，且明确表达了阳气具有向上、向外之特性，故具备卫外之功，强调了阳气在人体的重要意义，为后世温阳思想的发展奠定了理论基础。

（3）论阳气失常之病证

《太素·阴阳·阴阳大论》云："因于寒，志欲如连枢，起居如惊，神气乃浮，杨上善注：'连，数也。枢，动也。和气行身，因伤寒气，则志欲不定，数动不住，故起居如惊，神魂飞扬也。'因于暑，汗，烦则喘喝，静则多言，体若燔炭，汗出如散，杨上善注：'喝，汉曷反，呵也，谓喘呵出气声也。汗者，阴气也，故汗出即热去。今热汗出而烦扰也。若静而不扰，则内热狂言。如此者，虽汗犹热。汗如沐浴，汗不作珠，故曰如散也。'因于湿，首如裹，湿热不攘，大筋濡短，小筋弛长，弛长者为痿，杨上善注：'如，而也。攘，除也。人有病热，用水湿头而以物裹，人望除其热，是则大筋得寒湿缩，小筋得热缓长。施，缓也，施尔反。筋之缓纵，四肢不收，故为痿也。'因阳（《黄帝内经》作"于"）气为肿，四维相代，阳气而（《黄帝内经》作"乃"）竭，杨上善注：'因邪气客于分肉之间，卫气壅遏不行，遂聚为肿。四时之气各自维守，今四气相代，则卫之阳气竭壅不行，故为肿也。'阳气者，烦劳则张，精绝辟积，于夏使人前厥，杨上善注：'辟，稗尺反。夏日阳气盛时，入房过多，则阳虚起，精绝辟积，生前厥之病也。辟积，辟叠停废之谓也。前厥，即前仆也。'目盲不可以视，耳闭不可以听，杨上善注：'精绝则肾府足太阳脉衰，足太阳脉起目内眦，故太阳衰者即目盲也。精绝肾虚，则肾官不能听也。'溃溃乎若坏都，滑滑不止，杨上善注：'溃，胡对反。溃溃、滑滑，皆乱也。阳气烦劳，则精神血气乱，若国都亡坏，不可止也。一曰骨不正则都大也。言非直精神血气溃乱，四肢十二大骨痿疭不正也。'阳气大怒，则形气而绝，血宛于上，使前厥，有伤于筋纵，杨上善注：'阴并于阳，盛怒则卫气壅绝，血之宛陈，上并于头，使人有仆，故曰前厥，并伤于筋，故痿纵也。'"

论及阳气失常导致多种病证，杨上善之注，对经文提及的诸如感受寒邪、触冒暑邪、伤于湿邪之病证，以及阳气壅遏而为水肿等进行阐释。尤其是论及厥证，在此称为"前厥"，唐·王冰《黄帝内经素问》则称其为"煎厥"。究其发病机制，杨上善其注之，认为夏季为阳气盛之时，患者入房过度，引起阳虚，加之阴精不足，此状反复积累，而产生前厥之病证，并将其命名与之表现为前仆相联系，而注释之。同时，言及"目盲不可以视，耳闭不可以听"的病理机制，其注解从经脉循行与经气的输布，以及脏腑开窍的角度，如肾与膀胱脏腑相连，足太阳膀胱经脉的循行起于目内，并联系肾开窍于耳等，进行诠释，有其独到之处。说到该病势发展的凶猛，其注认为，烦劳损伤阳气，故而导致"精神血气乱，若国都亡坏，不可止"。其后，论及盛怒而致气血运行失常，血郁结于上，其注认为，"阴并于阳"，故使得气血"上并于头"，故而跌扑昏厥，从阴阳失调，即阴阳偏盛，概括说明气血逆上的病理机制。经文还言及与厥证相关的偏枯、偏沮等相关病证。其论对于阳气功能，以及相关病证之病理机制的认识，提供了临床理论指导。

经文转而言及"膏粱之变"等病证，如《太素·阴阳·阴阳大论》云："膏粱之变，足生大丁，受如持虚，杨上善注：'膏粱血食之人，汗出见风，其变为病，与布衣不同，多足生大钉肿。膏粱身虚，见湿受病，如持虚器受物，言易得也。'阳气者，精则养神，柔则养筋，杨上善注：'卫之精气，昼行六府，夜行五藏，令五神清明，行四肢及身，令筋柔弱也。'开阖不得，寒气从之，乃生大偻，杨上善注：'腠理有邪，开令邪出，则开为得也。腠理无邪，闭令不开，即阖为得也。今腠理开，邪入即便闭之，故不得也。寒邪入已，客于腰脊，以尻代踵，故曰大偻。偻，曲也。力矩反。'陷脉为，流连肉腠，杨上善注：'寒邪久客不散，寒热陷脉以为脓血，流连在肉腠之间。'输气化薄，传为善畏，乃为惊骇，杨上善注：'输者，各系于藏，气化薄则精虚不守，故善畏而好惊也。'营气不顺，逆于肉理，乃生痈肿，杨上善注：'脉肉营气为邪气伤，不得循脉阴阳相注，故逆于肉理，败肉即生痈也。'清静则肉腠闭距，虽有大风苛毒，弗之能客，此因时之序也，杨上善注：'不为躁动，毛腠闭距，八风不能伤者，顺四时之序调养，故无病也。苛，害也，音柯。'"

可见，杨上善注之，提出在发病方面，嗜食高粱厚味之人，其与粗茶淡饭的布衣不同，故而前者多发疗疮类病患。其原因在于，过食高粱者，身体虚弱，因而见湿受病，盖其聚湿生痰，而易发疗疮类疾病。在此，以画龙点睛之笔，阐明了饮食习惯对体质及发病的影响作用。继而，以阳气养神、养筋为例，说明阳气的温煦功能，杨上善注之，从卫气之循行于五脏六腑，分布于四肢及周身，解释阳气敷布，以及温煦全身的功能。此外，围绕经文所述，其注对于阳气失常导致的多种病证，如大偻、善畏而好惊、痈肿、风疟等进行阐释。然后论及"因时之序"，盖与前文之病理机制"阳气者，烦劳则张"相呼应，提出人之"不为躁动，毛腠闭距"，则外邪无以入侵，其注进而总括，保持健康无病的关键是"顺四时之序调养"，此亦为本篇调阴阳主题的深入解读。不仅对于阴阳失常病变的理论认识有启示，而且凸显了调理阴阳在防治疾病中的重要意义。

（4）论阴阳的关系

《太素·阴阳·阴阳大论》云："阴者，藏精而极起者也；阳者，卫外而为固者也，杨上善注：'五藏藏精，阴极而阳起也；六府卫外，阳极而阴固也。故阴阳相得，不可偏胜也。'阴不胜其阳，则其脉流薄，疾并乃狂，杨上善注：'阳胜，即人迎脉动，或停或速，是则阴并阳盛，发为狂病。'阳不胜其阴，五藏气争，九窍不通，杨上善注：'阴胜，则藏气无卫，故外九窍闭而不通也。'是以圣人陈阴阳，筋脉和同，骨髓坚固，气血皆顺，如是则外内调和，邪不能客，耳目聪明，气立如故，杨上善注：'故圣人陈阴阳，使人调内外之气，和而不争也。'凡阴阳之要，阴密阳固，而两者不和，若春无秋，若冬无夏，因而和之，是谓圣度，杨上善注：'腠理密不泄者，乃内阴之力也。五藏藏神固者，外阳之力也。故比四时和气，不得相无也。因四时和气和于身者，乃是先圣法度也。'"

关于阴阳的相互关系，是阴阳理论的重要组成部分，杨上善对于经文之注释，亦体现其独到的见解。如从阴者藏精，阳者卫外，说明阴阳的互根互用。其注亦指出要点是阴阳的协调，即"阴阳相得，不可偏胜"。故而阴阳偏胜则会出现多种病证，如阴并于阳之发狂；阳不胜其阴，则为九窍郁闭不通。故而倡导调和阴阳，使得人体外内之气和谐，阴阳和调而无偏胜。因而提出调和阴阳养生防病的法度为"因四时和气和于身"，即顺应四时阴阳之变化，而调和人体阴阳。

（5）论谨和五味

《太素·阴阳·阴阳大论》云："阴之生，本在五味，杨上善注：'身内五藏之阴，因五味而生也。'阴之五官，阳在五味，杨上善注：'五藏，阴之官也。谓眼、耳、鼻、口、舌等五官之阳，本于五味者也。故五味内滋五藏，五官于是用强也。'是故味过酸，肝气以津，肺气乃绝，杨上善注：'夫五味者，各走其藏，得中则益，伤多则损。故伤酸者，能令肝气下流，膀胱胞薄，遂成于癃漏泄病也。肺气克肝，今肝气津泄，则肺无所克，故肺气无用也。'味过于咸，则大骨气劳，短肌气抑，杨上善注：'咸以资骨，今咸过伤骨，则脾无所克，故肌肉短小，脾气壅抑也。'是故谨和五味，则骨正筋柔，气血以流，腠理以密，杨上善注：'谓五味各得其所者，则咸能资骨，故骨正也；酸能资筋，故筋柔也；辛能资气，故气流也；苦能资血，故血流也；甘能资肉，故腠理密也。'如是则气骨以精，谨道如法，长有天命，杨上善注：'谨，顺也。如是调养身者，则气骨常得精胜，上顺天道，如先圣法，则寿弊天地，故长有天命也。'"

饮食五味乃人体水谷精微的来源，然而若使用不当，则又可以成为损害人体健康的致病因素。杨上善注之，认为五脏之阴精，因饮食五味而滋生，并从眼、耳、鼻、口、舌五官与五脏之官窍联系，阐释五味滋养在内之五脏，从而使在外之五官亦得以濡养，故而能发挥其生理功能。继而，其注从五行相克之理，说明五味过用所伤之机制。因而强调养生宜注重"谨和五味"，诚如杨上善所注"五味各得其所"，而达五味养育五脏六腑四肢百骸，能保持健康长寿。此论强调饮食五味的既有养育人体，但若使用不当又可伤人，而成为致病因素。说明饮食五味的调和，在防治疾病与养生中的重要意义，不可忽视。

3. 阴阳杂说

本篇主要以阴阳五行之理，论述人与外界环境的密切关系，将人体五脏与五体、四时（五季）、五行、五方、五色、五味、五音、五气、五畜、五谷、星宿、成数等相联系，以阐发内外致病因素与人体病证的关系，突出强调人体正气在疾病发生中的重要意义。因其所论之内容涉及广泛，故而篇名为"阴阳杂说"。

（1）论五脏应四时

《太素·阴阳·阴阳杂说》云："问曰：五藏应四时有仿乎？答曰：有。东方青色，入通于肝，开窍于目，藏精于肝，杨上善注：'精，谓木精也，汁也，三合，藏之肝府胆中也。'其病发惊骇，杨上善注：'起怒亡魂，故惊骇也。'其味辛，杨上善注：'肝味正酸而言辛者，于义不通。有云：金克木为妻，故肝有辛气。'其类草木，杨上善注：'五行各别多类，故五行中各称类也。草木类同别也。'其畜鸡，其谷麦，其应四时，上为岁星，杨上善注：'春当岁星。'是以春气在头也，其音角，杨上善注：'头为身之初首，故春气在也。'其数八，杨上善注：'成数八。'是以知病在筋也，其臭臊，杨上善注：'是知筋位居春，故以病在筋也。'"

据经文所述，将五脏与五体、五季、五行、五方、五色、五味、五音、五气、五畜、五谷、星宿、成数等相联，如以肝为例，言东方青色，通于肝，肝开窍于目，肝主藏精，其味辛，其类草木，其畜鸡，其谷麦，其应四时，上为岁星，以应春气，其音角，病在筋，其臭臊，其数八。杨上善注之，阐释其精为木之精，并言肝与胆脏腑相合，其起怒亡魂，故而惊骇，在五行归类于草木，主春气，其成数八，筋位居春，故其病在筋，并指出"肝味正酸而言辛者，于义不通"，又云金克木，二者关系密切，故肝有辛气。其余四脏，如心、脾、肺、肾之阐述仿此。可见，此段经文以"五藏应四时有仿乎"之提问起始，其意与《内经》"藏气法时"之论相仿，可资参考。

（2）四时五脏与疾病

《太素·阴阳·阴阳杂说》云："邪气发病，所谓得四时之脉者，杨上善注：'谓得四时相胜之脉以为候。'春胜长夏，长夏胜冬，冬胜夏，夏胜秋，秋胜春，所谓得四时之胜也，杨上善注：'谓天风，经风在身，邪气行于寸口，有相胜之候。'东风生于春，病在肝，输在颈项，杨上善注：'东风从春生已与肝为病者，肝之病气，运致于颈项，颈项为春也。'南方风生于夏，病在心，输在胸胁，杨上善注：'胸胁当心，故为夏也。'西方风生于秋，病在肺，输在肩背，杨上善注：'肩背当肺，故为秋也。'北方风生于冬，病在肾，输在腰股，杨上善注：'腰股近肾，故为冬也。'中央为土，病在脾，输在脊，故精者身之本也，杨上善注：'脊臂当脾，故为仲夏也。土为五谷之精，以长四藏，故为身之本也。'故春气者病在头，杨上善注：'在头颈项。'"

经文论邪气引起人体发病，得四时之脉，杨上善之注，立足于五行相生规律，论四时相胜之理，提出"四时相胜之脉以为候"，结合四时与五脏及形体的关联，对经文所提出的五脏所主季节，五脏对应形体，以及四时因此而有不同常见病、多发病之原理等，进行相关阐释，其中既蕴含天人相应之理，亦体现了阴阳五行学说的临床运用。

（3）论季节与发病

承上文该篇云："故冬不按跷，春不病鼽衄，春不病颈项，杨上善注：'夫冬伤寒气在于腠理者，以冬强勇按跷多劳，因腠理开，寒气入客。今冬不作按跷，则无伤寒，至春不患热病鼽衄，故春不病颈项者也。跷，几小反，强勇貌也。'夏不病洞泄寒中，仲夏不病胸胁，杨上善注：'春伤风时，多循于头，入于府藏，故至夏日作飧泄寒中病也。所以春无伤风，即无夏飧泄之病，故至仲夏不病胸胁。'秋不病风疟，秋不病肩背胸胁，杨上善注：'仲夏不伤暑于胸胁，至秋无疟及肩背胸胁病也。'此平人脉法地也，杨上善注：'平人脉法，要须知风、寒、暑、湿四气为本，然后候知弦、钩、毛、沉四时脉也。地即本也。'"

经文以本季是否发病与其他季节发病的关系为例，说明本季的调养不仅影响本季所主脏腑之发病，还将影响下一个季节所主脏腑与形体是否发病。究其原理，杨上善注之，强调人体正气强弱在发病中的决定作用，如举例冬伤于寒，邪在于腠理，因其冬季强勇按跷，而导致"多劳困，腠理开，寒气入客"。故而今冬不作按跷，因而减少劳困，则无伤寒，至来年春不患热病鼽衄，因此春不患颈项等病证。其他季节以此类推。由此提出诊脉"须知风、寒、暑、湿四气为本"，即了解四时之气的变化，并据此而诊察与之相应的四时正常脉象，对于临床诊察具有重要参考意义。

（4）论痹之病因

《太素·阴阳·阴阳杂说》云："凡痹之客五藏者，肺痹者，烦则满喘而呕，杨上善注：'邪气客肺及手太阴，故烦满喘呕也。'心痹者不通，烦则下鼓，暴上气而喘，嗌干喜噫，厥气上则恐，杨上善注：'邪气客心及手太阳，故上下不通，烦则少腹鼓胀等病也。'肝痹者，夜卧则惊，多饮数小便，上为演怀，杨上善注：'邪气客肝及足厥阴脉，厥阴脉系目及阴，故卧惊数小便。演当涎，谓涎流怀中心也。'肾痹者善胀，尻以代踵，脊以代项，杨上善注：'邪客肾及少阴之脉，故喜胀脊曲也。'胞痹者，少腹膀胱按之两髀若沃以汤，涩于小便，上为清涕，杨上善注：'膀胱盛尿，故谓之胞，即尿脬。脬，匹苞反。邪客膀胱及足太阳，膀胱中热，故按之髀热，下则小便有涩，上则鼻清涕出也。'阴气者，静则神藏，躁则消亡，杨上善注：'五藏之气，为阴气也，六府之气，为阳气也。人能不劳五藏之气，则五神各守其藏，故曰神藏也。贼郎反。若怵惕思虑，悲哀动中，喜乐无极，愁忧不解，盛怒不止，恐惧不息，躁动不已，则五神消灭，伤藏者也。'饮食自倍，肠胃乃伤，杨上善注：'凡人饮食，胃实则肠虚，肠实则胃虚，肠胃更实更虚，故得气通，长生久视。若饮食自倍，则气不通，夭人寿命也，此则伤府也。'"

经文对痹证的多种病因展开论述。关于痹证的外因，《素问·痹论》曰："风寒湿三气杂至合而为痹。"此文字则以痹邪侵袭五脏为论，究其五脏痹之症状及机制，杨上善注之，分别以相关经脉循行分布为据，从邪气入侵其经脉，并引起五脏功能失常，进而导致痹证的相关症状。其次，以同样思路，对以大肠痹、胞痹为代表的六腑痹，其病理机制进行阐发。再者，从七情所伤论之，诸如怵惕思虑、悲哀动中、喜乐无极、愁忧不解、盛怒不止，以及恐惧不息等，造成五脏躁动不安，即五脏损伤，其藏神之功失常，亦为痹证发病的内在病因。此外，饮食自倍，运化失常，则气不通畅，既影响人之寿命，亦为痹证的病机之一。此论切合临床实际，对于痹证的认识与防治具有重要实践价值。

（四）人合

人合主要阐述天人相合、相应的思想。天人相应学说，乃中国古代哲学思想的精华，亦是东方哲学思想的标志。该卷分为：天地合、阴阳合、四海、十二水 4 篇文章，从天人相应的视角，介绍天地人的密切关联，关注自然界的阴阳消长对人体生理病理，以及疾病诊治的影响作用。此外，《太素》的其他篇章，尚有众多相关论述，亦表达了重视天人相应的理念，本次研究一并探讨论之。

1. 天地合

《太素·人合》惜其卷首缺如，本次研究选用的版本采用日本小曽户洋所拟篇名"天地合"，与本篇所论天地人相合之内容相符，作为该篇题目。

（1）论天人相应

《内经》是最早提出天人相应理论的书籍。如《灵枢·邪客》谓："人与天地相应也。"《灵枢·岁露》云："人与天地相参也，与日月相应也。"可见，其以人与天地的相应或相参，生动描述了人体生命活动与自然界的通应，重视二者之间存在的密切关系，杨上善的注释既有传承亦有发挥。其根据天人一理，认为天有阴阳之气与五行之气的运行，人体生命之气亦与之相应，此蕴含天人同理，天人同构的观点，如《太素·人合·天地合》云："天有阴阳，人有夫妻。岁有三百六十五日，人有三百六十五节；地有高山，人有肩膝；地有深谷，人有腋腘；岁有十二月，人有十二节；地有时不生草，人有毋子。此人所以与天地相应者也，杨上善注：'募当为膜，亦募覆也。膜筋，十二经筋及十二筋之外裹膜分肉者，名膜筋也。人身上有二十六形，应天地之形也。'"言及人与天地相应之理，经文例举，若天有阴阳，人则有夫妻；一年有三百六十五日，人则有三百六十五关节；大地有高山，人有肩膝，以及一年有十二个月，人则有十二节；地有时不长草，人有不能生子等，此乃人与天地相应之理。并说明人体有十二经筋、十二筋亦同理。进而明示，人身有二十六形，亦是与天地之形相应。此论亦包含天人同理、天人同构之思想。

（2）论天人相应之理

《太素·设方·知针石》云："人以天地之气生，四时之法成。"认为人生长于天地之间，人的生命和形体，亦与天地相对应，人的生命活动与日月相对应。《太素·风论·三虚三实》记载："人与天地相参也，与日月相应也，杨上善注：人之身也，与天地形象相参。身盛衰也，与日月相应也。"说明天人一理，方有"人与天地相参也，与日月相应"之理，杨上善注之，说明人之身，与天地之形象相参。故人身之盛衰，亦与日月相应，此亦体现天人同构之理，其形成中医特有的天人合一之生命观。

又如，《太素·设方·知针石》杨上善注："天与之气，地与之形，二气合之为人也。故形从地生，命从天与。是以人应四时，天地以为父母也。"再如，《太素·脏腑之一·五脏精神》云："天之在我者德也，地之在我者气也，德流气薄而生者也，杨上善注：未形之分，授与我身，谓之德者，天之道也。故《庄子》曰：未形之分，物得之以生，谓之德也。阴阳和气，质成我身者，地之道也。德中之分流动，阴阳之气和亭，遂使天道无形之分，动气和亭，物得生也。"在此，杨上善注之，其引用道家宇宙观阐述《内经》理论，认为人之性命源于宇宙间一元之气。一气三分，阳化气，阴成形，人得阴阳和气，因天地合气，则命之为人，故天人合一之关键在于人依赖天地之气而生存。

此外，人体对自然气候变化具有适应性反应。如《太素·气论·津液》云："天暑衣厚则腠理开，故汗出；天寒则腠理闭，气涩不行，水下溜于膀胱，则为溺与气。"此处的天，即指自然界，说明外界气候变化，对人体生理产生影响，同时表述了人体对自然气候变化的适应性生理反应。

《太素》天人合一之说，亦建立在一元论的基础上。《太素·设方·知针石》云："天地合气，别为九野，分为四时，杨上善注：从道生一，谓之朴也。一分为二，谓天地也。从二生三，谓阴阳和气也。从三以生万物，分为九野四时日月，乃至万物。"从杨上善之注释可见，此所谓道所生的一，就是太一生水。从道生一，到一分为二之天地，至二生三，阴阳的和谐之气，到三以生万物，乃至大地之四时变迁，天体之日月运行，故而认为天人相应的基础是天道，体现了一元论的思想。诚如《太素·经脉之二·经脉正别》所云："天地变化之理谓之天道，人从天生，故合天道。"在此通过杨上善引用太素、道、天道等词语，亦可以看出，《太素》天人合一理论体系，乃建立在一元论之上。其继承并弘扬《内经》气一元论的思想。

天人相应的思想在中国源远流长，这种宇宙万物遵循同一规律的思想，为中华文化烙上了历史烙印。如《太素·身度·经筋》杨上善注："圣人南面而立，上覆于天，下载于地，总法于道，造化万物，故人法四大而生，所以人身俱应四大。"这里所说的四大，即如老子《道德经》第二十五章曰："故道大，天大，地大，人亦大。域中有四大，而人居其一焉。"杨上善注之，认为域中之四大"天、地、人、道"皆遵从于"道"这个基本规律。正如《太素·经脉之二·经脉正别》杨上善注："天地变化之理谓之天道，人从天生，故人合天道。"其进一步提出了颇具特色的天人合一之生命观，亦即人生长于天地之间，法当顺应自然之规律，从而契合于天道。此与老子"道大，天大，地大，人大"之论，则有异曲同工之妙。

（3）天人相应指导针灸治疗

《太素》重视天人相应之理在针灸治疗中的应用，如《太素·九针之一·九针要道》云："九针者天地之大数始于一而终于九，故曰一以法天，二以法地，三以法人，四以法四时，五以法五音，六以法六律，七以法七星，八以法八风，九以法九野。"由此可知，古人创制针灸之法，原本亦与天人合一思想相关，乃从天地自然之理数而来。如《太素·补泻·天忌》讨论人体气血营卫，受月亮阴晴圆缺周期规律的影响，而显现出周期性盛衰的规律。可见，《太素》治疗原理与方法，亦受天人相应哲学思想的深刻影响。天人相应观乃《太素》理论体系的重要内容。从《太素》天地人之论，到对人生理病理的认识，均展示出天人相应的理念。

2. 阴阳合

本篇立足于阴阳之理，将天地阴阳与人体脏腑经脉等相结合，从阴阳学说阐释了天人相应，天人同理之机制。此论在《太素》的其他篇章亦有阐发，诸如对阴阳离合及关枢阖理论等，本次研究将其相关论述合入本篇名下，一并阐发。

（1）论阴阳之可分

《太素·人合·阴阳合》记载："黄帝曰：余闻天为阳，地为阴，日为阳，月为阴，其合之于人奈何？岐伯曰：腰以上为天，腰以下为地，故天为阳，地为阴，杨上善注：'夫人身阴阳应有多种，自有背腹上下阴阳，有藏府内外阴阳，有五藏雄雌阴阳，有身手足左右阴阳，有腰上下天地阴阳也。'"可见，依据经文所云，杨上善注之，立足于阴阳学说的原理，提出人身之阴阳划分"应有多种"。即阴阳之中可再分阴阳，具体来说，如背腹可以论阴阳，五脏可以论阴阳，左右上下亦可论阴阳。

不仅如此，天有十二月建，人有十二经脉，其划分亦依据阴阳之理。例如，《太素·人合·阴阳合》杨上善注："从寅至未六辰为阳，从申至丑六辰为阴。十一月一阳生，十二月二阳生，正月三阳生。三阳已生，能令万物生起，故曰生阳。生物阳气，正月未大，故曰少阳；六月阳气已少，故曰少阴。二月阳气已大，故曰太阳；五月阳气犹大，故曰太阳。三月四月二阳合明，故曰阳明也。"认为正月阳气方形成，而六月阳气已衰弱，故称为少阳；二月和五月，二者情况相同，且都是阳气次大的月份，故称为太阳；三月和四月，阳气最旺，是二阳合明，故称为阳明。

又如，《太素·人合·阴阳合》杨上善注："五月一阴生，六月二阴生，七月三阴生。三阴已生，能令万物始衰，故曰生阴。生物七月阴气尚少，故曰少阴；十二月阴气已衰，故曰少阴。八月阴气已大，故曰太阴；十一月阴气犹大，故曰太阴。九月十月二阴交尽，故曰厥阴。厥，尽也。"说明七月是阴气开始主宰天地的起始月份，十二月阴气已经开始衰弱，故而这两个月份是少阴；八月和十一月是太阴；九月和十月是二阴交尽的月份，故称为厥阴。

（2）关枢阖之论

纵观《太素》，其关于关、枢、阖理论的阐述，亦颇具特色。首先，《太素》从文字上，直接写为关、枢、阖，并对其原理进行阐发。如《太素·人合·阴阳合》云："是故三阳之离合也，太阳为关，阳明为阖，少阳为枢，杨上善注：'三阳离合为关、阖、枢以营于身也。夫为门者具有三义：一者门关，主禁者也。膀胱足太阳脉主禁津液及于毛孔，故为关也。二者门阖，谓是门扉，主关闭也。胃足阳明脉令真气止息，复无留滞，故名为阖也。三者门枢，主转动者也。胆足少阳脉主筋，纲维诸骨，令其转动，故为枢也。'"认为关、枢、阖三者均有管理支配之功。关，主足太阳膀胱脉，因其功能关系人身津液输布，甚至达于毛孔。阖，主胃足阳明脉，因其主运行人身真气，达通畅周身，即"令真气止息，复无留滞"。枢，主胆足少阳脉，因其主持人体筋骨，使其转动自如，即"纲维诸骨，令其转动"。在此，杨上善论述联系三阳经的生理功能及其特点，故而认为其生理功能特点可以直接用关、枢、阖来形容描述。指出三阳犹如外门，则三阴为内门。一是门关，主司禁。关，为脾脏足太阴脉，主水谷之气，因其纳运输布有序正常，故而为关；二是门阖，主司开闭。阖，为肝脏足厥阴脉，因其主条畅情志，关系人的喜乐悲哀，故而为阖；三是门枢，主司转动。枢，为肾脏足少阴脉，因其主行津液，而通诸经脉。可见，其主要从门关、门阖、门枢之功能作用进行阐发。然而，其论述仅仅论及足之三阴三阳，而尚未论及手之三阴三阳。

杨上善关于关阖枢之论，不但阐释了三阴三阳经的生理功能，还对三阴三阳经的病理机制、表现特点、临床治疗，依次展开论述。如《太素·人合·阴阳合》云："惟有太阳关者，则真气行止留滞，骨摇动也。惟有阳明阖者，则肉节败、骨动摇也。惟有少阳枢者，则真气行止留滞，肉节内败也。相得各守所司，同为一阳之道也。搏，相得也。传，失所守也。"在此认为，太阳关病，则导致真气行止留滞，引起骨摇动。阳明阖病，则造成肉节衰败，骨动摇。少阳枢病，则导致真气行止留滞，引起肉节内败等症状。在现存《太素》内容中，尚未见到论述三阴经病理变化的文字，或许相关文字已佚。

此外，《太素·经脉之三·经脉根结》详细介绍了三阴三阳关、枢、阖的病理表现，以及相关治疗。其云："不知根结五藏六府，折关败枢开阖而走，阴阳大失，不可复取，杨上善注：'根，本也。结，系也。人之不知根结是藏府之要，故邪离经脉，折太阳骨节关，亦败少阳筋骨维枢，及开阳明之阖，胃及太阳气有失泄也。良以不知根结，令关枢阖不得有守，故阴阳失于纲纪，病成不可复取也。'"认为不知三阳之根结，"折关败枢开阖而走"，使得关枢阖失守，则会导致"阴阳大失"，疾病危重，而难以治疗。接着，文中论述了关枢阖失守的多种表现，并且提出循经取穴论治的观点，这可谓最早关于六经辨治之雏形。

太阳病的症状表现及论治。《太素·经脉之三·经脉根结》记载："关折则肉节殰而暴疾起矣，故暴病者取之太阳，视有余不足。殰者，肉宛燋而弱，杨上善注：'太阳主骨气为关，故骨气折，肉节内败。殰音独，胎生内败曰殰。肉节内败，故暴病起。暴病起者，则知太阳关折，所以调太阳也。'"杨上善注之，说明太阳为关，故太阳关折，而见骨气折，骨节内败，暴病起。临证亦可从"肉节内败，故暴病"，知其太阳关折。故而治则为"调太阳"，即取太阳经论治。

阳明病的症状表现及论治。《太素·经脉之三·经脉根结》记载如下："阖折则气无所止息而痿疾起矣，故痿疾者取之阳明，视有余不足，杨上善注：'阳明主肉主气，故肉气折损，则正气不能禁用，即身痿厥，痿而不收，则知阳明阖折也。'"在此根据阳明主肌肉之原理，论述阳明病导致痿病之机制，而提出治"痿疾者取之阳明，视有余不足"。并认为，阖折则导致正气不能流行，失其正常功能，而产生痿厥等病。临证亦可从肢体痿而不收，知其属于阳明阖折。故痿病之治则"取之阳明"，即取阳明经论治。

少阳病的症状表现及论治。《太素·经脉之三·经脉根结》记载如下："枢折则骨繇而不安于地，故骨繇者取之少阳，视有余不足，杨上善注：'少阳主筋，筋以约束骨节。骨节气弛，无所约束，故骨摇。骨摇，则知少阳枢折也。'"依照文中观点，筋骨不利，如"骨节气弛，无所约束"诸证，为少阳枢折，从骨摇等表现，则知其属于少阳枢折。故凡有筋骨不利之类病证，治则"取之少阳"，即调理少阳。

太阴病的症状表现及论治。《太素·经脉之三·经脉根结》记载如下："关折则仓廪无所输膈洞者，取之太阴，视有余不足，故关折者气不足而生病，杨上善注：'太阴主水谷以资身肉，太阴脉气关折，则水谷无由得行，故曰仓无输也。以无所输，膈气虚弱，洞泄无禁，故气不足而生病也。'"在此认为，太阴脉气关折，则导致水谷不能正常输布，故而言仓廪无所输，因而膈气虚弱，造成洞泄无禁等病证，此为气虚不足之病，属于"太阴脉气关折"，治则"取之太阴"，即取太阴经治疗。

厥阴病的症状表现及论治。《太素·经脉之三·经脉根结》记载如下："阖折则气弛而喜悲，悲者取之厥阴，视有余不足，杨上善注：'厥阴主筋，厥阴筋气缓纵，则无禁喜悲。'"在此认为，厥阴阖折，则导致悲喜失常等病证，临证根据其虚实，治则是"取之厥阴"，即取厥阴经治疗。这种观点，与当今中医治疗情志病首倡治肝之理念，不谋而合。

少阴病的症状表现及论治。《太素·经脉之三·经脉根结》记载如下："枢折则脉有所结而不通，不通者取之少阴，视有余不足，有结者皆取之，杨上善注：'少阴主骨，骨气有损，则少阴之脉不流，故有所结不通。结，即少阴络结也。'"在此认为，少阴主骨，因骨气有耗损，则导致少阴脉气不通，因其为"枢折则脉有所结而不通"，故而治则为"取之少阴"，即取少阴经治疗。

综上所述，《太素》以关、枢、阖之理，对人体三阴三阳六经之生理特点、症状表现、临床治疗进行了深入论述。"关"字，本意为门栓，有禁止之义。用"关"字形容太阳、太阴两经的生理特点，涵盖了太阳、太阴经之病具有起病急，发病快的病理特点。但凡暴病多为太阳、太阴经发病，是"关"折的表现，故取太阳、太阴而论治。"阖"，为门扉之义，用"阖"字形容阳明、厥阴两经的生理特点，涵盖阳明、厥阴经病有真气运行阻滞，严重者，可以导致痿证，以及情志疾病等表现。但凡人体气机不畅，则取阳明、厥阴两经论治。"枢"，为门轴，用"枢"字形容少阳少阴经的生理特点，但凡人体筋骨不利，不通诸病，取少阳、少阴论治。根据六经生理特点，进而论述六经病理机制、疾病表现、临床治疗的思路，在后世得到发挥。

（2）六经的皮部分界与关枢阖

《太素》不但将六经的生理功能及病理特点进行概括，深入论述其与关、枢，阖的关系，而且还阐发六经的皮部分界与关枢阖的联系，可谓关枢阖之论的延伸拓展与发挥。

如《太素·经脉之二·经脉皮部》云："阳明之阳，名曰害蜚，上下同法，杨上善注：'蜚，扶贵反。阳明大经为阳，故大小络为阳明之阳。阳明之脉有手有足，手则为上，足则为下。又手阳明在手为下，在头为上；足阳明在头为上，在足为下。诊色行针，皆同法也，余皆仿此。'"在此，认为阳明之阳，称为害蜚。丹波元简《素问识》云："盖害、盍、阖，古通用。《尔雅》释宫：阖，谓之扉。疏：阖，扇也。《说文》曰：阖，门扇也，一曰闭也，蜚音扉。害蜚，即是阖扉。门扇之谓。"丹波氏通过训诂，认为经文"害蜚"就是"阖扉"之意，即阳明之阳，名为"阖扉"。

尽管杨上善对于"害蜚"尚未指出其具体含义，但参考丹波元简的注释，恰恰符合经文称"阳明"为"阖"之说。所谓阳明之阳，也就是阳明经的皮部，故称为"害蜚"，即"阖扉"。阳明之阳，在此界定为阳明经的皮部，称之为"阖扉"，可见，其与"阖"即阳明经也有密切关系。根据"足阳明在头为上，在足为下。诊色行针，皆同法"，故而提出，阳明经的皮部之诊色与行针治疗，皆与阳明经同法。

《太素·经脉之二·经脉皮部》云："少阳之阳，名曰枢特，上下同法，视其部中有浮络脉者，皆少阳之络也，络盛则入经，故在阳者主内，在阴者主出，渗于内也，诸经皆然矣，杨上善注：少阳络盛则入于经，故主内也；经盛外溢，故主出也。诸阴阳络主内出者，例以此知也。渗，山荫反，下入也。"在此认为，少阳之阳，也就是少阳经的皮部，故而名为"枢特"。因"视其部中有浮络脉者，皆少阳之络"，故邪气侵犯少阳皮部，邪气盛，进而就会入侵于少阳经。

《太素·经脉之二·经脉皮部》云："太阳之阳，名曰关枢，上下同法，视其部中有浮络脉者，皆太阳之络也，络盛则入客于经，杨上善注：外盛者，则入于大经也。"在此认为，太阳之阳，也就是太阳经的皮部，故而名为关枢。其部中有浮络脉者，皆为太阳之络，因此，"外盛者，则入于大经"，即指出邪气侵犯太阳皮部，邪气盛进而就会入侵于太阳经。

《太素·经脉之二·经脉皮部》云："少阴之阴，名曰枢儒，上下同法，视其部中有浮络者，皆少阴之络也，络盛则入客于经，其入于经也，从阳部注于经，杨上善注：从阳络部注于阳经也。其经出者，从阴注于骨，杨上善注：从阴络部出注阴经，内注于骨，少阴主骨也。"在此认为，少阴之阴，也就是少阴经的皮部，故而名为"枢儒"，因其部中有浮络者，皆少阴之络。若邪气盛，既可以外入阳经，也可以内入阴经，即所谓"从阳络部注于阳经"，"从阴络部出注阴经，内注于骨"。

《太素·经脉之二·经脉皮部》云："心主之阴，名曰害肩，上下同法，视其部中有浮络者，皆心主之络也，络盛则入客于经。""害肩"《素问识》注曰："盖肩，掮同，枅也。《说文》：枅，屋栌也。徐锴云：柱上横木承栋者。横之似笄也。《说文》又曰：关，门槽栌也。《尔雅》释宫曰：关，谓之椳。注：柱上槽也，亦名枅。疏：柱上方木是也。"通过丹波元简的注释可知，"害肩"即为"阃枅"。因"其部中有浮络者，皆心主之络"，故心主皮部邪气盛，则可侵入正经。

《太素·经脉之二·经脉皮部》云："太阴之阴，名曰关枢，上下同法，视其部中有浮络者，皆太阴之络也，络盛则入客于经。"太阴之阴，即太阴的皮部，故而名为关枢。因"视其部中有浮络者，皆太阴之络"，故邪气外盛，则可入侵于太阴经。

总而言之,《太素》论述了六经皮部分界,因其十二经脉分布相关,亦与关、枢、阖密切相关。如杨上善云:"皮有部者,以十二脉分为部也。"说明界定皮部的意义在于,通过界定六经皮部地界,确定了病邪由浅到深的侵犯途径,亦明确其与关、枢、阖的密切联系,进而为其疾病的预防和治疗,奠定了理论基础。

可见,《太素》关、枢、阖的论述,勾画出六经辨证的雏形,其将三阴三阳经的生理与病理特点概括为关、枢、阖,并详细论述了六经病变与关、枢、阖的关系,六经皮部病变之深浅特点,以及与六经的密切联系与论治。初步勾勒出六经辨证论治的雏形,对后世六经辨证的奠定与拓展,具有深远学术意义。

3. 四海合

本篇主要依据天人相应之理,论述地有四海,故人亦应之,而有即水谷之海、气海、血海、髓海。阐释人体之四海,乃气血汇聚之府,经脉流注之处,其有余或不足,皆可导致人体产生疾病。

(1) 四海之论

《太素·人合·四海合》云:"岐伯曰:人亦有四海十二经水。十二经水者,皆注于海。海有东西南北,命曰四海。黄帝曰:以人应之奈何? 岐伯曰:人亦有四海。黄帝曰:请闻人之四海。岐伯曰:人有髓海,有血海,有气海,有水谷之海,凡此四者,所以应四海者也,杨上善注:'十二经水者,皆注东海,东海周环,遂为四海。十二经脉,皆归胃海,水谷胃气环流,遂为气、血、髓、骨之海。故以水谷之海,比于东海也。'"

经文从天人相应的理念出发,自然界有十二经水,分别注于东、西、南、北四海,故而人亦应之有四海,即髓海、血海、气海、水谷之海。杨上善注之,对人体的四海进行阐发,认为东海是十二水的汇聚之处,十二经水皆注于此，极为重要。同理，人的十二经脉皆归于胃海，盖其源于水谷之胃气，乃气、血、髓、骨之海，此以人体的水谷之海，对应类比于东海，以显示水谷之海在人体生命中的特殊重要意义。

（2）论胃与四海

《太素·人合·四海合》云："黄帝曰：定之奈何？岐伯曰：胃者为水谷之海，其输上在气街，下至三里，杨上善注：'胃盛水谷，故名水谷之海。胃脉，足阳明也。足阳明脉过于气街、三里，其气上下输此等穴也。'冲脉者为十二经之海，其输上在于大杼，下出于巨虚之上下廉，杨上善注：'冲脉管十二经脉。大杼是足太阳、手太阳脉所发之穴。巨虚上下廉，则足阳明脉所发之穴。此等诸穴，皆是冲脉致气之处，故名输也。'膻中者为气之海，其输上在柱骨之上下，前在于人迎，杨上善注：'膻，胸中也，音檀。食入胃已，其气分为三道，有气上行经隧，聚于胸中，名曰气海，为肺所主。手阳明是肺府脉，行于柱骨上下，入缺盆，支者上行至鼻，为足阳明，循颈下人迎之前，皆是膻中气海之输也。'脑为髓之海，其输上在其盖，下在风府，杨上善注：'胃流津液，渗入骨空，变而为髓，头中最多，故为海也。是肾所主，其气上输脑盖百会之穴，下输风府也。'"

经文从胃的功能、经脉之循行，以及相关输穴的作用等，对四海的含义与作用特点进行解读，杨上善注之，则直接指出，冲脉其通过经脉输穴与胃及其他脏腑经脉相连，故为冲脉主十二经脉。膻中之气源于胃之水谷之气，汇聚于胸中，由肺所主，而手阳明经为与肺相表里之府的经脉，其经脉分支与足阳明胃经相同，故而膻中为气海；脑为髓海，亦是来自于胃的精微物质充养于髓，而肾主骨生髓，经脉通过百会、风府等密切相连。从其注释，亦可见其凸显了胃在四海的独特作用。

《太素·人合·四海合》继而云："气海有余者，气满胸中，急息面赤；

气海不足，则气少不足以言。"此以气海有余与不足之症状为例，说明气海的如若出现有余或不足，皆可影响脏腑功能而产生多种病证。

4. 十二水

本篇以人体十二经脉外合于自然界十二经水，类比十二经脉与脏腑相合，亦体现天人相合之理。从江、河、海的源流与流行，比拟人体经脉之行内外相贯，循行如环无端，说明其亦为"法天之常"，乃是天人相应理念的体现。

（1）论法天之常

《太素·人合·十二水》云："黄帝问于岐伯曰：经脉十二者，外合于十二经水，而内属于五藏六府，杨上善注：'天下凡有八十一州，此中国，州之一也，名为赤县神州。每一州之外，有一重海水环之，海之外，有一重大山绕之，如此三重海三重山环而围绕，人居其内，名曰一州。一州之内，凡有十二大水，自外小山小水不可胜数。人身亦尔，大脉总有十二，以外大络小络亦不可数。天下八十一州之中，唯取中国一州之地，用法人身十二经脉内属藏府，以人之生在此州中，禀此州地形气者也。'"以上文字表明，人体十二经脉，内属于五脏六腑，外合于十二经水，杨上善注之，引用古人之论，认为天下有八十一州，中国是赤县神州。每一个州都有三山三水环绕，一州之内又有十二大水。每一个州有不同的气，例举中国人禀受赤县神州之气，因此形体外貌都有其特殊性。此外，以人身阴阳脏腑经络等，暗合天地阴阳五行之度数，蕴含天地人相合之理，亦说明正是基于天人一理、天人同构的理论基础，形成了中医独特的藏象经络体系。

该篇承上文亦云："天至高不可度，地至广不可量，此之谓也。且夫人生天地之间，六合之内，此天之高地之广，非人力所能度量而至也。若夫八尺之士，皮肉在此，外可度量切循而得也，死可解部而视也，杨上善注：

'二仪之大，人力不可度量。人之八尺之身，生则观其皮肉，切循色脉，死则解其身部，视其藏府，不同天地，故可知也。'其藏之坚脆，府之大小，谷之多少、脉之长短、血之清浊、气之多少，十二经之多血少气，与其少血多气，与其皆多血气，与其皆少血气，皆有大数……此人之所以参天地而应阴阳，不可不察，杨上善注：'正以天地不可度量，人参天地，故不可不察也。'"在此从言天之高、地之广，人力不可以度量，转而言及人体，认为人体则可以观察度量。杨上善注之认为，人体之身，其活体可以观察其皮肉色脉，而死后可以解剖其身体，观察其脏腑，此与天地之大人力难以度量有不同，故而可以得知。并明确指出，人体脏腑大小、水谷多少、脉之状况、气血的多少等，皆有大略之数，人与天地相参，故而不可不察。

（2）以十二经水类比经脉

《太素·人合·十二水》曰："凡此五藏六府十二经水者，皆外有源泉而内有所禀，此皆外内相贯，如环无端，人经亦然，杨上善注：'十二经水，如江出岷山，河出昆仑，即外有源也。流入于海，即内有所禀也。水至于海已，上为天河，复从源出，流入于海，即为外内相贯，如环无端也。人经亦尔，足三阴脉从足指起，即外有源也。上行络府属藏，比之入海，即内有所禀也。以为手三阴脉，从胸至手，变为手三阳脉，从手而起，即外有源也。上行络藏属府，即内有所禀也。上头以为足三阳脉，从头之下足，复变为足三阴脉，即外内相贯，如环无端也。'故天为阳，地为阴，腰以上为天，腰以下为地，杨上善注：'人腰以上，为天为阳也；自腰以下，为地为阴也。经脉升天降地，与经水同行，故得合也。'"经文从十二经水，联系人体脏腑经脉的循行，以十二经水类比人体经脉，杨上善注之，以十二经水，其江河由其发源地而出，源远流长，而归于海之理，联系人体手足三阴三阳经脉之分布，表述其循行外内相贯，如环无端之理。并指出犹如天地阴阳升降有序，人体经脉亦有升降之运行规律。

（3）论足阳明脉之四义

《太素·人合·十二水》继云："足阳明五藏六府之海，杨上善注：'胃受水谷，化成血气，为足阳明脉，资润五藏六府，五藏六府禀承血气，譬之四海滋泽无穷，故名为海也。'其脉大血多，气盛热壮，杨上善注：'足阳明脉具有四义故得名海：其脉粗大，一也；其血又多，二也；其谷气盛，三也；阳气热，四也。有此四义，故得比于海也。'"诠释足阳明胃为五脏六腑之海，杨上善注之，以胃主受纳水谷，化生气血，而滋养五脏六腑，犹如自然界之四海得之滋养，故而名之。而且归纳"足阳明脉具有四义，故得名海"之机制有四：其一，因其脉粗大；其二，因其血多；其三，因其谷气充盛；其四，阳热盛。故而比喻为海。此论与前篇之四海论，可谓遥相呼应，相得益彰。

（五）脏腑

《太素》以脏腑为名进行藏象理论的阐发，主要见于卷六脏腑之一、卷七脏腑之二。其卷六首页缺，且卷七亡佚。卷六现存篇名为：五脏精神、五脏命分、脏腑应候、脏腑气液，共四篇，其内容涉及五脏精神、神的概念，脏腑阴阳表里相合，与形体官窍通应，人依赖血气精神以生，五脏为性命之根本，通过脏腑的观察，测知五脏病变等。关于命门之论、三焦之论等内容，在《太素》的其他篇章亦有阐发，故将其合入一并探讨，本次研究主要从五脏精神、五脏命分、脏腑应候，三个专题进行研究。

1. 五脏精神

五脏精神是本篇论述的主题，并论及神的概念、五脏藏神的基本原理，并涉及脏腑相合，脏腑合形体、官窍等内容，在《太素》的其他篇章亦有探讨，本次研究将相关内容合入本篇名下，一并论之。

（1）关于神概念的解读

神的相关概念《内经》有详细描述，如《灵枢·本神》云："故生之来谓之精，两精相搏谓之神，随神往来者谓之魂，并精而出入者谓之魄，所以任物者谓之心，心有所忆谓之意，意之所存谓之志，因志而存变谓之思，因思而远慕谓之虑，因虑而处物谓之智。"经文阐述了神的概念，认为育成身形的最初物质为精，父母精气相结合产生新的生命体，故生命之神由两精相搏而产生。魂则是神气活动的一部分，是有意识的心理活动，魄须依附于形体而存在。人的认知思维过程可表述为，接受外界刺激，产生意念，继之是意念积存，逐渐形成定见；随后围绕相关认识，反复酝酿思考；在反复思考基础上，对未来加以预测；再经过周密思考，将事务处理妥当。

《太素》对"神"的概念与内涵，加以阐述发挥，并有其独特见解。如《太素·脏腑之一·五脏精神》记载："故生之来谓之精，杨上善注：'雄雌两神相搏，共成一形，先我身生，故谓之精也。'两精相搏谓之神，杨上善注：'即前两精相搏共成一形，一形之中，灵者谓之神者也，即乃身之微也。问曰：谓之神者，未知于此精中始生？未知先有今来？答曰：案此《内经》但有神伤、神去与此神生之言，是知来者，非曰始生也。'随神往来者谓之魂，杨上善注：'魂者，神之别灵也，故随神往来，藏于肝，名曰魂。'并精而出入者谓之魄，杨上善注：'魄，亦神之别灵也，并精出此而入彼，谓为魄也。并，薄浪反。'所以任物者谓之心，杨上善注：'物，万物也。心，神之用也。任知万物，必有所以，物，任物，故谓之心也。'心有所忆谓之意，杨上善注：'意，亦神之用也，任物之心，有所追忆，谓之意也。'意之所存谓之志，杨上善注：'志，亦神之用也，所忆之意，有所专存，谓之志也。'因志而存变谓之思，杨上善注：'思，亦神之用也，专存之志，变转异求，谓之思也。'因思而远慕谓之虑，杨上善注：'虑，亦神之用也。变求之思，逆慕将来，谓之虑也.'因虑而处物谓之智，杨上善注:'智，亦神之用也，因虑所知，处物是非，谓之智也.'"

可见，杨上善对《内经》的此段论述十分重视，对其逐句展开注解，读来颇有深意，不仅对理解《内经》有益，尤其是对神概念及类分的认识，很有启发。首先，其明确指出，精乃是形成人体的基本物质，故而具有先我身生之特点，因而生命的产生必先有精。神，乃是由于雄雌两神相搏，共成一形，进而产生新的生命活动，即灵者谓之神。关于魂，其定义为神之别灵，无疑亦为神活动的部分，故有随神往来的特点，而且在五脏则藏于肝。关于魄，亦定义为神之别灵，说明其也为神活动的部分。随着经文内容的展开，其解释亦转而从心之任物开始，阐发人的认知过程的及其关联。从物的界定切入，进而提出心具有认知万物，接受外界信息并分析处理之功能。继而揭示意、志、思、虑、智的含义，说明其功能作用既有联系，亦有区别。一言以蔽之，心、意、志、思、虑、智六者，均为神之用。分而言之，心、意、志、思、虑、智六者，既有各自作用特点，又有相互联系，通过对其功能的阐释，可谓进一步阐发揭示了人的认知思维过程。

（2）关于五脏合五神

《内经》将精神神志活动划分为神、魂、魄、意、志等"五神"，以及喜、怒、悲、思、恐等"五志"，并依据五行关系，将其分别归属于心、肝、肺、脾、肾五脏所主，故称五脏藏五神。如《素问·三部九候》有"神藏五"之说。故后世将五脏亦称为"五神藏"。究其五脏藏神的机制，在于五脏藏精，即五脏所藏精气，乃神志活动的物质基础。如《灵枢·本神》说:"肝藏血，血舍魂……脾藏营，营舍意……心藏脉，脉舍神……肺藏气，气舍魄……肾藏精，精舍志。"盖五神以五脏所藏的血、营、脉、气、精为其物质基础。《素问·调经论》亦云:"夫心藏神，肺藏气，肝藏血，脾藏肉，肾藏志，而此成形。志意通，内连骨髓而成身形五藏。"杨上善注："又此五藏，心藏脉者，脉通经络血气者也。脾藏营者，通营之血气者也。肝藏血者，言其血有发眼之明也。五神藏于五藏，而共成身形也。"杨上善的注解进一步说明，五脏藏神之机理，与五脏所藏之精气相关，譬如心主脉，而经脉通经络，乃气血汇聚与流通之处；脾为气血生化之源，因而脾藏营，与营血相通；肝藏血，且与双目相关。总结而言，五神藏于五脏，而共成身形，此亦体现了形神合一的理念。此言不仅陈述了神志活动与五脏联系的基础，而且阐发了五脏与神形的内在联系。

关于五脏合五神之气的阐释，首见于《内经》的多篇文章。如《素问·宣明五气》云："五藏所藏：心藏神，肺藏魄，肝藏魂，脾藏意，肾藏志。"《素问·阴阳应象大论》指出："肝在志为怒，心在志为喜，脾在志为思，肺在志为忧，肾在志为恐。"人的精神意识、思维等神志活动，以及喜怒忧思悲恐惊等情志活动，均与五脏密切相关。杨上善承袭《内经》之论，并有所发挥，如《太素·脏腑之一·五脏精神》云："肝心脾肺肾谓之五藏，藏精气也。血脉营气精谓之五精气，舍五神也。"则直接说明五脏贮藏精气，而精气乃五神功能得以正常发挥的基础。又如，《太素·人合·十二水》云："五藏者，合神气魂魄而藏，杨上善注：'五藏合五神之气，心合于神，肝合于魂，肺合于魄，脾合于营，肾合于精，五藏与五精神气合而藏之也。'"直接指出"五藏合五神之气"，此言一语中的，高度概括了五脏与神志情叙绪活动的密切联系，凸显五脏在人的神志与情志活动中的重要意义。再如，《太素·经脉之三·经脉标本》云："五藏者，所以藏精神魂魄也，杨上善注：'肾藏精也，心藏神也，肝藏魂也，肺藏魄也。脾藏意智为五藏本，所以不论也。'"在此围绕"五藏者，所以藏精神魂魄"的机制进行注解，阐释五脏与神志活动的密切关系，并提出"脾藏意智为五藏本"，强调脾与意智的密切联系，并提出脾为五脏之本的独特认识。此外，《太素·脏腑之一·五脏命分》云："五藏藏神，六府化谷，此乃天之命分，愚智虽殊，得之不相根据倚也。"其承袭《内经》的上述观点，指出五脏与六腑功能特点有所不同，将其归结为，五脏藏神，六腑化谷，乃是人体生命活动的功能特点所致。

①心藏脉以舍神。《灵枢·天年》指出："黄帝曰：何者为神？岐伯曰：血气已和，营卫已通，五藏已成，神气舍心，魂魄毕具，乃成为人。"认为只有"神气舍心"，才能称为正常之人，而能进行生命及神志的活动。

心藏神的物质基础，乃是心藏脉，如《太素·脏腑之一·五脏精神》云："心藏脉，脉舍神，心气虚则悲，实则笑不休。"如《太素·经脉之一·五脏命分》亦详细阐述了心与经脉的关系，以及心经无输穴的原因，心乃为人身之主。其经文如下："十二经脉之中，余十一经脉及手太阳经，皆起于别处，来入藏府。此少阴经起自心中，何以然者？以其心神是五神之主，能自生脉，不因余处生脉来入，故自出经也。肺下悬心之系，名曰心系。余经起于余处，来属藏府。此经起自心中，还属心系，由是心神最为长也。问曰：《九卷》心有二经：谓手少阴，心主。手少阴经不得有输。手少阴外经受病，亦有疗处。其内心藏不得受邪，受邪即死。又《九卷·本输》之中，手少阴经及输并皆不言。今此《十二经脉》及《明堂流注》，少阴经脉及输皆有，若为通精？答曰：经言心者，五脏六腑之大主，精神之舍，其藏坚固，邪不能客。客之则心伤，心伤则神去，神去即死。故诸邪之在于心者，皆在心之包络，包络心主脉也。故有脉不得有输也。手少阴外经有病者，可疗之于手掌兑骨之端。又恐经脉受邪伤脏，故《本输》之中，输并手少阴经亦复去之。今此《十二经脉》手少阴经是动所生皆有诸病，俱言盛衰并行补泻及《明堂流注》具有五输者，以其心藏不得多受外邪，其于饮食汤药，内资心藏，有损有益，不可无也……是以心不受邪者，不可受邪也。言手少阴是动所生致病及《明堂》有五输疗者，据受内资受外邪也。言手少阴是受邪，故有病也。"

首先，杨上善对其他十一经脉都起自别处，而手少阴心经却起自心中的问题给予解答，认为心神为五神之主，故心经起自心中，最后再回到心系，因此而得知"心神最为长"。经脉来看，如其所云，人体手三阳起自手，足三阳起自头，足三阴起自足，然而手三阴是从躯干发起，而手少阴和手厥阴都是从心脏发出，不同的是，一从心内，一从心外。而且其认为少阴经脉起自心中的原因，乃是因为心神为五神之主，其关键正是"以其心神是五神之主，能自生脉，不因余处生脉来入"。

在此还据《九卷》即《灵枢》记载，心没有输穴，认为也是因为心神为五神之主，心为君主之官。为了便于临床对心经之疾病的治疗，故《十二经脉》《明堂流注》都为心经配了输穴。这段文字，还提出心经和心包经是心神所生，这两经从心中起，最后又回到心中，故认为心神最长。依照这种论述，杨上善似乎也隐约表达了经脉是人体"神"流行的通路的观点，其机理尚有待于探讨。

再如，《太素·摄生之二·九气》杨上善注云："心，神之用。人之忧也，忘于众事，虽有心情，无所任物，故曰无所寄。气营之处，神必归之，今既忧繁，气聚不行，故神无归也。虑，亦神用也，所以忧也不能逆虑于事，以气无主守，故气乱也。"亦突出"心，神之用"的功能特点，因此情志所伤亦能造成健忘，不能正常思考处理问题，甚至心神不宁，气机紊乱等多种症状。

此外，如《太素·邪论·七邪》云："目者心之使也，心者神之舍也，故神分精乱而不传，卒然见非常之处，精神魂魄散不相得，故曰惑。"杨上善注云："心藏者，心内形也。心者神之用，神者心之主也。故神劳分散，则五精乱不相传，卒见非常两物者也，以其精神乱为惑也。"

可以看出，因心神为五神之主，心神惑乱，五神不安，甚至会导致人看见现实中不存在的东西，或产生幻视幻觉等症状。杨上善注解进一步说明，心者为神之用，故神劳涣散，可影响五精相传，使之发生紊乱，导致精神混乱，而出现上述症状。故而称"心神为五藏六府之主"。盖心藏神与五脏藏神，犹如一生二，二生三，三生万物的关系。心神不但是人的神志活动的主宰，也是人体生命活动的主宰。没有心藏神，就难以维系人的正常神志活动。分而言之，五脏各藏其神，合而言之，五脏之神的主导为心藏神，且五脏藏神为心神所主导制衡。

②肝血藏以舍魂。杨上善认为肝藏魂的物质基础，乃因为肝藏血。例如，《太素·补泻·虚实补泻》云："肝藏血，杨上善注：'血藏于肝以舍魂。今藏血者，亦言其舍。'"关于魂的实质，认为魂即是肝所藏神的专有称谓。再如，《太素·脏腑之一·五脏精神》云："魂者，神之别灵也，故随神往来，藏于肝，名曰魂。"在此说明魂是神活动的一部分，其受神的支配，是肝所藏。故而该篇又注释："肝主于筋，人卧之时，血归于肝，故魂得舍血也。"

因此，正如《太素·摄生之二·九气》云："若纵志放情，怒以气上伤魂，魂伤肝伤也。"认为情志失常，如愤怒则易导致气上逆，而气之上逆，则伤魂，而魂伤则肝损伤。《太素·摄生之二·顺养》篇中，杨上善云："春之三月，主胆，肝之府，足少阳用事，阴消阳息。故养阳者，至夜即卧，顺阴消也。"在此，其提出"春之三月，主胆，肝之府"的论点，对于《内经》胆功能的阐述具有重要意义，可谓对于《内经》"凡十一藏取决于胆"的论点，提供了一个合理的解释。对后世"胆主春生之气"的观点，具有深刻影响，如李东垣、张景岳等医家解释"凡十一藏取决于胆"之论时，其主要论据之一，乃是胆主春生之气。

③脾藏营以舍意及智。杨上善提出脾化生营血，谷气最大，故脾舍意与智二神。例如，《太素·补泻·虚实补泻》云："脾藏肉，杨上善注：'脾藏肉者，脾主于肉，故曰藏肉，非正藏肉，脾于营以为正也。脾藏营，营以舍意及智二神，以脾营血，谷气最大，故二神舍也。'"可见，杨上善对"意"的解释是："意，亦神之用也，任物之心，有所追忆，谓之意也。"认为意为神的部分功能，其作用特点在于是回顾追忆。杨上善对"智"的注释是："智，亦神之用也，因虑所知，处物是非，谓之智也。"认为智亦为神功能的部分，其作用特点为深思熟虑，并进而分辨处理是非。

又如，《太素·经脉之三·经脉标本》："黄帝曰：五藏者，所以藏精神魂魄也，杨上善注：'肾藏精也，心藏神也，肝藏魂也，肺藏魄也。脾藏意智为五藏本，所以不论也。'"从杨上善注解来看，亦认为脾所之藏意智，其作用是协调五神系统，助心神统领人的神志活动。

对于意的功能作用，《太素》认为"意"还可协同"志"，调控人体精神情志，而防御疾病，抵抗外邪。如《太素·脏腑之一·五脏命分》记载："志意者，所以御精神，收魂魄，适寒温，和喜怒者也，杨上善注：'脾肾之神志意者，能御精神，令之守身，收于魂魄，使之不散，调于寒暑，得于中和，和于喜怒，不过其节者，皆志意之德也。'"

脾脏在志为思，思则气结。杨上善对于"思"的解释是："思，亦神之用也，专存之志，变转异求，谓之思也。"认为思是神功能的部分，其作用特点是变化探索。但如果过度思虑，亦会影响气机，而产生病变。如《太素·摄生之二·九气》亦云："思则身心有所存，神有所止，气留而不行，故气结矣，杨上善注：'专思一事，则心气驻一物。所以神务一物之中，心神引气而聚，故结而为病也。'"此段文字说明，人思虑时，心气会集中在所思虑的事物上，而引起其气的聚集，影响气的运行，而导致气结。

此外，解释为何脾主愁忧时，杨上善云："问曰：脾主愁忧。又云精气并于肝则忧，即肝为忧也。《素问》云心在变动为忧，即心为忧也。肺在志为忧也，即肺为忧。其义何也？答曰：脾为四藏之本，意主愁忧。故心在变动为忧，即意之忧也。或在肺志为忧，亦意之忧也。若在肾志为忧，亦是意之忧也。故愁忧所在，皆属脾也。"

杨上善还提出，虽然其他四脏均可致愁忧，但是脾为四脏之本，以意影响其余四脏。故愁忧的形成与脾有密切关系。而且杨上善对"脾为四藏之主"的解释是："脾为中土，四藏之主，包裹处也，故曰大包也。"正因为脾的五行属性为土，居中央而御四旁，所以脾为其他四藏之主，诚如经文所说："脾者土也，孤藏以灌四旁者也。"

对经文"中央为土，病在脾，输在脊，故精者身之本也，杨上善注：'脊膂当脾，故为仲夏也。土为五谷之精，以长四藏，故为身之本也。'"对于经文"精者身之本"，杨上善注之，认为脾为土，土为五行之精，脾胃精气，乃是人身之根本。脾通过将来自于胃的水谷之气灌输四旁，而发挥四脏之主的作用。此脾为四脏之主的说法，为后世"脾为后天之本"之论奠定了基础。

④肺藏气以舍魄。《太素·补泻·虚实补泻》杨上善注云："肺藏气者，肺藏于气，气以舍魄。今藏气者，言其舍也。"肺所藏之气，具有居舍魄神的作用，魄神主管人之汗孔。如《太素·阴阳·调阴阳》记载"杨上善注：魄汗不尽，形弱而气烁，穴输已闭，发为风疟，故风者，百病之始也。"可见，其注解释了魄汗的命名原因："魄，肺之神也，肺主皮毛腠理，人之汗者，皆是肺之魄神所营，因名魄汗。"又如，《太素·脏腑之一·五脏精神》

云："肺喜乐无极则伤魄，杨上善注：'肺藏也。喜乐，心喜乘肺，无极伤魄也。'"认为肺主魄，心主喜，喜乐无极亦会伤及魄。

⑤肾藏精以舍志。关于肾藏神的机理，杨上善提出，肾以藏志，其原理在于肾藏于精。肾之精气是志活动的基础，而言精以舍志。如《太素·补泻·虚实补泻》云："肾藏志者，肾藏于精，精以舍志。今藏志者，言所舍也。肾有二枚，在左为肾，在右为命门，肾以藏志，命门藏精，故曰肾藏精者也。《八十一难》精亦名神，故有七神。"在此，杨上善引证《八十一难经》，提出人有"神、魂、魄、意、智、志、精"七神的观点，此七神论，亦提示杨上善重视脾和肾的学术思想。杨上善还认为，人在盛怒之下会伤及肾志，原因在于盛怒可引起人体气的异常聚集，影响人体气机，因而导致脏腑气运行失常，而发生疾病。再如，《太素·脏腑之一·五脏精神》云："盛怒气聚，伤于肾志，故迷惑失理也。"认为过于盛怒，而影响气机，伤及肾志，而引起迷惑不清等失常病变。而肾气不足，亦会使肾所藏之神受损，因此而有恐惧等负面情绪出现。又如，《太素·脏腑之一·五脏精神》云："肾主恐惧，足少阴脉气不足，故喜恐，心怵惕。"

此外，如《太素·摄生之二·九气》云："虽命门藏精，通名为肾，脉起肾，上贯肝膈，入肺中；支者，从肺络心，注胸中。故人惊恐，其精却缩。上焦起胃口上，上焦既闭不通，则气不得上，还于下焦，下焦胀满，气不得行。"此段文字，阐述惊恐导致精却缩，以及三焦不通亦会造成下焦胀满病的机制。

纵观杨上善论述《内经》五脏藏神理论，其中亦有重视脾所藏之神，和肾所藏之神的观点。如《太素·补泻·虚实补泻》云："五神藏于五藏，而共成身形也。志意通，内连骨髓，而成身形五藏，杨上善注：'意是脾神，通于营气，志是肾神，通于三焦原气别使，皆以内连骨髓，成身形及五藏，故意志者，所以御精神，收魂魄者也。'"可见杨上善认为，其一，意是脾神，与营气相通；志是肾神，而通于三焦原气别使；其二，意志具有御精神，收魂魄之功，因此，脾肾及其所藏之神在人体尤其重要，此观点亦突出了脾肾在人体生命活动中的独特地位与作用。

综上，杨上善对《内经》五神脏理论加以发挥，明确提出五脏者，所以藏精神魂魄，并对神之内涵及神的概念进行阐发，论述五脏合五神之气之理，并对于心藏脉，脉舍神，心神为五脏六腑之主；血藏于肝，以舍魂；脾藏营，营以舍意及智；肺藏于气，气以舍魄；肾藏于精，精以舍志等相关命题一一进行解读。

2. 五脏命分

本篇以五脏为中心，联系六腑、十二经脉气血运行、精神血气魂魄的生理功能等，说明人依赖血气精神以生，五脏为性命之根本，通过脏腑的观察，联系临床症状，测知五脏病变等。此外，《太素》关于命门之论、三焦之论，亦其他篇章之中，亦颇具特色，故本次研究将其内容合入《五脏命分》篇名下，一并探讨论之。

（1）人赖血气精神以生

《太素·补泻·五脏命分》记载："杨上善注：'是以血气精神，奉于一形之生，周于形体所仪之性，亦周有分无间之命。故命分流动成形体，保神为性，形性久居为生者，皆血气之所奉也。'""志意者，所以御精神，收魂魄，适寒温，和喜怒者也，杨上善注：'脾肾之神志意者，能御精神，令之守身，收于魂魄，使之不散，调于寒暑，得于中和，和于喜怒，不过其节者，皆志意之德也。'""志意和则精神专直，魂魄不散，悔怒不至，五藏不受邪气矣，杨上善注：'志意所为必当，故无悔矣。志意司腠理，外邪不入，故五藏不受也。'寒温和则六府化谷，风痹不作，杨上善注：'寒暑内适六府，则中和谷化，贼风邪痹无由起也。'经脉通利，支节得矣。此人之常平也，杨上善注：'若尔，血气营卫志意调者，乃是人之平和者。'五藏者，所以藏精神血气魂魄者也；六府者，所以化谷而行津液者也。此人之所以具受于天也，愚智贤不肖，毋以相倚也，杨上善注：'五藏藏神，六府化谷，此乃天之命分，愚智虽殊，得之不相依倚也。'"

经文阐述血气、经脉、营卫、意志，以及五脏六腑的功能，提出人之血气精神者，所以奉于生而周于性命，即人依赖血气精神以生。杨上善注之，"是以血气精神，奉于一形之生"，认为血气精神，乃是性命赖以生存的基本物质。故而血气营卫通畅，志意和调，则五脏得以藏精神血气魂魄，六腑得以化谷而行津液，"此乃天之命分"，故而调适于寒暑，和于喜怒，腠理致密，外邪不入，五脏不受邪，则人体处于平和之正常状态。其论亦说明，志意在调控精神，抵御外邪，以及防治疾病等方面，具有重要作用。

（2）论五脏为性命之本

《太素·补泻·五脏命分》云："五藏者，所以参天地，副阴阳，而连四时，化五节者也，杨上善注：'肺心居其上，故参天也；肝脾肾在下，故参地也。肝心为牡，副阳也；脾肺肾等为牝，副阴也。肝春、心夏、肺秋、肾冬，即连四时也。从五时而变，即化五节。节，时也。'五藏者，固有小大、高下、坚脆、端正、偏倾者；六府者，亦有长短、小大、厚薄、结直、缓急者，杨上善注：'天地阴阳，四时八节，造化不同，用参五藏，何得一也？五藏各有五别，一一之府，皆准五藏，亦有五别，故藏府别言，各有五别，五五二十五也。五藏既五，六府亦五，三焦一府属于膀胱，故唯有五。'""岐伯曰：五藏六府者，邪之舍也，请言其故，杨上善注：'五藏六府坚端正者，和利得人，则道之宅也。藏府脆而偏倾，则邪气舍也。为道之宅，则其性和柔，神明聪利，人之受附也。为邪之舍，不离病也，心奸邪也，喜为盗也，乖公正也，言不恒也。是知二十五变，虽得之于天，调养得中，纵内外邪侵，不为病也。乖和失理，虽不离屏蔽，终为病也。前言一藏各有五病，未极理也；今言一变具有五藏，方得尽理，故请言故也。'”"五藏皆坚者，无病；五藏皆脆者，不离于病。五藏皆端正者，和利得人。"

此论五脏乃是人体性命之根本，经文指出，五脏与天地相参，而与四时相关联，故而五脏之强弱虚实，脏腑功能之状况等，在人体健康，以及发病中至关重要。如五脏六腑之高下、大小、坚脆、端正、偏斜等，对人之生理病理皆有影响。杨上善注之，认为心小则安，此为善；易伤以忧，即为恶；心坚则藏安守固，心脆则善病消瘅热中；五脏六腑坚端正者，则和利得人，脏腑脆而偏倾，则邪气入舍。认为人若调养得中，即使内外邪侵，亦不为病。假如是乖和失理，虽然其不离于屏蔽，则终而为病。体现其不囿于先天禀赋，而着眼于后天调养以防病保健康之思想，在养生防病以及疾病治疗中具有积极意义。

（3）关于命门之论

命门学说是中医理论的重要内容，自《难经》提出命门学说以后，历代医家不断发展和完善命门学说。《太素》尽管没有命门的专题，但是关于命门之论见于多篇文章，其论述对于命门学说的深入认识具有重要，研究《太素》命门之论，亦有助于深入了解杨上善的学术思想。

命门学说从提出至其完善，经历了漫长的历史时期。《内经》"命门"一词的含义，与《难经》"命门"一词不尽相同。"命门"一词，最先出现于《内经》，指的是人的眼睛。如《灵枢·根结》说："太阳根于至阴，结于命门。命门者，目也。"《素问·阴阳离合论》云："太阳根起于至阴，结于命门，名曰阴中之阳。"《灵枢·卫气》则明确指出："足太阳之本，在跟以上五寸中，结于命门，命门者目也。"王冰注释："命门者，藏精光照之所，则两目也。"可见，《灵枢》提出命门为人的眼睛，此处王冰之注，认为其原理在于双目蕴藏脏腑之精气相关。

《难经》借《内经》命门一词，初步构建了命门学说。杨上善撰注《太素》，吸取《难经》的相关学术思想，深入阐述《难经》的命门学说，进一步提出人之双目与命门相连，故而称为命门。如《太素·经脉之三·经脉标本》记载："命门者，目也，杨上善注：'血气所出，皆从藏府而起，今六经之本皆在四肢，其标在腋肝输以上，何也？然气生虽从府藏为根，末在四肢，比天生物，流气从天，根成地也。跟上五寸，当承筋下，足跟上，是足太阳脉为根之处也。其末行于天柱，至二目内，以为标末也。肾为命门，上通太阳于目，故目为命门。缓，大也，命门为大故也。'"《太素·经脉之三·经脉根结》亦云："太阳根于至阴，结于命门，杨上善注：'此太阳根结与标本同。'"可见，杨上善《太素·经脉之三·经脉标本》和《太素·经脉之三·经脉根结》两篇文章，都明确说明，肾为命门，上通太阳于目，故目为命门。

关于命门的具体位置，《难经》首先提出左者为肾，右者为命门的观点。如《难经·三十六难》云："藏各有一耳，肾独有两者，何也？然：肾两者，非皆肾也，其左者为肾，右者为命门。命门者，诸神精之所舍，原气之所系也，男子以藏精，女子以系胞。故知肾有一也。"明确阐释人体的两肾，左边的是肾，右边的是命门。命门是原气之所出处，具有藏精系胞的功能。

杨上善既承袭《难经》之右肾命门说。如《太素·补泻·虚实补泻》杨上善注："肾藏志者，肾藏于精，精以舍志。今藏志者，言所舍也。肾有二枚，在左为肾，在右为命门，肾以藏志，命门藏精，故曰肾藏精者也。"

　　此外，还提出肾与命门具有既分又合的关系，如《太素·邪论·邪传》云："用力过度若入房，汗出浴水，则伤肾，杨上善注：'肾与命门，主于入房，故用力及入房，汗出浴水，故伤于肾也。'"或曰命门就是肾，二者只是在不同场合下所具有的不同称谓。如《太素·摄生之一·（篇名佚）》云："恐则精却，却则上焦闭，闭则气还，还则下焦胀，故气不行，杨上善注：'虽命门藏精，通名为肾，脉起肾，上贯肝膈，入肺中；支者，从肺络心，注胸中。故人惊恐，其精却缩。上焦起胃口上，上焦既闭不通，则气不得上，还于下焦，下焦胀满，气不得行。'"又如《太素·脏腑之一·脏腑气液》杨上善注："命门通名为肾，肝之母也。"再如《太素·摄生之二·九气》杨上善注："虽命门藏精，通名为肾。"

　　引人注目的是，杨上善撰《太素》注中，曾多次引《难经》命门之文，如其注《灵枢·顺气一日分为四时》"原独不应五时"说明："人之命门之气，乃肾间动气，为五藏六府十二经脉性命根，故名为原。"并直接指出，肾间动气即命门之气。

　　杨上善注解《内经》时，亦依据《难经》理论，说明肾间动气就是命门之气，故名为原。如《太素·输穴·变输》杨上善注："人之命门之气，乃是肾间动气，为五藏六府十二经脉性命根，故名为原。三焦者，原气之别使，通行原之三气，经营五藏六府，故原者三焦之尊称也，不应五时，与阳经而合以应其数，故有六六三十六输也。"在此，杨上善参考《难经》之论，进而认为人之命门之气，乃为肾间动气，亦是五脏六腑十二经脉之根，是人体性命之根本，故而称之为原。三焦具有通行原气之功，而称之为原气之别使。因此原又为三焦之尊称。不仅直接说明命门之气，乃是肾间动气，其在人体生命活动中之关重要，而且将命门与三焦、原气的关联也一并论之。

《太素·经脉之三·冲脉》杨上善注："脐下肾间动气，人之生命，是十二经脉根本。此冲脉血海，是五藏六府十二经脉之海也，渗于诸阳，灌于诸精，故五藏六府皆禀而有之，则是脐下动气在于胞也。"其注既说明肾间动气是人之生命之本，为十二经脉的根本，亦从脐下肾间动气与十二经脉之海冲脉血海的内在关联，进而阐释其与五脏六腑，乃至于胞宫的密切关系。

关于肾间动气与疾病预后，《太素·诊候之一·真脏脉形》杨上善注："肾间动气，五藏六府十二经脉之原，故肾病，动运皆衰也。肾间动气强大，故真藏脉未见者，肾气未是甚衰，所以期至一年。肾气衰甚，真藏即见，故与之死日之期也。"认为肾病，其功能皆衰的原因，乃为肾间动气衰败，故肾气亦衰败。若肾间动气强大，则不会见到真脏脉，此因肾气尚未衰竭。如果肾气衰败，则会导致真脏脉的出现，因此出现真脏脉，其病预后不佳。在此，将肾间动气的盛衰与疾病的预后相关，值得注意。

此外，《太素·诊候之三·脉论》杨上善注："怯心不足也，肾气虚故，肾间动气微弱，致使膀胱水道不得通利。"认为肾气虚就是肾间动气微弱，可导致膀胱水道不得通利。考查《内经》原文，并无肾间动气之说。但是通过《内经》对肾气的论述，可知《内经》极为重视肾气，认为肾气在人体生命活动中具有决定性的重要意义，肾气是人体生命活动的根本，其主导着人的生老病死。而《难经》所说的"肾间动气"之强大功能，从某种意义上说，与《内经》所论肾气之功，具有相似之处，可谓一脉相承。

关于命门藏精与肾藏精的关系，杨上善根据命门即是肾的观点，提出命门藏精即为肾藏精。如《太素·补泻·虚实补泻》云："肾藏志者，肾藏于精，精以舍志。今藏志者，言所舍也。肾有二枚，在左为肾，在右为命门，肾以藏志，命门藏精，故曰肾藏精者也。"认为肾精为五脏精气所化生，并进一步提出命门藏精，亦即五脏藏精。再如《太素·脏腑之一·五脏精神》云："人肾有二：左为肾藏，右为命门。命门藏精，精者五藏精液，故五藏藏精。"

阐释命门所藏之精与五脏所藏之精的关系，杨上善认为，命门所藏之精为五脏所化生。如《太素·脏腑之一·脏腑气液》云："精谓命门所藏精也，五藏之所生也。五精有所不足，不足之藏虚而病也。五精有余，所并之藏亦实而病也。"此论与《素问·上古天真论》所言："肾者主水，受五藏六府之精而藏之，故五藏盛，乃能泻。"明示肾不仅藏先天之精，且藏脏腑所化生的后天之精。肾藏之精之所以泉源不竭，亦在于脏腑后天化生精气之滋养，使其得以不断化生，故而两者相互依赖、相互为用，荣辱与共，虚实相互影响。

关于命门所藏先天之精与后天脾胃化生的精气的关系，《太素》亦有阐述，如《太素·身度·肠度》云："命门所藏，谓之精也。上焦宣五谷味，熏肤充身泽毛，如雾露之溉，遂谓之气。腠理发泄出汗，谓之津。谷气淖泽注于骨，骨属屈伸，淖泽补益髓脑，皮肤润泽，谓之为液。水谷既尽，精气津液四物皆尽，故七日死。"

以上文字，是杨上善对经文提出"故平人不饮食，七日而死者，水谷精气精液皆尽矣"的解释。认为经文所言之"精"就是命门所藏之精。举例人七日不饮食，谷气将全部消耗殆尽，因而精气亦随之耗尽。从杨上善在这里的相关论述，亦可以看出中医先后天并重的大致雏形。

杨上善认为，分而言之，则左肾藏志；合而言之，则通名为肾。首先提出肾与命门二者不可分割，只是在不同场合的不同称谓；继而又提出，命门藏精即是肾藏精，以及命门藏精即是五脏藏精。杨上善从气一元论出发，基于整体联系的观念，建设性的提出了上述观点。即便是今天来看，此论述仍然具有正本清源的重要意义。

（4）关于三焦之论

对于三焦，《太素》多处有涉及，诸如三焦有名无形、三焦配属膀胱等，杨上善的注文演绎《内经》《难经》之旨，并有所发挥。如《灵枢·本输》云："三焦者，中渎之府，水道出焉，属膀胱，是孤之府也。"经文认为三焦属膀胱，是孤府。盖三焦为中渎之府，乃指三焦是一身气化和水谷出入的道路，其功能如沟渠一般，疏通调节水道。在此称三焦为孤府，其义有二，一言孤独无偶；二指其独特，不同于一般之府。诚如张介宾《类经·藏象类》注："十二藏之中，惟三焦独大，诸藏无与匹者，故名曰是孤之府也。"

《难经》之论与《内经》有所不同，《难经》认为三焦有名无形，功能乃是主持诸气。如《难经·二十五难》："心主与三焦为表里，俱有名而无形。"《难经·三十八难》亦称三焦"主持诸气，有名而无形，其经属手少阳，此外府也。"

杨上善承袭《难经》的说法，认为三焦有名无形，将三焦配于膀胱，同时，又称三焦为手少阳三焦，并且将三焦经配于心包经。如《太素·人合·十二水》，杨上善将"六府者，受谷而行之，受气而扬之"之义注解为："胃受五谷成熟，传入小肠，小肠盛受也。小肠传入大肠，大肠传导也。大肠传入广肠，广肠传出也。胃下别汁，出膀胱之胞，传阴下泄也。胆为中精，有木精三合，藏而不泻。此即府受谷行之者也。五府与三焦共气，故六府受气，三焦行之为原，故曰扬也。"从其注文可见，杨上善认为，"五府与三焦共气，三焦行之为原"，此以其五府与三焦均受气于来自于胃的水谷，而三焦之功在于通行气，犹如六腑传化水谷之气，故而说明三焦是有名无形，具有通行元气的功能。正因为三焦通行元气，所以"三焦行之为原"。

再者，杨上善亦认为三焦配属于膀胱。如《太素·脏腑之一·五脏命分》云："三焦一府属于膀胱。"《太素·脏腑之一·脏腑应候》亦云："肾合三焦膀胱，故有五府。"

此外，还认为三焦与心包相伍。如《太素·经脉之一·经脉连环》杨上善注："自有经历而不络著，手厥阴既是心藏之府，三焦府合，故属心包，经历三焦，仍络著也。三焦虽复无形，有气故得络也。"

关于手厥阴与手少阳的相互关系，《太素·经脉之一·经脉连环》杨上善注："故心有两经也，心中起者，名手少阴；属于心包，名手厥阴。有脉别行，无别藏形，三焦有气有脉，亦无别形，故手厥阴与手少阳以为表里也。"认为心包经和三焦经都有经脉和经气，然二者"无别藏形"，即究其藏之形体而言，则是无其藏形，但故而互相配伍，互为表里。

在三焦与命门的关系上，如《太素·输穴·变输》杨上善注："人之命门之气，乃是肾间动气，为五藏六府十二经脉性命根，故名为原。三焦者，原气之别使，通行原之三气，经营五藏六府，故原者三焦之尊称也。"可见，其认为命门之气即为原，三焦为原气之别使。

3. 脏腑应候

关于脏与腑阴阳表里相合，与形体官窍通应之原理及其意义。在《脏腑应候》及《脏腑气液》均有阐述，因其内容相通，故本次研究将其合入《脏腑应候》名下，一并探讨。

（1）脏合腑外连形体

《太素·脏腑之一·脏腑应候》记载："肺合大肠，大肠者，皮其应也。心合小肠，小肠者，脉其应也。肝合胆，胆者，筋其应也。脾合胃，胃者，肉其应也。肾合三焦膀胱，三焦膀胱者，腠理豪毛其应也，杨上善注：'肾合三焦膀胱，故有五府也。五藏为阴，合于五府。五府为阳，故皮、脉、筋、肉、腠理、豪毛，五府候也。'"

首先说明，肺、心、肝、脾、肾五脏，分别与大肠、小肠、胆、胃、三焦、膀胱，其阴阳相合，互为表里；而且又与皮、脉、筋、肉、腠理、毫毛相通应。其次，解释肾与三焦膀胱相合，故而有五脏合于五腑之说。

关于脏和腑的联系，《太素·脏腑之一·脏腑应候》有详细记载，杨上善对此逐一注释。如说明：肺合大肠应皮，杨上善注："应，候也。肺以皮为候，肺合大肠，故以其皮候大肠也。"心合小肠应脉，杨上善注："心合于脉，脉在皮中，故得以皮候脉，脉候小肠也。"脾合胃应肉，杨上善注："脾以合胃，故以肉候于胃也。"肝合胆应爪，杨上善注："肝以合胆，胆以应筋，爪为筋余，故以爪候胆也。"肾合三焦膀胱应骨，杨上善注："肾以应骨，骨应三焦膀胱，三焦膀胱气发腠理，故以腠理候三焦膀胱也。三焦之气如雾沤沟渎，与膀胱水府是同，故合为一府。腠理豪毛在皮，故亦以皮之豪毛为候也。"细读其注文，曰"应，候也"，其解释颇有深意，指明脏腑在外有候可察，故而正如杨上善注："各视外候，则知所生病矣。"临床可以通过观察其所外应，以知内在脏腑情况，则可诊察其候而判断其所病。

（2）脏腑与官窍相通

《太素·脏腑之一·脏腑气液》云："五藏常内阅于上，在七窍，杨上善注：'其和气上于七窍，能知臭味色谷音等五物，各有五别也。'"在此从五脏与七窍的通过经脉的生理功能，论述了人的官窍功能，诸如嗅觉、视觉、听觉、味觉等与五脏具有内在联系。如该篇阐释肺气通于鼻，鼻和则鼻能知臭香，杨上善注："肺脉手太阴正别及络皆不至于鼻，而别之入于手阳明脉中，上侠鼻孔，故得肺气通于鼻也……鼻为肺窍，故肺气和者，则鼻得和气，故鼻知臭香。"心气通于舌，舌和则舌能知五味，杨上善注："舌虽非窍，手少阴别脉循经入心中，上系舌本，故得心气通舌也。"肝气通于目，目和则目能辨五色，杨上善注："肝脉足厥阴上顽颡也，连目系，故得通于目系。"脾气通于口，口和则口能知五谷，杨上善注："脾足太阴脉上膈侠咽，连舌本，散舌下，故得气通口也。肾气通于耳，耳和则耳能闻五音，杨上善注："手足少阳、手足太阳及足阳明络皆入耳中。手少阳、足少阳、手太阳，此三正经入于耳中。足太阳脉在耳上角，又入脑中，即亦络入于耳。足阳明耳前上行，亦可络入耳中。手阳明络别入耳中。计正经及络手足六阳皆入耳中。"

此外，《太素·脏腑之一·脏腑气液》记载："赤色入通于心开窍于耳者，肾者水也，心者火也，水火相济，心气通耳，故以窍言之，即心以耳为窍。又手太阳心之表，脉入于耳中，故心开窍在于耳也。"则是联系脏腑经脉的表里络属分布，并结合心肾二者功能的水火济济，从多角度对心肾与耳的关联等进行诠释。

此外，从液出腠理，目中液出，鼻中之液等，诠释了汗、涕、泪、唾、涎的排泄与五脏的密切关系，亦脏腑疾病诊察提供了思路。如《太素·脏腑之一·脏腑气液》记载："五液：心主汗，肝主泪，肺主涕，肾主唾，脾主涎，此五液所生，杨上善注：'汗者水也，遍身腠理之液也，心者火也，人因热饮热食，及因时热蒸于湿气，液出腠理，谓之汗也。肝通于目，目中出液，谓之泪也。肺通于鼻，鼻中之液，谓之涕也。肾脉足少阴，上至顽颡，通退场门中，名之为唾，故肾主唾也。脾足太阴脉，通于五谷之液，上出廉泉，故名为涎。'"其注释分别在临床病理方面，该篇列举"五藏不和则七窍不通，六府不和则留为痈疽"的发病机制，杨上善注云："五藏主藏精神，其脉手足六阴，络于六府，属于五藏。六府主贮水谷，其脉手足六阳，络于五藏，属于六府。七窍者，精神户牖也。故六阴受邪入藏，则五藏不和，五藏不和，则七窍不通利也。六阳受邪入府，则六府不和，六府不和，则阳气留处为痈疽。"可见，五脏藏精与人的精神活动密切相关，而且五脏之经脉属手足之六阴，络属于六腑，而七窍为精神表达于外的窗口，故而六阴感邪传入于五脏，致五脏不和，功能失常，则见官窍不通利；六腑主贮藏传化水谷，其经脉属手足六阳，络属于五脏，故而六阳经脉受邪，则是导致六腑失于和畅，引起阳气瘀滞而为痈肿类病变。

综上所述，《太素》关于藏象理论的阐发，杨上善注文诠释主要集中于神的概念及分类，五脏与精神活动的密切联系，藏与府及其与形体官窍的内在关联性，及其外候的诊察意义，亦论及命门、三焦的学说等有关内容。

（六）经脉

本卷（卷首缺）其篇目依次为：经脉连环、经脉病解、阳明脉解、经脉正别、脉行同异、经络别异、十五络脉、经脉皮部、督脉、带脉、阴阳跷脉、任脉、冲脉、阴阳维脉、经脉标本、经脉根结。本次研究根据经文内容，将其分为：经脉连环、经脉病解、经脉正别、脉行同异、经络别异、十五络脉、经脉皮部、督脉、带脉、阴阳跷脉、任脉、冲脉、阴阳维脉13个主题进行探讨研究。内容涉及十二经脉、十五别络、经脉皮部、督脉、带脉、阴阳跷脉、任脉、冲脉、阴阳维脉的释名、循行路线、起止、生理功能与相关病证及治疗等。此外，"经脉根结"篇所涉及的阴阳离合及关枢阖理论，合入之前的"人合论"之"阴阳合"篇中探讨，故不在此章另列篇目。

1. 经脉连环

本篇主要介绍十二经脉的名称、起止点、循行路线，其相关发病证候及其治疗。《太素》的其他篇章的相关论述，本次研究亦一并探讨之。

（1）经脉命名及脏腑相连

《太素·经脉之一·经脉连环》云："大肠手阳明之脉，杨上善注：'手阳明脉，起手之指端上行，下属大肠，通行大肠血气，故曰大肠手阳明脉也。'起于大指次指之端，杨上善注：'手阳明与手太阴合。手太阴从中焦至手大指次指之端，阴极即变为阳。如此阴极阳起，阳极阴起，行手、头及足，如环无端也。'""是动则病齿痛颐肿，杨上善注：'齿痛，谓下齿痛也。颐，谓面颧秀高骨也。专劣反。'是主津所生病者，杨上善注：《八十一难》云：邪在血，为所生病，血主濡之也。是为血及津液皆为濡也。津，汗也。以下所生之病，皆是血之津汗所生病也。'目黄口干，鼽衄，喉痹，肩前臑痛，大指次指痛不用，杨上善注：'手阳明经是府阳脉，多为热痛，故循经所生七种病也。鼻孔引气，故为鼽也，鼻形为鼽也。有说鼽是鼻病者，非也。'气盛有余则当脉所过者热肿，杨上善注：'是动所生之病，有盛有虚。盛者，此脉所过之处热及肿也。'""胃足阳明之脉，起于鼻交頞中，下循鼻外，入上齿中，还出侠口环唇，下交承浆，却循颐后下廉，出大迎，循颊车，上耳前，过客主人，循发际，至额颅；其支者，从大迎前下人迎，循喉咙入缺盆，下膈属胃络脾，杨上善注：'足阳明脉起于鼻，下行属胃，通行胃之血气，故曰胃足阳明脉也。手阳明经从手上侠鼻孔，到此而起，下行至于足指，名足阳明经。十二经脉行处及穴名，备在《明堂经》具释之也。客主人，即上关穴也……胃府通气入藏，故属胃络脾也。'""脾足太阴之脉，杨上善注：'足太阴脉，起于足大趾端，上行属脾，通行脾之血气，故曰脾足太阴脉者也。'""上膈侠咽，连舌本，散舌下；其支者，复从胃，别上膈，注心中，杨上善注：'舌下散脉，是脾脉也。'是动则病舌强，食则呕，胃脘痛，杨上善注：'脘，胃府也，脘，音管也。'腹胀善噫，得后出余气则快然如衰，杨上善注：'寒气客胃，厥逆从下上散，散已复上出胃，故为噫也。谷入胃已，其气上为营卫及膻中气，后有下行与糟粕俱下者，名曰余气。余气不与糟粕俱下，壅而为胀，今得之泄之，故快然腹减也。'身体皆重，杨上善注：'身及四肢，皆是足太阴脉行胃气营之。若脾病，脉即不营，故皆重也。'是主脾所生病者，舌本痛，杨上善注：'脾所生病，太阴脉行至舌下，故舌本痛也。'体不能动摇，杨上善注：'脾不营也。'食不下，烦心，心下急痛，杨上善注：'脾脉注心中，故脾生病，烦心、心急痛也。'"

盖受《灵枢·经脉》的影响，杨上善将经脉与脏腑相联之理论，用以解释临床发病机制和临床症状。从其上述注释可见，其一，从其循行与脏腑之关系，解释经脉的命名，如手阳明脉，其起于手之指端上行，下属大肠，通行大肠血气，故而称为大肠手阳明脉。再如，足阳明脉起于鼻，其下行属胃，通行胃之血气，故称为胃足阳明脉。同理，解释足太阴经脉之名，其余经脉之释名仿此。其二，从经脉之循行解释相关病证。如其注是动所生之病，有盛有虚。而盛实者，表现为此脉所过之处热及肿。再如，言手阳明经是腑阳脉，故多为热痛，故而循经所生七种病。又如，太阴脉行至舌下，脾所生病，故而舌本痛。其三，阐述经脉与相应的脏腑相连之生理病理机制。如言手阳明大肠经，其腑气通脏，故络脏属腑。再如，陈述胃腑通气入藏，故而属胃络脾。故而，若脾病，其脉即不营，则身体沉重，因身及四肢，皆为足太阴脉行胃气营之。又如，寒气客于胃，其厥逆之气循经脉从下上散，散已而复上出胃，故而表现为噫气。其四，从经脉脏腑的多种联系阐释病证。如水湿停聚，脾运化失常，故为脾所生病，因其又影响膀胱之功能，故而小便不利。再如，因脾脉注心中，故而脾生病，则可见烦心、心急痛等。

此类论述不独见于《太素·经脉之一·经脉连环》，《太素》的其他篇章亦有相关阐发。如《太素·伤寒·十二疟》记载："肾疟者，令人洒洒然，腰脊痛宛转，大便难，目眴眴（询询）然，手足寒，刺足太阳少阴，杨上善注：'询，请也，谓有询请，举目求之。询询，举目视专也。洒音洗，谓恶寒也。肾脉贯脊属肾络膀胱，故腰脊痛宛转，大便难也。其脉从肾上贯肝膈，肝脉入目，故询询然。又或为眩，肾府膀胱足太阳脉起目内眦，故令目眩也。足少阴太阳上连手之少阴太阳，故手足寒也。取此肾之藏府二脉也。'"

此段文字是关于"肾疟"的探讨，一般而言，从经脉脏腑联系解释，如从经络足太阳经脉、足少阴经脉和脏腑肾、膀胱的角度多见。但在此处，杨上善则根据"其脉从肾上贯肝膈"，即肾脉之循行"贯肝"之特点，首先，从经脉与表里相合的脏腑结合进行解读。在此即为肝立论，而"肝脉入目，故询询然"，认为其原理在于，肝经脉的循行入于目，即依据经脉与脏腑相连之理，解释其机理。再者，其阐发"目眴眴然"、"手足寒"的释义，可谓另辟蹊径。认识"足寒"与肾的关系是比较容易理解，然而，关于"手寒"之原理，无论从足经脉循行，还是脏腑理论均难以阐明，故而其注是依据名经脉的关系，直接认定此机理在于"足少阴太阳上连手之少阴太阳"。即从手足经脉相连与其循行，即通过对经脉脏腑的多种联系的阐发，用以解释"手足寒"的病理机制。而且还指出"取此肾之藏府二脉也"，即进一步说明其治疗，则是取肾与膀胱之经脉。

（2）调理经脉注重补泻

经脉为气血运行的场所，血气运行不畅则病生，故《灵枢·经脉》云："经脉者，所以能决定死生，处百病。"认为经脉在疾病诊察与治疗中具有重要作用。故而《太素·经脉之一·经脉连环》注云："人之死生，血气先见经脉，故欲知死生，百病所生，经脉由之，欲处百病，须候经脉也。"在此，杨上善沿袭《内经》之理论，认为疾病产生与经脉相关，因此治疗疾病，必须注意审察经脉气血虚实。究其原理，人之所患病多由气血失常而引发，并可反映于经脉之气运行的失常。正如《灵枢·经脉》云："调虚实，不可不通也。"究其基本治则，如《灵枢·经脉》所言："盛则泻之，虚则补之，热则疾之，寒则热之，不盛不虚，以经取之。"可见，调理经脉气血虚实，在疾病治疗中具有举足轻重的意义。

言及补泻调理经脉之治，杨上善提出："人之虚实之气，欲行补泻，须通其经脉也。"认为临床宜针对虚实而选用或补或泻之治，强调经脉的调理也有补泻，疏通经脉为其治疗之常理。如《太素·经脉之一·经脉连环》篇，杨上善根据疾病经脉的不同，提出经脉补泻治疗的具体方法亦各不相同。该篇记载："盛则泻之，虚则补之，杨上善注：'《难经·七十五难》云：东方实，西方虚，泻南方，补北方，何谓也？然，金木水火土，当更相平。东方者木也，木欲实，金当平之；火欲实，水当平之；土欲实，木当平之；金欲实，火当平之；水欲实，土当平之。东方者肝也，肝实则知肺虚。泻南火，补北水。南方火者，木之子也；北方水者，木之母也。水以胜火，子能令母实，母能令子虚，故泻火补水，欲令金去不得平木也。'热则疾之，杨上善注：'热盛冲肤，闭而不通者，刺之摇大其穴，泻也。'寒则留之，杨上善注：'有寒痹等在分肉间者，留针经久，热气当集，此为补也。'陷下则灸之，杨上善注：'经络之中，血气减少，故脉陷下也。火气壮火，宜补经络，故宜灸也。'不盛不虚，以经取之，杨上善注：'《八十一难》云：不盛不虚，以经取之，是谓正经自病，不中他邪，当自取其经。前盛虚者，阴阳虚实，相移相倾，而他经为病。有当经自受邪气为病，不因他经作盛虚。若尔，当经盛虚，即补泻自经，故曰以经取之。'"

关于虚实之论治，杨上善注之，其一，援引《难经》之言，对手太阴肺之脉的虚实，以五行相克制约之理进行阐释，提出其治疗机制在于，通过补肾水可以抑制心火，使其不得火旺克金，而达到以调平为期之治疗目的。其二，阐释针刺与灸法的适应症、治疗机制与操作方法。如热盛闭而不通之病证，用泻的针法治疗，刺之摇大其穴；对于有寒痹等在分肉间者，则用留针之法，故而温热，以此补之；治疗经络之中血气减少者，因其脉陷下，根据火气壮火之理，取其宜补经络，故而宜灸。其三，依据《难经》之说，解释以经取之的原理，是谓正经自病，不中他邪，故当自取其经，并言据其经之盛虚，而补泻自经，故称为以经取之。其论切合临床实际，具有重要指导意义。

2. 经脉病解

《经脉病解》篇以六经分属六个月份，结合四时阴阳的变化解释六经病证。其所述六经所配月份，与《内经》诸多篇章有不同，此乃基于天人相应之理，对于时气经脉病候关系的又一解读。《阳明脉解》篇主要从脏腑经络的病理阐释阳明经脉的病证，与《经脉病解》相比，仅是解释的切入角度有不同，而两篇为属讨论经脉病证，故而本次研究将其内容合入《经脉病解》而论之。

（1）合四时阴阳释六经病证

《太素·经脉之一·经脉病解》云："太阳所谓肿、腰脽痛者，正月太阳寅。寅，太阳也，杨上善注：'脽，尻也，音谁也。十一月一阳生，十二月二阳生，正月三阳生。三阳生寅之时，其阳已大，故曰太阳也。'正月阳气出在上，杨上善注：'一阳在地下，深牙初发也；二阳在地中，浅牙出也；三阳在地上出，故曰正月阳气出在上也。'而阴气盛，阳未得自次也，故肿、腰脽痛，杨上善注：'三阴犹在地上未没，故阴气盛也。以阴气盛隔，阳气未得次第专用，故发肿于肤肉，生痛于腰也。'偏虚为跛者，正月阳冻解地气而出也。所谓偏虚者，冬寒颇有不足者，故偏虚，故跛，杨上善注：

'正月已有三阳，故冻解，阳气出于地也。先有三阴，故犹有冬寒，阳气不足也。人身亦尔，半阳不足，故偏虚。跛，谓左脚偏跛也。'所谓强上者，阳气大上而争，故强上，杨上善注：'三阳向盛，与三阴战，得大得上，而阴犹争也。'所谓耳鸣者，阳气万物上而跃，故耳鸣，杨上善注：'正月阳气令万物勇跃鸣上，故生病气上冲耳鸣也。'"

可见，经文将六经分属六个月份，正月为阳之首，配以太阳；三月阴尽阳生，配以厥阴；五月为阳之极，配以阳明；七月为阴之初，配以少阴；九月为阳之终，配以少阳；十一月为阴之至，配以太阴。杨上善注之，结合四时阴阳的变化解释六经病证。譬如其讨论太阳之病发于正月，其机制在于，人体经脉之气的盛衰与季节时令相关。如肿与腰骶部疼痛，正月之阳气的变化相联系，其言一阳在地下，犹如深芽初发；二阳在地中，象浅芽出；三阳在地上出，故而称正月阳气出在上，然而三阴犹在地上尚未没，故而阴气盛，阳气因而未得次第专用，故发肿于肤肉，生痛于腰。再如，正月已有三阳，故而冻解，因阳气出于地，而先有三阴，时令犹有冬寒，故阳气不足。人身亦同理，半阳不足，故而偏虚，而见左脚偏跛。又如，言正月阳气令万物勇跃鸣上，故人生病则气上冲耳鸣。其他病证以此类推。此论体现了天人相应思想，乃为时气经脉病候关系的一种解释，然临床宜灵活运用，切不可过于拘泥定时。

（2）从脏腑经络释阳明病证

《太素·经脉之一·阳明脉解》云："黄帝问于岐伯曰：阳明之脉病，恶人与火，闻木音则惕然而惊。钟鼓不为动，闻木音而惊者，愿闻其故。岐伯对曰：阳明者胃之脉也，胃者土也，故闻木音而惊者，土恶木也，杨上善注：'十二经脉而别解阳明者，胃受水谷以资藏府，其气强大，气和为益之大，受邪为病之甚，故别解之。'黄帝曰：善。其恶火何也？岐伯曰：

阳明主肉，其血盛，邪客之则热，热甚则恶火。其恶人何也？岐伯曰：阳明厥则喘如悗，悗则恶人，杨上善注：'悗，武盘反，此经中为闷字。'黄帝曰：善。或喘而死者，或喘而生者，其故何也？岐伯曰：厥逆连藏则死，连经则生，杨上善注：'连藏病深故死，连经病浅故生。'黄帝曰：善。阳明病甚，则弃衣而走，登高而歌，或至不食数日，逾垣上屋，所上非其素时所能也，病反能，何也？岐伯曰：四肢者诸阳之本也，邪盛则四肢实，实则能登高。黄帝曰：其弃衣何也？岐伯曰：热盛于身，故弃衣而走。其骂詈不避亲疏而歌者何也？岐伯曰：阳盛则使人不欲食，故妄言，杨上善注：'素，先也。其人非是先有此能，因阳明病故也。手足阳明之脉盛实，好为登陟。以其热闷，所以弃衣也。'"

继《太素·经脉之一·经脉病解》所论，《太素·经脉之一·阳明脉解》则着重从脏腑经络病理入手，解释阳明经脉病证。杨上善注之，说明该篇专题讨论阳明病的道理，因十二经脉而别解阳明者，其机制在于，胃受水谷以资脏腑，其气强大，其受邪为病则甚，故而别解之，可见，以此为起端，其论亦提供了另一阐释经脉脏腑病证的思路。如论及患者骂詈不避亲疏，登高而歌之症状机制，其注云，人非是先有此能，乃是因阳明病故也，因其手足阳明之脉盛实，多见登高而歌；因其热闷，故而为弃衣而走等病证表现，此乃是从脏腑经络病理释阳明经脉病证之实例。此论为阐发与认识阳明病症状机制，具有临床参考意义。

3. 经脉正别

本篇介绍十二经别循行路线，以及相表里的阴经和阳经出入离合的配属关系，并基于天人相应之理论，阐释十二经脉的功能作用。

（1）天人相合释经脉功能

《太素·经脉之二·经脉正别》云："人之合于天道也，内有五藏，以应五音、五色、五时、五味、五位；外有六府，以应六律，六律建主阳，杨上善注：'天地变化之理谓之天道，人从天生，故人合天道。天道大数有二，谓五与六。故人亦应之，内有五藏，以应音、色、时、味、位等立，主阴也；外有六府，以应六律立，主阳也。建，立也。'诸经而合之十二月、十二辰、十二节，杨上善注：'诸经，谓人之十二经脉也，与月、辰、节、水、时等诸十二数合也。十二节，谓四时八节也，又十二月各有节也。'十二经水、十二时。十二经脉者，此五藏六府之所以应天道也。夫十二经脉者，人之所以生，杨上善注：'十二经脉乃是五藏六府经隧，故遍劝通之。举其八德，以劝通之。人之受身时，一月而膏，二月而脉，为形之先，故所以生也。'病之所以成，杨上善注：'邪客孙脉入经，通于府藏成病，故曰所以成也。'人之所以治，杨上善注：'行诸血气，营于阴阳，濡于筋骨，利诸关节，理于身者谓经脉。'病之所以起，杨上善注：'经脉是动所生，故病起也。'"

可见，杨上善注云"人合天道"，乃是基于天人相应之理，人应天之道，故而内有五脏，以应音、色、时、味、位等。而谓人之十二经脉，与月、辰、节、水、时等诸十二数合，故而十二节，称之为四时八节，十二月又各有节。从经脉的功能来看，其注认为，十二经脉乃是五脏六腑之经隧，故而经脉之功能作用概括为"行诸血气，营于阴阳，濡于筋骨，利诸关节"。从病理机制讲，其病之所以起，与经脉密切相关，病之所以成，亦与邪气入客孙脉入经脉，通于腑脏藏而成病。其论既表述了经脉通行气血，内而沟通脏腑，外而联络四肢百骸的重要作用，亦对其病证之传变之理进行了说明，对于理解经脉功能，阐释病理机制具有重要临床意义。

（2）论正经之别

承上文，该篇云："请问其离合出入奈何？杨上善注：'经脉之别，曰离与出；复还本经，曰合与入也。广陈其理，请解其所由，故曰奈何也。'""足太阳之正，别入于腘中，其一道下尻五寸，别入于肛，属于膀胱之肾，循膂当心入散；直者，从膂上出于项，复属于太阳，此为一经，杨上善注：'十二大经，复有正别。正，谓六阳大经别行，还合府经。别，谓六阴大经别行，合于府经，不还本经，故名为别。足少阴、足厥阴虽称为正，生别经不还本经也，唯此二阴为正，余阴皆别。或以诸阴为正者，黄帝以后撰集之人，以二本莫定，故前后时有称'或'，有言一曰，皆是不定之说。足太阳正者，调正经也。别者，大经下行至足小指外侧分出二道：一道上行至于腘中；一道上行至于尻臀，下入于肛，肛谓白膟，亦名广肠，次属膀胱，上散之肾，循膂上行，当心入内而散，直者谓循膂上行至项属于太阳，此为一正经之别。'"

关于十二正经之别，杨上善注之，解释经脉之别行，称为"离"与"出"；因其复还于本经，又称为"合"与"入"。如十二正经，复有正经与别。正，指的是六阳大经别行，还与腑经相合。别，则指六阴，其大经别行，合于腑经，不再复还于本经，故其名为别。如足太阳经者，其别者，大经下行至足小指外侧，分出两道：一道是上行至于腘中；一道则上行至于尻臀，再下入于肛，依次循膀胱，上散于肾，循膂上行，当心入内而散行；其直行者，乃是循膂上行至项属于太阳，"此为一正经之别"。在此举例说明，十二经别乃为十二经脉别道而行的部分，故而其作用亦为通行气血，联络人体脏腑表里，协调人体阴阳气血，属于十二正经之范畴，只是其循行路线与主脉有不同而已。

（3）十二经别行及相合

该篇继而云："足少阴之正，至腘中，别走太阳而合，上至肾，当十四椎，出属带脉；直者，系舌本，复出于项，合于太阳，此为一合。或以诸阴之别皆为正，杨上善注：'足三阳大经从头至足，其正别则从足向头，其别皆从足指大经终处别而上行，并至其出处而论属合也。足三阴大经从足至胸，其正别则从足上行向头，亦至其出处而言属合。足少阴正，上行至腘，别走太阳，合而上行，至肾出属带脉。带脉起季肋端，故少阴当十四椎出属带脉也。直而不属带脉者，上行至项，复合太阳，则此少阴二合太阳，此太阳、少阴表里以为一合也。'""手少阳之正，指天，别于巅，入于缺盆，下走三焦，散于胸中，杨上善注：'天，上也。手少阳之正，从手上巅，为指天也。下走三焦，即手少阳，上散胸中也。'手心主之别，下渊腋三寸，入于胸中，别属三焦，上循喉咙，出耳后，合少阳完骨之下，此为五合，杨上善注：'手心主别，从手上行至腋，下腋三寸，至于泉腋，入于胸中，属三焦已，上行出耳后完骨下，合手少阳，此手少阳，心主表里以为五合。'手阳明之正，至膺乳，别上于肩髃，入柱骨之下，走大肠，属于肺，上循喉咙，出缺盆，合于阳明，杨上善注：'手阳明正，从手上行，注于膺乳，上行至肩髃柱骨之下，下走大肠，上属于肺，上出缺盆之处，合大经也。'手太阴之别，入泉腋少阴之前，入走肺，散之大肠，上出缺盆，循喉咙，复合阳明，此为六合，杨上善注：'手太阴别，从手上行至腋，下腋至泉腋，至手少阴前，入走肺，之于大肠，上出缺盆，循喉咙，合于阳明，至于大肠，以为六合。至喉咙更合，故云复也。此阳明、太阴表里以为六合。此十二经脉正别行处，与十二大经大有不同。学人多不在意，所以诊病生处，不能细知也。'"

　　关于十二经脉阴阳相贯，如环无端，杨上善注之，可见其循行规律，即手指三阴经脉从胸走手，手之三阳经脉从手走头，足之三阳经脉从头走足，足之三阴经脉从足走腹。十二经别则依其脏腑表里关系，分为"六合"，即六对经脉之离合。诚如其注："此十二经脉正别行处，与十二大经大有不同。"阴经与阳经并行出入，二者相互配合，其气皆从四肢别处，深入布散于胸腹，联络脏腑，而后上循于头面。其中，阳经别行之后，还合于本经；而阴经别行之后，则不还于本经，而是合于相对应之阳经。不言而喻，十二经之别行，加强了十二正经之表里联系，经脉与脏腑的沟通联络，故而其成为经络的主要组成部分。对其循行规律及其离合特点的认识，对于阐发经脉之功能，诊治相关病证有重要临床指导意义。

4. 脉行同异

本篇主要讨论经脉屈折出入循行，以及手少阴心经独无输，而手太阴、足少阴、足阳明之输，则常动而不休止的道理，并说明全身经脉之气输注的关系等。

（1）关于经脉屈折出入循行

《太素·经脉之二·脉行同异》云："脉之屈折，出入之处，焉至而出？焉至而止？焉至而徐？焉至而疾？焉至而入？六府之输于身者，余愿尽闻其序，杨上善注：'举其五义，问五藏脉行处，并问身之六府之输。'""岐伯曰：手太阴之脉，出于大指之端，内屈循白肉，至本节之后太渊，留以澹，以外屈上于本节，杨上善注：'手太阴脉，从藏行至腕后，一支上大指、次指之端，变为手阳明脉；其本从腕后上鱼，循鱼际出大指之端，即指端内屈回，循大指白肉至本节后太泉穴处，停留成澹而动，然后外出上于本节也。'""其气滑利，伏行壅骨之下，外屈出于寸口而行，上至于肘内廉，入于大筋之下，内屈上行臑阴，入腋下，内屈走肺，杨上善注：'壅骨，谓手鱼骨也。臑阴，谓手三阴脉行于臑中，故曰臑阴。其脉元出中焦，以是肺脉，上属于肺，令从外还，俱至于肺，故手太阴经上下常通，是动所生之病，疗此一经也。'此顺行逆数之屈折也，杨上善注：'手太阴一经之中，上下常行，名之为顺数，其屈折从手向身，故曰逆数也。'心主之脉，出于中指之端，内屈循中指内廉，以上留于掌中，伏行两骨之间，外屈其两筋之间，骨肉之际，其气滑利，上行三寸，外屈行两筋之间，上至肘内廉，入于小筋之下，两骨之会，上入于胸中，内络心肺，杨上善注：'心主之脉，从心包起，出于中指之端，即中指端内屈回，循中指内廉，上入胸中，内络心肺。心主一经，上下恒通，是动所生，但疗此经。举手太阴、心主二经，余之十经顺行逆数例皆同也。'"

言及经脉屈折出入循行，杨上善注之，认为此乃是举例手太阴、心主二经，从手逆行走胸之数，"举其五义"，即出、止、徐、疾、入之意，以此阐释脉行之概数，以及经络的交接汇通之道理，意在"问五藏脉行处，并问身之六府之输"。此即阐释输穴相关之原理，故而其余之十经顺行逆数例皆同。其论经脉的屈折离合、交接汇注，涉及经脉之气输注的关系，为后世五输穴之理论奠定了理论基础。

（2）论手少阴之脉独无输

《太素·经脉之二·脉行同异》云："黄帝曰：手少阴之脉独无输何也？岐伯曰：少阴，心脉也。心者，五藏六府之大主也，精神之舍也，其藏坚固，邪弗能客也，客之则心伤，心伤则神去，神去则死矣。故诸邪之在于心者，皆在于心之包络，包络者，心主之脉也，故独无输焉。黄帝曰：少阴独无输者，不病乎？岐伯曰：其外经病而藏不病，故独取其经于掌后兑骨之端，杨上善注：'其藏坚固者，如五藏中心有坚脆。心脆者则善病消瘅，以不坚故善病消瘅，即是受邪。故知不受邪者，不得多受外邪，至于饮食资心以致病者，不得无邪，所以少阴心之主所生病皆有疗也。又《明堂》手少阴亦有五输主病，不得无输，即其信也。兑骨之端，手少阴输也。'其余脉出入屈折，其行之徐疾，皆如手太阴、心主之脉行也，杨上善注：'余谓十种经脉者也。'故本输者，皆因其气之实虚疾徐以取之，是谓因冲而泻，因衰而补，如是者邪气得去，真气坚固，是谓因天之序，杨上善注：'因冲，冲，盛也。真气，和气也。是谓因天四时之序，得邪去真存也。'"

关于手少阴之脉独无输，据经文所述，关于手少阴之脉独无输的道理，因心者为五脏六腑之大主，精神之舍，其脏坚固，故而邪不能客之；故诸邪之客于心者，皆在于心之包络，而包络乃是心主之脉，故而其独无输，但凡治其病，则取其包络之输，乃是治心。杨上善注之，举例心脆者则善病消瘅，因其不坚故而善病消瘅，"即是受邪"，认为心亦受邪，故知其不受邪者，乃不得多受外邪。并联系《明堂》所云，手少阴亦有五输主病。继而说明，若少阴心之主所生病皆有疗，即取手少阴经掌后兑骨之端的神门穴。其见解之独特，发前人之所未发，亦与临床实际相契合，颇具启发意义。

（3）论三脉常动

《太素·经脉之二·脉行同异》云："黄帝曰：经脉十二，而手太阴、足少阴、阳明独动不休何也？杨上善注：'总问三脉常动之由。'岐伯曰：足阳明，胃脉也。胃者，五藏六府之海也……其清气上注于肺，气从太阴而行之，杨上善注：'胃之清气，上注于肺，从手太阴一经之脉上下而行。'其行也，以息往来，杨上善注：'其手太阴脉上下行也，要由胸中气海之气，出肺循喉咙，呼出吸入，以息往来，故手太阴脉得上下行。'故人一呼脉再动，一吸脉亦再动，呼吸不已，故动而不止，杨上善注：'脉，手太阴脉也。人受谷气，积于胸中，呼则推于手太阴，以为二动，吸则引于手太阴，复为二动，命为气海，呼吸不已，故手太阴动不止也。'""黄帝曰：足之阳明，何因而动……杨上善注：答曰：胃者水谷之海，五藏六府皆悉禀之，别起一道之气合于阳明，故阳明得在经脉中长动，在结喉两箱，名曰人迎，五藏六府脉气并出其中，所以别走与余不同。'"故阴阳上下，其动也若一，杨上善注：'阴谓寸口，手太阴也；阳谓人迎，足阳明也。上谓人迎，下谓寸口，有其二义：人迎是阳，以居上也；寸口是阴，所以居下也。又人迎在颈，所以为上；寸口在手，所以为下。人迎寸口之动，上下相应俱来，譬之引绳，故若一也。'""黄帝曰：足少阴何因而动？杨上善注：'已言阳明常动于前，次论足少阴脉动不休也。'""杨上善注：'少阴正经，从足心上内踝之后，上行循胫向肾。冲脉起于肾下，与少阴大络下行出气街，循胫入内踝，后下入足下。'按《逆顺肥瘦》'少阴独下中'云：'注少阴大络。'若尔，则冲脉共少阴常动也。若取与少阴大络俱下，则是冲脉常动，少阴不能动也。"

　　讨论手太阴、足少阴、阳明独动不休之原理，杨上善注之，其云"三脉常动之由"。一是人体经脉气血源于水谷之海，而且人受谷气，化气积于胸中，故而呼则推于手太阴，以为二动，吸则引于手太阴，复为二动，在此既阐发了胃气乃是经脉运行，动而不休的推动力，故而注云"呼吸不已，手太阴动不止"，亦说明脉的博动与胃气及肺气尤为密切。二是胃为水谷之海，五脏六腑皆禀气于胃，人迎乃属于足阳明，故而足阳明胃经人迎脉搏动之因，乃由于胃气上注于肺，其剽悍之气上行于头，复由头颈部循经下行至人迎，故而人迎脉动不休。三是足少阴肾脉搏动的原因，因冲脉者下行的支脉，与足少阴肾脉之大络皆起于肾下，出于气街，阴股内侧下行，因其与肾经相并循行，且注于少阴之大络，故而冲脉共少阴常动，即足少阴经脉搏动不休。一言以蔽之，三脉动不休的原因，与"胃为五藏六府之海"相关，其论三脉常动之理，亦体现其重视胃气在脉诊中的作用，对临床诊察具有指导意义。

5. 经络别异

本篇主要讨论经络的不同区别，即十二经脉深而不见，可见者皆为络脉，并介绍察色诊络及刺络方法。

（1）论经络之区别

《太素·经脉之二·经络别异》云："黄帝曰：经脉十二经脉者，伏行分肉之间，深而不见，其常见者，足太阴过于内踝之上，毋所隐，故见也。诸脉之浮而常见者，皆络脉也，杨上善注：'十二经脉及诸络脉，其不见者，谓十一经也；其可见者，谓足太阴经，上行至于踝上，以其皮薄故见也；诸余络脉，皆见者也。'六经络手阳明、少阳之大络也，起于五指间，上合肘中，杨上善注：'六阳络中：手阳明络，肺府之络也；手少阳络，三焦之络也。手阳明大肠之经，起大指、次指之间，即大指、次指及中指内间，手阳明络起也。手少阳经，起小指、次指间，即小指、次指及中指外间，手少阳脉起也。故二脉络起五指间也。'"

关于经络的不同区别，杨上善注之，认为十二经脉及诸络脉，其不见者，乃指十一经不可见也；其可见者，是足太阴经，如其上行至于踝上，因其循行之处皮薄故而见；诸余络脉，皆为可见者。故而言十二经脉深而不见，可见者皆为络脉。

（2）察色诊络及刺络

《太素·经脉之二·经络别异》记载："帝曰：诸络脉皆不能经大节之间，必行绝而道出，入复合于皮中，其会皆见于外，杨上善注：'大节，谓四肢十二大节等也。凡络脉之行，至大节间止，经于络道出节至外，入于皮中，与余络合，见于皮。绝，止也。'故诸刺络脉者，必刺其结上，甚血者虽毋结，急取之以泻其邪而出其血，留之发为痹，杨上善注：'此言疗络所在也。结，谓聚也。邪客于络，有血聚处，可刺去之。虽无聚处，观于络脉血盛之处，即有邪居，可刺去之，恐其邪气停留，发为痹病也。'凡诊络脉，脉色青则寒且痛，赤则有热。胃中寒，手鱼之络多青矣；胃中有热，鱼络亦赤；鱼黑者，留久痹也；其有赤有青有黑者，寒热，杨上善注：'此言诊络虚实法也。络色有三，青、赤、黑也。但青有寒，但赤有热，但黑有痹，三色具者即有寒热也。色之候者，青赤二色候胃中也。皆候鱼络知者，手阳明脉与太阴合，太阴之脉循胃口至鱼，故候太阴之络，知胃寒热。胃中有痹，亦可候鱼，若邪客处久留成痹，即便诊之。'其青而小短者，少气也，杨上善注：'青色主寒，而短小者，即寒气少也。'"

可见，言及刺络脉必刺其结上，急取之以泻其邪而出其血。杨上善注之，此言治疗络之所在。此处之"结"，即聚之意。因邪客于络，有血聚之处，故可刺而祛除之。虽然无聚之处，观气络脉血盛之处，即为有邪居，仍可刺而祛除，以免其邪气停留，发为痹病。此言诊络虚实法也。再者，关于察色诊络，其注认为，观察络脉的不同色泽，可以测知不同的病变，如络色常见有三种，即青、赤、黑。色青主寒、主痛，色赤主热，色黑主久痹。其分析结合临床实际，为诊疗提供了理论指导与方法。

6. 十五络脉

本篇主要介绍十五络脉的名称、循行路线、起止点、主治病证等问题。

论十五络脉

《太素·经脉之二·十五络脉》云："手太阴之别，名曰列缺，杨上善注：'十二正经，有八奇经，合二十脉，名为之经。二十脉中，十二经脉督脉及任冲脉有十四经，各别出一脉，有十四脉，脾藏复出一脉，合有十五脉，名为大络。任冲及脾所出，散络而已；余十三络，从经而出，行散络已，别走余经，以为交通。从十五络，别出小络，名为孙络。任、冲二脉虽别，同称一络，名曰尾翳，似不别也。别于太阴正经，故曰别也，余皆放之。此别走络，分别大经，所以称缺。此穴列于缺减大经之处，故曰列缺也。'起于腋下分间，杨上善注：'腋下分间，即手太阴经也。'并太阴之经直入掌中，散入于鱼际。其病手兑掌热，取之去腕一寸半，别走阳明，杨上善注：'并，薄浪反。络入鱼际，别走阳明经也，阳明与太阴合也，余皆仿此。'"

十五络脉乃为十四经别出之络脉，经文讨论了其名称、循行路线、起止点，以及主治证候。如手太阴之别，解释其名称为列缺。杨上善注之，其一，十二正经，加之八奇经，故合为二十脉，其皆称为经。而二十脉之中，有十四经，各别出一脉，故而有十四脉，其中，脾藏复出一脉，故合而有十五脉，名为大络，即十五络脉。其二，任冲及脾所出，则散络而已；其余十三络，皆从经而出，行散络已，再别走余经，其相互沟通联络，具有传注经络之气的功能。其三，从十五络，别出小络，称为孙络。其四，任冲二脉虽别，但却同称一络，名为尾翳，似不别。络脉因其别于太阴正经，故而称为别络，余皆仿。因此别走络，有分别于大经，故而称之为缺。此穴列于缺减大经之处，故而称为"列缺"。如经文所言，其所患病证为手足掌发热。

7. 经脉皮部

本篇主要讨论十二经脉在皮肤上的分属部位，以及其色泽变化与病变的关系。

（1）经脉皮部的分属部位

《太素·经脉之二·经脉皮部》云："黄帝问岐伯曰：余闻皮有分部，杨上善注：'前说十五大络，循其行处以求其病。次说皮部十二络之以十二经上之以皮分十二部，以取其病，故曰皮有部也。'脉有经纪，杨上善注：'大络小络，总以十二大脉，以为皮部经纪。'筋有结络，杨上善注：'十二

经筋，各有结聚，各有包络。'骨有度量，杨上善注：'骨有大小长短度量。'
其所生病各异，杨上善注：'以其皮脉筋骨各各不同，故皮脉筋骨生病异
之。'别其分部，左右上下、阴阳所在，杨上善注：'别在皮脉筋骨分部异
者，有左有右，有上有下，有阴有阳，六种所在。'病之终始，杨上善注：
'病客前六，有初有极也。'愿闻其道。岐伯曰：欲知皮部，以经脉为纪，
诸经皆然，杨上善注：'欲知皮之部别，十二经为纲纪也。十二经皮部络，
皆以此为例也。'"

　　言及经脉皮部的分属部位，即皮肤有分布区域的划分。杨上善注之，
继前讨论十五大络，循其行处以诊察其病。再说皮部，即依据十二络及
十二经区域划分，在体表皮肤分为十二部，以诊治其相关之病证，故而说
明皮肤有相应的分部，即皮部为体表皮肤按十二经脉的循行分布而划分的
区域，故而"欲知皮之部别，十二经为纲纪"。如果欲了解体表皮肤的划分
区域，以十二经脉的循行为其纲领。

　　（2）察色泽以候其病

　　《太素·经脉之二·经脉皮部》云："视其部中有浮络者，皆阳明之络
也，杨上善注：'浮，谓大小络见于皮者。'其色多青则痛，多黑则痹，杨
上善注：'络脉俱有五色，然众络以色偏多者候其别病。邪客分肉之间，迫
肉初痛，故络青也。久留为冷为热，或为不仁以成于痹，故络青深为焰黑
也。'多黄赤则热，杨上善注：'瘅热在中，气溢皮肤，故络黄赤也。'多白
则寒，杨上善注：'亚白，寒也。故寒气在中，络白色也。'五色皆见则寒
热，杨上善注：'青、赤、黄等为阳色也，白、黑二种为阴色也，今二色俱
见，当知所病有寒热也。'络盛则入于经，杨上善注：'盛，大小络盛也。大
小络中痛、痹、热、寒、寒热五邪盛者，则循络入经也。'"

　　该篇承上文，论及色泽变化与病证的关系。杨上善注之，认为络脉皆

有五色，故而临床可以观察络脉皮肤颜色之变化，以诊察区分其病证。如邪客于分肉之间，搏结于肉理，故而出现疼痛，而在外表现为络脉色青。病邪久留则可以发为寒热，或为麻木不仁而发为痹证。再如，瘅热在中，其气溢于皮肤，故络为黄色或赤色。观察皮肤络脉色泽变化，以分辨病证的寒热虚实，乃为临床常用的诊病方法。

8. 督脉

本篇主要讨论督脉的起止走向、循行路线、生理功能、病理表现，以及督脉与任脉的区分等问题。

（1）考证督脉起源及循行

杨上善对督脉循行注释，引用古籍考证，提出督脉循行途径。如《太素·经脉之三·督脉》云："督脉起于少腹以下骨中央，女子入系庭孔，其孔溺孔之端，杨上善注：'此脉起少腹，循阴器，上至目内眦，复上额交巅入脑，还出别下项，侠脊，入循膂络肾，然后别从肾上而还至于肾。《九卷》别于畜门，上额循巅，下项脊入，络阴器，入齐中，上入缺盆。二经相证，督脉之逆显然。又按考古本，竟于此为任脉之言，而有不识，以此督腹。《难经》云：起下极之输，并脊上行，至于风府，为阳脉之聚。义亦同也。庭孔，溺孔之端孔也。'"

盖督脉的循行较为复杂，故杨上善在注释时，引述参用了三种文献进行对比研究，其中，有与之相同者，亦有与之不同者；如有与之关系密切的《九卷》，亦有《素问》之后的文献《难经》。这种对待复杂、疑难理论问题，谨慎的处理方式，亦值得后世认真学习效法。

通过研习《九卷》《八十一难》，对督脉起源与循行考证，杨上善认为督脉起源于少腹横骨之处。如《太素·经脉之三·督脉》记载："岐伯曰：督脉起于少腹以下骨中央，女子入系庭孔，其孔溺孔之端，杨上善注：'此脉起少腹，循阴器，上至目内眦，复上额交颠入脑，还出别下项，侠脊，入循膂，络肾，然后别从肾上而还至于肾。'"并援用《九卷》内容注释："别于畜门，上额循巅，下项脊入骶络器，入脐中上腹至缺盆。"二经相证，督脉之逆显然。又按考古本，竟谓此为任脉之言，而有不识。进而否定了为任脉循行路线，也为任督二脉的联系搭上了桥梁。

同时，通过引注《难经·八十一难》："起于下极。横骨一名下极，即是少腹之下也。骨之中央，髋骨中央也。"补注骨中央的定义和位置。并再次引《八十一难》内容："起下极之输，并脊上行，至于风府，为阳脉之海。"以证实督脉的循行路线，并明确指出督脉与肾脏的密切联系，同时将头部的相关部位，与肾脏联系了起来，为从肾治疗这些部位的病症，提供了脏腑与经络相关的理论依据。

在此基础上，杨上善提出督脉在背部的循行路线为两条，而非为一条后正中线循行路径。如《太素·经脉之三·督脉》云："督脉与太阳两道上至目内眦，上额至颠相交已，入脑还出，别为两箱下项，复循左右肩髆之内，侠脊抵腰，循膂络于二肾方止，男女皆同也。旧来相传为督脉当脊中唯为一脉者，不可为正也。"同时，督脉在肩部循行的陈述，也提示肩部也为阳位，易受风邪侵袭，亦为后世补阳，温经活血治疗肩部病变提供了思路。

（2）论督脉易受风邪侵袭

督脉作为阳脉之海，是人体经络的重要组成部分之一，其发挥作用不可小觑。认识督脉的生理特点与病理机制，对于疾病治疗具有重要意义。督脉其总督人体一身之阳，且其经脉起于肺胃，循行止于手太阴肺经，依靠气血的运行维持与其他脏腑经络组织联系。从下文杨上善对督脉循行的注释，可以看出其对督脉生理功能的深刻认识。

如《太素·经脉之三·督脉》云:"黄帝曰:宗气之道,内谷为宝……谷入于胃,乃传之于肺,流溢于中,布散于外,流溢藏府之中,布散□络之脉也。精专者行于经髓,常营毋已,终而复始,是谓天地之纪。谷入于胃,化其精微,上注于肺,清者为营,浊者为卫,营在脉内,卫在脉外,日夜行身,营五十周,如环无端,此为天地之纲纪也。故气从太阴出,注于阳明。至肝,从肝上注肺……上循喉咙,入颃颡之窍,究于畜门。言太阴别络入泉腋少阴之前,入走肺,散之太阳,上出缺盆,循喉咙上行,合阳明,故营气从脾入少阴肺,上循喉咙至颃颡,究于畜门。颃颡,上枯浪反,下苏郎反……中肺系上双穴……喉咙至此……其别者,上额循颠,下项中,循脊入骶,是督脉也,络阴器,上过毛中,入脐中,上循腹里,入缺盆,下注肺中,复出太阴。"

此段注解内容,体现出以下三方面的特点:其一,说明督脉依赖宗气和谷气来充养其阳气,发挥其作用。其二,强调督脉与肺、脾胃、肝等脏器密切相关,通过督脉的循行,将相关脏腑联系起来,且通过经脉与脏腑关系的阐释,说明其生理上亦存在相互调节作用。其三,通过经脉所经过的循行部位,提示这些相关部位的病变与所提示的相关脏腑有关。此外,说明经脉之中运行者,为来自于水谷的精微,即精微物质是通过经脉通行,营卫的循环作用而提供。这些观点,对临床通过调节督脉治疗疾病,提供了理论依据与方法。

杨上善在对督脉的注解中,提到六淫之邪中的风邪。认为两者有着密切的联系。盖督脉总督一身之阳气,对阳气的调控具有重要的作用。而风为阳邪,易袭阳位。故而认为,督脉是风邪易于侵袭的部位之一。故《太素·经脉之三·督脉》云:"黄帝问于岐伯曰:余闻风者百病之始也,以针治之奈何?"经文引出针道养生之法,杨上善注释为:"风、气,一也。人在气中，如鱼在水，摄生有方则长生久视。纵情乖理，动为百病，故问针道摄养之理也。"通过杨上善此处形象的比喻，说明人时时刻刻处于风气之中，并易受其影响，故督脉多受风邪。正如汉代张仲景在《伤寒论·自序》云："夫人禀五常，因风气而生长，风能生万物，亦能害万物，如水能浮舟，亦能覆舟。"其说明六气具有两面性，其既可谓六气，亦可为致病之六淫邪气，因人体正气与邪气的状况不同，而易导致疾病，而督脉亦是发病的易受邪部位。

（3）关于督脉穴位及别名

杨上善对穴位部位的注释，对于临床确定穴位的具体位置，提高针刺治疗效果，具有关键性的作用。如《太素·经脉之三·督脉》注释下极穴云："横骨一名下极，即是少腹之下也。骨之中央，髋骨中央也。"详细说明其位置范围，为认识人体解剖位置，明确定穴起到了决定性的作用。又如《太素·经脉之三·督脉》云："庭孔，溺孔之端孔也。"说明了该穴的具体位置位于尿道口，从其准确描述，亦可见杨上善对人体解剖知识，以及穴位定位方面的深厚功底，其注释弥补了《灵枢》和《素问》对解剖位置解释的宽泛和不确定。

观察督脉的穴位分布，亦可见其易受风邪侵袭的基础，如督脉中的风府穴，该穴与风池穴距离较近，同属于头部统一水平线上。因此，按照杨上善对督脉和风邪关系的认识，通过针刺调节该穴位，可治疗风邪所致的各种病证。此观点对于疾病治疗具有临床意义。诚如《素问·骨空论》云："督脉生病，治督脉。"可见，经脉在治疗中起着关键作用，故经文指出，从督脉论治督脉之病证。此亦如明·杨继洲《针灸大成·卷二》注解《标幽赋》"速效之功，要交正而识本经"之条文所云："言能识本经之病，又要认交经正经之理，则针之功必速矣。"故而曰："宁失其穴，勿失其经；宁失其时，勿失其气。"强调针刺穴位调理经脉之气的重要。

此外，《太素·经脉之二·十五络脉》云："督脉之别，名曰长强，杨上善注：'督脉诸阳脉长，其气强盛，穴居其处，故曰长强也。'侠膂上项，上散头上，下当肩甲左右，别走太阳，入贯膂。实则脊强，虚则头重，高摇之，侠脊之有过者，取之所别，杨上善注：'侠脊有过，则知督脉两道以为定也。'"从杨上善对于督脉别名之注，亦可见其重视督脉之脉长，总督诸阳，其气强盛之特点，其注云"侠脊有过，则知督脉两道以为定"，亦可以看出，杨上善重视阳气在养生中的重要意义。此与张介宾《类经附翼·求正录·大宝论》所云"天之大宝，只此一丸红日；人之大宝，只此一息真阳"之重阳思想，可谓不谋而合。溯本追源，《素问·生气通天论》指出："阳气者，若天与日，失其所则折寿而不彰。"则是重阳思想的最早集中概括与阐发，由此亦可窥见杨上善对《内经》重阳思想的应用与发挥。

（4）论督脉病证特点

杨上善对督脉在泌尿生殖系统方面的作用，进行阐述发挥。首先，认为督脉循阴器包含男女阴器，不以男女不同的生理情况，而否定督脉对男女功能不同的区别。如其所提示，"男女皆同"等字语，说明督脉对男女的生殖系统作用相同，只不过借助相应的生殖器官，而发挥着不同的作用。因此，杨上善借助"女子入系庭孔，其孔溺孔之端"与"其男子循茎下至篡"，说明经脉的循行只是部位的异样，而非督脉的作用不一样。

督脉对孕产具有重要的作用，杨上善注解"不字"二字为母子不产之病。治疗取督脉，则能起到治疗作用，这不仅对女性如此，男性亦如此。即督脉所起的作用之一，就是促进男女生殖系统的发育，只是孕产是女性生殖系统的特殊功能而已。杨上善认为，督脉主治二阴病证。首先，督脉循行经过男女泌尿器官，对二阴的功能发挥着重要的作用。同时，肾主司二便，且足少阴肾经与足太阳膀胱经通过络脉而交接，而督脉与足少阴肾经和足太阳膀胱经的经脉多次相交，加强了督脉对二阴及其功能影响的认识，亦为临床此类疾病的论治提供了路径，正如《素问·骨空论》所云："癃痔遗溺嗌干，督脉生病，治督脉。"

杨上善还认为，癃痔遗溺，亦易于影响到咽部而发生相关疾病。究其机理，因督脉从阴器上行至咽，其发病则因其经络循行而至。因此，咽部病变的机理也提示二阴的病变。而咽部属于七冲门的吸门，肛门属于七冲门的魄门，且督脉上颐环唇。此论乃为"上病下治、下病上治"的治疗法则在经络方面的阐述，提供了依据。

（5）督脉与任脉的区分

杨上善亦昭示督脉与任脉易混淆的问题。盖在经脉循行方面，督脉与任脉两者都从少腹直上，在腹部的循行路线大致相似，如督脉贯脐中央，上颐环唇，而任脉循腹上行，会于咽喉，别而络唇口；督脉上额循颠，下项中，循脊入骶。而且任脉起于胞中，上循脊里，二者在背部的联系也是十分密切；同时，二者相交于足少阴肾经，可见任督二脉的的生理功能具有相同之处。当然，这并不是说二者的功能一样。故而杨上善认为，二者对于治疗疾病所在经脉的侧重点有不同，治疗时选用经脉亦不同。如《太素·经脉之三·督脉》云："任脉冲脉行处相似，故须细别。督脉生病，疗之于督脉，勿疗任脉也。"在此以督脉生病，治疗取之于督脉，勿治疗任脉为例，阐明尽管其循行有相似之处，但临床治疗取脉则是各有不同。

9. 带脉

本篇主要介绍带脉释名、循行部位及路线，并分析了痿证的形成机制。

（1）关于带脉释名及循行

《太素·经脉之三·带脉》云："足少阴之正，至腘中，别走太阳心而合，上至肾，当十四椎，出属带脉，杨上善注：'《八十一难》云：带脉起于季胁，为回身一周。既言一周，亦周腰脊也，故带脉当十四椎，束带腰腹，故曰带脉也。'"在此段文字中，杨上善引《八十一难》对带脉的定义进行释义，注解带脉之名，乃为其循行路线所得。对其定义中的训诂注释，按原文"别走太阳而合"萧延平本"阳"下有"心"字。考《太素·经脉之二·经脉正别》"阳"下无"心"字。再参考杨上善注云："足少阴正，上行至腘，别走太阳，合而上行，至肾出属带脉。"乃是卷十衍"心"字。可见其注解别有发挥，对于带脉的名称的理解及其功能的认识很有启发。

（2）论痿证病变机制

《太素·经脉之三·带脉》云："阳明者，五藏六府之海也，主润宗筋。宗筋者，束肉骨而利机关，杨上善注：'阳明主于水谷，故为藏府之海，能润宗筋，约束骨肉，利诸机关也。'冲脉者，经脉之海也，主渗灌溪谷，杨上善注：'阳明以为藏府之海。冲脉血气壮盛，故为经脉之海，主渗灌骨肉会处，益其血气。'与阳明合于筋阴，总宗筋之会，会于气街，而阳明为之长，皆属于带脉而络于督脉，杨上善注：'冲脉与阳明二脉合于阴器，总聚于宗筋，宗筋即二核及茎也，复会于左右气街，以左右阳明为主，共属带脉，仍络于督脉，以带脉为控带也。'故阳明虚则宗筋纵，带脉不引，故足痿不用，杨上善注：'阳明谷气虚少，则宗筋之茎弛纵，带脉不为牵引，则筋脉弛舒，故足痿也。'"

经文提出，阳明为五脏六腑之海，其功能为主润宗筋，而宗筋功能为束肉骨而利机关。杨上善注之，认为其机制在于，阳明为水谷精微之来源，故为脏腑之海，其有润宗筋，约束骨肉，利诸机关之功能。另外，冲脉与阳明二脉合于阴器，总聚于宗筋，再会于左右气街，其以左右阳明为主，共属带脉，仍络于督脉，其中带脉起着重要的控制作用。因此若阳明虚，则来自于阳明的谷气虚少，宗筋失于濡养，而导致宗筋之茎弛纵，带脉不能发挥其功能，则筋脉亦弛舒缓弛纵，故而发生足痿病证。此论对于痿证的病机认识与论治具有临床指导意义。

10. 阴阳跷脉

本篇主要讨论阴阳跷脉的循行与功能，以及与瞑目、瞋目的密切关系。

（1）跷脉释名与循行及功能

《太素·经脉之三·乔脉》云："黄帝问曰：乔脉安起安止，何气营此？杨上善注：'乔亦作跷，禁娇反，皆疾健貌。人行健疾，此脉所能，故因名也。乔，高也。此脉从足而出，以上于头，故曰乔脉。问其终始之处，及问此脉何藏之气营也。'岐伯对曰：乔脉者，少阴之别，起于然骨之后，上内踝之上，杨上善注：'《九卷经》云：乔脉从足至目，各长七尺五寸，总二乔当一丈五尺。则知阴阳二乔俱起于跟，皆至目内眦。别少阴于然骨之后，行于跟中，至于照海，上行至目内眦者，名为阴乔；起于跟中，至于申脉，上行至目内眦者，名曰阳乔。故《八十一难》曰：阴阳二乔皆起跟中上行。阴乔至咽，交灌冲脉；阳乔入于风池。皆起跟中上行，是同入目内眦，至咽中与冲脉交，此犹言二脉行处，不言二脉终处，二脉上行，终于目内眦以为极也。然骨之后，即跟中也。《九卷》与《八十一难》左右并具，两乔丈尺，义皆同也。然骨之后是足少阴别脉也，然骨，跟骨曲下少前大起骨也。'直上循阴股入阴，上循胸里入缺盆，上出人迎之前，入鼽属目内眦，合于太阳阳乔而上行，杨上善注：'入阴者，阴乔脉入阴器也，此是足少阴之别，名为阴乔，入缺盆上行。阳乔从风池、口至口边会地仓、承泣，与阴乔于目锐兑眦相交已，别出入鼽，至目内眦，阴乔与太阳、阳乔三脉合而上行之也。'"

言及乔脉之释名及循行与功能。杨上善注之，参考引用《灵枢》《难经》相关记载，对乔脉"从足走头"的循行路线，进行详细注释。其后，解释乔亦作跷之义，提出其"皆疾健貌"，故而将乔脉之功能"人行健疾"，做出明确定义。继而，言乔，即高之义。指出此脉循行从足而出，以上于头，故称为乔脉，认为乔脉以其循行与功能而定其名。其注并指出，阴乔脉因其则入阴，其脉入阴器，此乃足少阴之别，故而以其循行路径与相关联之经脉而获其名。

（2）跷脉与瞋目、瞑目

《太素·经脉之三·乔脉》云："气并相还，则为濡目；气不营，则目不合，杨上善注：'阴阳二气相并相还，阴盛故目中泪出濡湿也。若二气不相营者，是则不和，阳盛故目不合也。'""阴乔阳乔，阴阳相交，阳入阴出，阴阳交于兑眦，阳气盛则瞋目，阴气盛则瞑目，杨上善注：'二乔交于目内眦，阳乔之气从外入内，阴乔之气从内出外。阳乔脉盛，目瞋不合；阴乔脉盛，则目瞑不开矣。'邪客于足阳乔，令人目痛，从内眦始。杨上善注：'二乔交于目兑眦，俱至目内眦，故邪客痛从目内眦起也。'"

言及乔脉与瞋目、瞑目的关系，杨上善注之，结合乔脉的循行与气之濡养功能进行阐发。认为阴阳协调，气血运行正常，则目得以濡润；若阴阳二气相并相还，阴盛故而目中泪出濡湿；若二气不相营，乃是不调和，若阳盛故目不合。一般情况下，二乔之脉交于目内眦，阳乔之气从外入内，阴乔之气从内出外，阳乔脉与阴乔脉运行正常，若阳乔脉盛，则目瞋不合；若阴乔脉盛，则目瞑不开矣；若邪客亦会导致目痛等。此论既说明了乔脉运行与眼部疾患的密切关系，亦为睡眠失常类病证的辨析与论治提供了思路。

11. 任脉

本篇主要介绍任脉释名，循行及功能，并探讨观察面色、鬓眉，以测知人体气血盛衰等问题。

（1）任脉释名与循行及功能

《太素·经脉之三·任脉》云："黄帝曰：妇人之毋须者，毋血气乎？杨上善注：'欲明任脉、冲脉之故，因问以起。'岐伯曰：任脉、冲脉，皆起于胞中，上循脊里，为经络海，杨上善注：'此经任脉起于胞中，纪络于唇口。皇甫谧录《素问经》任脉起于中极之下，以上毛际，循腹里，上关元，至咽喉。吕广所注《八十一难》本，言任脉与皇甫谧所录文同。检《素问》无此文，唯《八十一难》有前所说。又吕广所注《八十一难》本云：任脉起于胞门子户，侠脐上行至胸中。《九卷》又云：会厌之脉，上经任脉。但中极之下，即是胞中，亦是胞门子户，是则任脉起处同也。《八十一难》一至胸中，一至咽喉。此经所言别络唇口。又云：会厌之脉，上经任脉。是循胸至咽，言其行处，未为终处，至脉络唇口，满四尺五寸，方为极也。又《八十一难》侠脐上行。又《明堂》言：目下巨窌、承泣左右四穴，有阳乔脉任脉之会，则知任脉亦有分歧上行者也。又任、冲二脉上行虽别，行处终始其经是同也。旧来为图，任脉唯为一道，冲脉分脉两箱，此亦不可根据也。此脉上行，为经络海，任维诸脉，故曰任脉。胞即膀胱，膀胱包尿，是以称胞，即尿脬也。胞门与子户相近，任冲二脉起于中也。脊里，谓不行皮肉中也。十二经脉、奇经八脉、十五络脉、皮部诸络，皆以任、冲二脉血气为本，故为海。'其浮而外者，循腹上行，会于咽喉，别而络唇口，杨上善注：'任冲二脉，从胞中起，分为二道：一道后行，内着脊里而上；一道前行，浮外循腹上络唇口也。'血气盛，则充肤热肉；血独盛，则澹渗皮肤，生豪毛，杨上善注：'任冲之血独盛，则澹聚渗入皮肤，生豪及毛。毛，即须发及身毛也。'"

论及任脉之释名、循行与功能。杨上善考察研究《内经》《难经》《明堂》等相关论述，继而注之，首先，指出任冲二脉皆起于胞中，上循脊里，为经络海，多以血气为本。任脉上行，为经络海，乃其任维诸脉，以其功能注释其脉名，故而称为任脉。并以冲脉气盛的功能特点，释其脉名定义。再者，说明任脉行于胸腹正中，上抵颏部。任脉与六阴经有联系，亦称为"阴脉之海"，明确其具有调节全身诸阴经经气的作用。并认为十二经脉、奇经八脉、十五络脉、皮部诸络，皆以任冲二脉血气为本，故而为海，亦体现任、冲二脉对全身经络的气血具有总统作用。此外，言及任冲二脉之循行及功能，其从胞中起，其循行分为二道，其一后行，内着脊里而上；其二前行，浮外循腹上络唇口，故而任冲二脉之气血盛，则濡养皮肤、须发及全身毫毛。强调任冲二脉密切联系，相辅相成，二者循行围绕人体前后，通过二者对全身气血的调理，发挥对人体器官与组织的濡养作用。诚如《灵枢·五音五味》所云"血气盛，则充肤热肉"，其对人体起到温煦，以及抵御病邪的作用，其论具有临床意义。

（2）察面色、鬓眉，测气血盛衰

《太素·经脉之三·任脉》云："今妇人生，有余于气，不足于血，以其数脱血故也，任冲之脉，不营其口唇，故须不生焉，杨上善注：'妇人气多血少，任冲少血，故不得营口以生豪毛也。'""岐伯曰：宫者去其宗筋，伤其冲脉，血泻不复，肉肤内结，口唇不营，故须不生，杨上善注：'人有去其阴茎，仍有髭须，去其阴核，须必去者，则知阴核并茎为宗筋也。去其宗筋，泻血过多，肤肉结涩，内不营其口，以无其血，故须不生也。'黄帝曰：其病天宫者，未尝被伤，不脱于血，然其须不生，其故何也？岐伯曰：此故天之所不足也，其任冲不盛，宗筋不成，有气毋血，口唇不营，故须不生，杨上善注：'人有天然形者，未尝被伤，其血不脱而须不生者，此以天然不足于血，宗筋不成，故须不生也。'""杨上善注：'见表而知里，睹微而识著，瞻日月而见光影，听音声而解鼓响，闻五声而通万形，察五色而辨血气者，非岐伯至圣，通万物之精，孰能若此也？'是故圣人视其真色，黄赤者多热气，青白者少热气，黑色者多血少气，杨上善注：'表内不误，故曰真色。黄赤，太阳阳明之色，故多热也。青白，少阳阳明之色，故少热也。黑为阴色，故多血少气也。'美眉者太阳多血，通髯极须者少阳多血，美须者阳明多血，此其时然也，杨上善注：'太阳之血营眉，故美眉之人，即知太阳多血。少阳之血荣通髯，故少阳行处通髯多，则知少阳多血也。通髯，颊上毛也。须美者则知阳明多血，须，谓颐下毛也。乃是其见眉须，则知血气多少也。'"

从其文字可以看出，胡须的是男女第二性征的区别之一，其生理原因乃与男女气血多少的不同有关，此与任脉对气血的调节有密切关系。再者，气血的充盛对男女第二性征的发育起着关键作用，最明显的特征之一，就是体毛的变化。从杨上善之注释，亦可以看出，其善于观察现实案例，如该篇杨上善注言，妇人气多血少，故任冲少血，故不得营口以生毫毛。

关于面色、髯须、体毛等与气血盛衰具有密切关系，杨上善注之，如人有去其阴茎，而仍有髭须，然去其阴核，则须必去者，则知阴核并茎属于宗筋。故而去其宗筋，泻血过多者，其肤肉结涩，内不营于口，以血濡养，故须不生。再如，人有天生之形体，未曾被伤害，其血不脱而须不生，此乃是自身不足于血，宗筋不成，故须不生。故而提出，"见表而知里，睹微而识著"、"表内不误，故曰真色"，提示通过面色、须髯及体毛观察有无及充盛与否，有助于判断气血的虚实。此论，对病情的虚实的分析亦有重要诊断价值。

此外，杨上善强调冲任二脉在人体生殖与发育中发挥重要作用，在《太素》其他篇章有陈述，如《太素·摄生之二·寿限》云："七七，任脉虚，伏冲衰少，天癸竭，地道不通，故形坏而无子，杨上善注：任冲二脉气血俱少，精气尽，子门闭，子宫坏，故无子。"可见，其注阐述了冲任在促进生殖功能与发育中的作用，并举例说明冲任二脉之气血虚少，其精气耗尽，子门闭塞，子宫衰败，因而不具备生殖能力。又如《太素·摄生之二·寿限》提出："任冲二脉并营子胞，故月事来，已有子也。"可见，其较早明确指出冲任与胞宫，以及妇女的月经，生育能力之间的密切关系。

12. 冲脉

本篇主要介绍冲脉的起止、循行，其生理功能与病理变化等问题。

论冲脉释名起止与循行

《太素·经脉之三·冲脉》云："手之三阴，从藏走手，杨上善注：'夫冲脉亦起于胞中，上行循腹而络唇口，故经曰：任脉、冲脉，皆起于胞中，上络唇口。是为冲脉上行与任脉同。《素问》冲脉起于关元，随腹直上。吕广注《八十一难》本云：冲脉起于关元，随腹里直上，至咽喉中……杨上善注：'脐下肾间动气，人之生命，是十二经脉根本。此冲脉血海，即是五藏六府十二经脉之海也，渗于诸阳，灌于诸精，故五藏六府皆禀而有之，则是脐下动气在于胞也。冲脉起于胞中，为经脉海，当知冲脉从动气生，上下行者为冲脉也。其下行者，虽注少阴大络下行，然不是少阴脉，故曰不然也。'夫冲脉者，五藏六府之海也，五藏六府皆禀焉。其上者，出于颃颡，渗诸阳，灌诸精，杨上善注：'冲脉，气渗诸阳，血灌诸精。精者，目中五藏之精。'其下者，注少阴之大络……渗诸络而温肌肉，故别络结则跗上不动，不动则厥，厥则寒矣，杨上善注：'胫骨与跗骨相连之处曰属也。至此分为二道：一道后而下者，并少阴经，循于小络，渗入三阴之中；其前而下者，至跗属，循跗下入大指间，渗入诸阳络，温于足胫肌肉。故冲脉之络，结约不通，则跗上冲脉不动，不动则卫气不行，失逆名厥，故足寒也。'黄帝曰：何以明之，杨上善注：'帝谓少阴下行至跗常动，岐伯乃言冲脉下行至跗上常动者，未知以何明之令人知也。'岐伯曰：以言道之，切而验之，其非必动，然后乃可以明逆顺之行也，杨上善注：'欲知冲脉下行常动非少阴者，凡有二法：一则以言谈道，冲脉少阴有动不动，二则以手切按，上动者为冲脉，不动者为少阴。少阴逆而上行，冲脉顺而下行，则逆顺明也。'"

　　关于冲脉之释名，以及其起止与循行。杨上善参考《素问》《灵枢》《难经》《明堂》等文献进行论证。其注之，其一，指出冲脉起于胞中，上行循腹而络唇口。其二，对冲脉之名进行解释，认为冲，乃是"壮盛貌"。因其脉起于脐下，一道下行入足指间，一道上行络于唇口，其气壮盛，故而称冲脉。其三，说明冲脉走向特点，即脉从身出向四肢为顺，从四肢上身为逆。关于冲脉之生理病理。杨上善注之，认为冲脉为血海，乃是五脏六腑十二经脉之海，其流注，渗于诸阳，灌于诸精，故五脏六腑皆禀血气。提出冲脉起于胞中，为经脉之海，其下行者，虽注少阴大络下行，然并不是少阴脉。此论，对于之前的混淆说法，谓少阴下行至跗常动，冲脉下行至跗上常动，给予明确区分，故而注称"欲知冲脉下行常动非少阴者，凡有二法"，一是说明冲脉少阴有动与不动，二是以手切按之，上动者为冲脉，不动者为少阴。言及寒厥与冲脉的关系，杨上善注之，提出胫骨与跗骨相连之处亦属冲脉。而且冲脉至此分为二道循行，一是循后而下，并少阴经，循于小络，渗入三阴之中；二是循前而下，至足背并循其下入大趾间，渗入诸阳络，温于足胫肌肉。故冲脉之络，失于通畅，则足上冲脉不动，不动则卫气不行，故而厥逆出现足寒等。其论述对于临床相关病证之诊察具有理论指导意义。

13. 阴阳维脉

本篇主要介绍阴阳维脉为病，以及腰痛的症状与刺法。

关于阴阳维脉及腰痛

《太素·经脉之三·阴阳维脉》云："阳维之脉，令人腰痛，痛上弗然脉肿，刺阳维之脉，脉与太阳合腨下间，上地一尺所。飞阳之脉，在内踝上二寸，太阴之前，与阴维会，杨上善注:'《八十一难》云：阳维起于诸脉之会，则诸阳脉会也；阴维起于诸阴之交，则三阴交也。阳维维于阳，纲维诸阳之脉也；阴维维于阴，纲维诸阴之脉也。阴阳不能相维，则怅然失志，不能自持，阳不维于阳，阴不维于阴也。阳维阴维绮络于身，溢蓄不能还流溉灌，诸经血脉隆盛，溢入八脉而不还也。腨下间上地一尺所，即阳交穴，阳维郄也。阴维会即筑宾穴，阴维也。'"

言及阳维脉与腰部疼痛，以及针刺阳维脉，取穴治疗。杨上善注之，以阳维脉与阴维脉之起止循行，以及二脉的功能特点，对其进行注解释名，并指出"阴阳不能相维"，亦会出现神志失常等病变，提出循经取穴针刺治疗相关疾病的方法。其论对临床有一定参考价值。

（七）营卫气论

本卷主要讨论营卫的生成、循行输布、功能，营气之气的运行路线，营卫与睡眠、三焦的关系，三焦的部位与功能，营卫失常的多种病证及其治疗等问题。该卷分为：营卫气别、营卫气行、营五十周、卫五十周。

1. 营卫气别

本篇介绍营卫运行路线，在经脉的交接次序，以及营卫与睡眠、营卫与三焦的关系等。因其主要论述营卫循行及功能的不同，故名"营卫气别"。

（1）论营卫的区别

《太素·营卫气·营卫气别》云：“其清者为营，浊者为卫，杨上善注：‘谷之清气为营，谷之浊气为卫。’营在脉中，卫在脉外，杨上善注：‘清血之气，在于脉中，周身不住，以营于身，故曰营气。谷之浊气，在于脉外，亦周身不住卫身，故曰卫气也。’营周不休，杨上善注：‘营气法天，营身不息，故曰不休。’五十而复大会，杨上善注：‘营气营身五十周已，大会于两手太阴中也。’阴阳相贯，如环毋端，杨上善注：‘营气起于中焦，下络大肠，上膈属肺，以肺系横出腋下，至手大指、次指之端，手阳明，从手阳明入足阳明，次入足太阴，次入手少阴，次入手太阳，次入足太阳，次入足少阴，次入手心主，次入手少阳，次入足太阳，次入足厥阴，还手太阴，阴阳相贯，终而复始，与天地同纪，故曰如环无端也。’卫气行于阴二十五度，行于阳亦二十五度，分为昼夜，杨上善注：‘以下言卫气之行也。度，周也。阴者，五藏也。阳者，三阳脉也。卫气昼行三阳之脉二十五周，夜行五藏亦二十五周，故曰分为昼夜也。’故气至阳而起，至阴而止，杨上善注：‘气，卫气也。阳，日阳也。阴，夜阴也。卫气至平旦□太阳而起，□□□阳□，至夜阴时行肾等五藏，阳气已止也。’”

营卫皆来源于水谷之气，然营行脉中，卫行脉外，营卫各行身五十周次，夜半会于阴分。杨上善对于营卫循行、二者联系与区别等注解，条分缕析，且不乏深意。其一，水谷精微是营卫之气的来源，杨上善注之，认为水谷之精气传之于肺，而肺敷布于五脏六腑，“故藏府皆受气于肺”。其二，关于营卫之气的区别，首先，从营卫的性质而言，其释为“谷之清气为营，谷之浊气为卫”，以清、浊二字，将营卫之性质特点进行区别。继而，从营卫循行的部位与功能而言，指出营为清血之气，行于脉中，“以营于身”，故而称营气；卫为谷之浊气，行于脉外，“亦周身不住卫身”，故而称卫气。其三，关于营气营周不休之机制，其注言"营气法天，营身不息"，并说明营气循行五十周次，而大会于两手太阴。进而言及营气之行起于中焦，至还手太阴之循行，杨上善注之，描述了营气循行依次具体交接的次序，并总括其阴阳相贯，如环无端，体现"终而复始"之特点。其四，关于卫气之运行，其注说明，此处的"度，周也"，即运行周次之意。并明确指出，卫气行于阳乃为行于三阳脉，行于阴则为行于五脏，即"昼行三阳之脉二十五周，夜行五藏亦二十五周"，并指明卫气夜行于阴，即为"行肾等五藏"。其注对于营卫的深入理解，具有重要参考价值。

（2）论营卫与睡眠

《太素·营卫气·营卫气别》云："故太阴主内，太阳主外，各行二十五度，分为昼夜，杨上善注：'内，五藏也。外，三阳也。卫气夜行五藏二十五周，昼行三阳二十五周，阴阳会昼夜也。'""夜半而大会，万民皆卧，命曰合阴，平旦阴尽而阳受气，如是毋已，与天地同纪，杨上善注：'阴阳之气更盛更衰，终而复始，此为物化之常也。夜半万人皆卧，人气与阴气合，故曰合阴。'黄帝问曰：老人之不夜瞑者，何气使然？少壮不夜寐者，何气使然？岐伯答曰：壮者之气血盛，其肌肉滑，气道通，营卫之行，不失其常，故昼精而夜瞑。老者之气血衰，肌肉枯，气道涩，五藏之气相薄，其营气衰小而卫气内伐，故昼不精，夜不得瞑，杨上善注：'亡年反。以下言老、壮之人营卫气异也。营气衰小，脉中□□也；卫气内伐，脉外气衰。伐，蹇息也。'"

言及营卫运行与睡眠的关系，杨上善之注，如同自然界阴阳消长，昼夜变化之有规律，人体营卫之运行亦有其规律，即昼行于二十五周次，夜行于二十五周次，五十而复大会。同理，人的睡眠亦随之有其规律，即夜半而大会，万民皆卧。此乃"阴阳之气更盛更衰"之理，故注云"此为物化之常也"。经文转而提及"老人之不夜瞑",究其机制,对比壮者之气血盛,其肌肉滑利,气道通畅,营卫之行,不失其常,杨上善注之,认为老人与壮者营卫之气有不同,因老人营气虚衰,卫气运行滞涩,故而出现睡眠失常,如夜间不能正常睡眠,而白天则昏昏欲睡之类的病证。不言而喻,其论为睡眠障碍的论治提供了思路。

(3)论三焦功能

基于该篇经文所述,上焦出于胃上口,并咽以上贯膈,布于胸中,从胸中之腋,循肺脉手太阴之分而行,杨上善注之,将其循行分布进行介绍,然后归纳其特点,诚如其注云:"此则上焦所出与卫气同,所行之道与营共行也。"阐发了上焦与营卫的密切联系。

关于中焦功能,该篇记载:"杨上善注:'泌,音必。中焦在胃中口,中焦之气,从胃中口出已,并胃上口,出上焦之后,□五谷之气也,泌去糟粕,承津液之汁,化其精微者,注入手太阴脉中,变赤称血,以奉生身。'莫贵于此,故独得行于经隧,命曰营气,杨上善注:'人眼受血,所以能视;手之受血,所以能握;足之受血,所以能步。身之所贵,莫先于血,故得行于十二经络之道,以营于身,故曰营气也。隧,道也。故中焦□□营气也。'黄帝曰:夫血之与气,异名同类,何也?岐伯曰:营卫者精气也,血者神气也,故血之与气,异名同类焉。故夺血者毋汗,夺气者毋血,故人生有两死而毋两生,杨上善注:'营卫者人之至精之气,然精非气也;血者神明之气,而神非血也。故比之神气,精气无异也。脱血亦死,脱气亦死,故有两死也;有血亦生,有气亦生,随有一即生,故无两生也。'"

言及中焦功能,杨上善注之,重点从三方面将中焦功能其进行阐述。其一,血乃源于中焦水谷之气,化其精微,以注之于脉中,变化而赤乃成为血。其二,人体脏腑、形体、官窍皆依赖于血之濡养,而能发挥其生理功能，故云"身之所贵，莫先于血"。继而说明"故得行于十二经络之道，以营于身，故曰营气也"，即同时亦阐发了营血异名同类之理。其三，基于血之与气，异名同类之原理，解释有血亦生，有气亦生，"随有一即生"，由此进而强调气血在人体的重要意义。

论述下焦之功能。承上文，该篇记载："杨上善注：'回肠，大肠也。下焦在脐下，当膀胱上口，主分别清浊而不内，此下焦处也。济泌别汁，循下焦渗入膀胱，此下焦气液也。膀胱，尿脬也。'"可见，杨上善注之，联系大肠、膀胱等作用，主要从"主分别清浊"、"济泌别汁"，将下焦功能进行了介绍。继而，经文以"上焦如雾，中焦如沤，下焦如渎"，概括三焦之功能特点，杨上善之注，进一步说明其原理，如上焦之气，其输布如雾在天，而雾含水气，故而谓之如雾；其注沤，指出为久渍之意，因脉中血气来源于中焦之润渍，故而谓之沤；下焦之气，如溲液等的排泄，其状若沟渎流于地，故而谓之渎。

2. 营卫气行

本篇讨论失眠的机制与治疗，以及营卫、宗气的运行输布与功能，清气与浊气的区别及病证论治，并介绍营卫逆行，气机逆乱，清浊相干，及其所致五乱等病证。因其所论内容皆与营卫运行有关，故而篇名为"营卫气行"。

（1）营卫运行与睡眠

《太素·营卫气·营卫气行》云："夫邪气之客于人也，或令人目不瞑不卧出者，何气使然？杨上善注：'厥邪客人为病，目开不得瞑，卧之不欲起也。'""杨上善注：'营气起于中焦，泌五谷津液，注于肺脉手太阴中，化而为血，循脉营于手足，回入五藏六府之中，旋还以应刻数，二也。'卫气者，出其悍气之慓疾，而先行四末、分肉、皮肤之间而不休者也。昼日行于阳，夜行于阴，其入于阴也，常从足少阴之分间，行于五藏六府，杨上善注：'卫气起于上焦，上行至目，行手足三阳已，夜从足少阴分，上行五藏，至昼还行三阳，如是行五藏。行六府者，夜行五藏之时，藏脉络府，故兼行也，以府在内故，三也。'今厥气客于藏府，则卫气独卫其外，卫其外则阳气膜，膜则阴气益少，阳乔满，是以阳盛，故目不得瞑，杨上善注：'厥气，邪气也。邪气客于五内藏府中，则卫不得入于藏府，卫气唯得卫外，则为盛阳。膜，张盛也。藏府内气不行，则内气益少。阳乔之脉在外营目，今阳乔盛溢，故目不得合也。瞑，音眠也。'"

承《太素·营卫气·营卫气别》关于营卫与睡眠关系之论，《太素·营卫气·营卫气行》提出，邪气侵入人体，或者使人目不瞑，即睡不着是何邪气所为？杨上善注之，认为厥邪入侵人体为病，使得目张开而不得瞑，故卧床不欲起。经文转而提出，五谷入于胃，其化生后分为三部分，即糟粕、精液、宗气。杨上善注之，直言"宗"，即为总；"隧"，即为道。故而说明，其分为糟粕、津液、总气三个方面。然后，将总气从三部分，即宗气、营气、卫气，依次进行介绍，陈述其三者皆源于水谷，其运行与脏腑密切相关等。其注释并注重卫气"行六府者，夜行五藏之时，藏脉络府，故兼行也"，阐释了营卫运行与五脏六腑的联系。继而指出，因邪气入侵脏腑，故卫气不得入于脏腑，只能在外而为阳盛，因其在内不能输布于脏腑，故而目不能合。其亦注明，"瞑"，即眠，意为目不瞑，即不得眠、失眠。其注对于经文的深入理解，具有启示意义。

（2）失眠之论治

《太素·营卫气·营卫气行》继而云："黄帝曰：善。治之奈何？伯高曰：补其不足，泻其有余，调其虚实，以通其道而去其邪，杨上善注：'不足，阴气也。有余，外阳气。'饮以半夏汤一剂，阴阳以通，其卧立至，杨上善注：'以下言半夏汤方，以疗厥气，厥气既消，内外气通，则目合得卧。'黄帝曰：善。此所谓决渎壅塞，经络大通，阴阳和得者也，愿闻其方，杨上善注：'沟渎水壅，决之则通，阴阳气塞，针液导之，故曰决渎，所以请闻其方也。'伯高曰：其汤方以流水千里以外者八升，扬之万遍，取其清五升煮之，炊以苇薪，大沸，量秫米一升，治半夏五合，徐炊，令竭为一升半，去其滓，饮汁一小杯，日三，稍益，以知为度。故其病新发者，覆杯则卧，汗出则已矣；久者，三饮而已，杨上善注：'饮汤覆杯即卧，汗出病已者，言病愈速也。三饮者，一升半为一齐，久病三服即瘥，不至一齐，新病一服即愈也。'"

关于失眠的治疗，经文提出，其治疗宜补不足泻有余，注重调虚实而祛除邪气。杨上善注之，认为病理机制为阴气不足，而在外之阳气有余，言及半夏汤的治疗原理，其注说明，治之在于"疗厥气"。之前其注指出，厥气即邪气，此即治其邪气，使邪气得以消除，"内外气通，则目合得卧"。继而，就"决渎"之意进行解释，比喻其如同沟渠之水壅塞，故而"决之则通"，如若阴阳气闭塞，则宜以针刺与药物通导之。其注释反复强调"通"，可见，其对于祛除邪气之治疗机制，可谓颇得其深意。

（3）关于清浊相干

《太素·营卫气·营卫气行》云："受谷者浊，受气者清，杨上善注：'受谷之浊，胃气也；受气之清，肺气也。'清者注阴，杨上善注：'阴，肺也。'浊者注阳，杨上善注：'阳，胃也。'浊而清者上出于咽，杨上善注：'谷气浊而清者，上出咽口，以为噫气也。'清而浊者则下行，杨上善注：'谷气清而浊者，下行经脉之中，以为营气。'清浊相干，命曰乱气，杨上善注：'清者为阴，浊者为阳，清浊相干，则阴阳气乱也。'""杨上善注：'诸经多以清者为阳，浊者为阴；此经皆以谷之悍气为浊为阳，谷之精气为清为阴，有此不同也。故人气清而滑利者，刺浅而疾之；其气浊而涩者，刺深而留之；阴阳清浊气并乱，以理调之，理数然也。'”"岐伯曰：五行有序，四时有分，相顺则治，相逆则乱，杨上善注：'相顺者，十二经脉皆有五行四时之分。诸摄生者，摄之当分，则为和为顺；乖常失理，则为逆为乱。'岐伯曰：经脉十二者，以应十二月。十二月者，分为四时。四时者，春夏秋冬，其气各异，营卫相随，阴阳已和，清浊不相干，如是则顺而治，杨上善注：'营在脉中，卫在脉外，内外相顺，故曰相随，非相随行，相随和也。'"

正常情况下，气之运行有序，清与浊各有其道，循其运行常理，若其运行失常，出现清浊相干，则称之为气乱。杨上善注之，首先从阴阳失常的角度，阐释其病理机制，认为清者属于阴，浊者属于阳，故而"清浊相干，则阴阳气乱"。关于清浊相干之治疗，其注认为，其气清而滑利者，针刺宜浅而疾之；若其气浊而涩者，针刺则深而留之，治疗原理在于"阴阳清浊气并乱，以理调之"，体现因人因病制宜之思想。再者，结合天之五行之运行有序，四时有春夏秋冬之分，其注云"相顺者，十二经脉皆有五行四时之分"，故而认为，摄生与治疗亦同理，"如是则顺而治"，达营卫内外相顺，故称为相随，此非相随行，而是"相随和"，即营卫之和谐。其论亦体现了天人合一之理的临应用。

此外，该篇继而讨论的内容，诸如清浊相干，乱于胸中，气乱于心、乱于肺、乱于肠胃、乱于臂胫、乱于头等问题，杨上善对其症状机理进行注释，并将其治疗原理归纳为"理其乱，使从其道。"此外，其注亦阐发了循相关脏腑经脉取穴、从其输穴论治的机制。该篇还言及针刺补泻，杨上善注之，明确提出，补法为徐入疾出，泻法为疾入徐出。其治疗目的，乃是通导营卫之气，在于使之和畅。概括其治疗的要义，诚如杨上善注云：

"补泻之妙，意使之和也。"从之前的"通"，到此处之"和"，亦反映出杨上善对营卫运行失常调理法则的独特见解。

3. 营五十周

本篇集中论述营气运行。以呼吸息数计算脉行之长度，其一昼夜运行五十周次，内合于二十八脉的长度，外合于二十八宿之天度，以漏刻之法计算，则气行一周，水下二刻，一昼夜运行五十周，水下百刻，故而篇名为"营五十周"。

（1）漏刻之法计算脉行

《太素·营卫气·营五十周》记载："黄帝曰：余愿闻五十营。岐伯答曰：天周二十八宿，宿三十六分，杨上善注：'此据大率言耳，其实弱三十六分。'人气行一周，杨上善注：'谓昼夜周。'一千八分，杨上善注：'其实千分耳，据三十六全数乘之，故剩八分也。宿各三十五分七分分之五，则千分也。知必然者，下云气行一周，日行二十分，气行再周，日行四十分，人昼夜五十周，故知一千分也。'日行二十八分，人经脉上下、左右、前后二十八脉，周身十六丈二尺，杨上善注：'日行二十分，人经脉一周，言八分者误也，以上下文会之可知也。'以应二十八宿，漏水下百刻，以分昼夜，杨上善注：'以二十八脉气之周身，上应二十八宿，漏水之数，昼夜之分，俱周遍。'"

本篇立足于天人相应之理，论述营气运行的计算，从天周二十八宿之运行规律，联系人体上下左右前后二十八脉，其长周身十六丈二尺，计算人体经脉之气运行的长度与周次。究其原理，杨上善注之，认为此乃以二十八脉气之运行周身，上应天之二十八宿，故而使用"漏水之数"，即漏刻之法，计算昼夜脉运行之长度。

（2）呼吸息数计算脉行

《太素·营卫气·营五十周》继而云："故人一呼，脉再动，气行三寸，一吸，脉亦再动，气行三寸，呼吸定息，气行六寸，杨上善注：'一息之间，日行未一分，故不言日行之数。'十息，气行六尺，日行二分，杨上善注：'一息六寸，十息故六尺也。二分，谓二十七分分之二十分也。人气十息，行亦未一分也。十三息半，则一分矣。'二百七十息，气行十六丈二尺，气行交通于中，一周于身，下水二刻，日行二十分，杨上善注：'十息六尺，故二百七十息，气行一百六十二尺。又日行二十分者，十息得二十七分之二十，百息得二百，二百息得四百，二百七十息得五百四十分，以二十七除之，则为二十分矣。'五百四十息，气行再周于身，下水四刻，日行四十分，杨上善注：'倍一周身之数。'二千七百息，气行十周于身，下水二十刻，日行五宿二十分，杨上善注：'十倍一周，故日行二百分也。宿各三十六分，故当五宿二十分也。由此言之，故知五十周以一千分为实也。'一万三千五百息，气行五十营于身，水下百刻，日行二十八宿，漏水皆尽，脉终矣，杨上善注：'此人昼夜之息数，气行二十八脉之一终，与宿漏相毕。'所谓交通者，并行一数，杨上善注：'谓二手足脉气并行，而以一数之，即气行三寸者，两气各三寸也。而二气之行，相交于中，故曰交通。上有交通之文，故云所谓也。'故五十营备，得尽天地之寿矣，杨上善注：'寿，即终之义也。天地以二十八宿下水百刻为一终也。'气凡行八百一十丈，杨上善注：'即二十八脉相续五十周之数也。'"

从人之呼吸息数计算脉行之长度，杨上善注之，根据经文进行相关计算的介绍，说明此为人昼夜之呼吸息数。脉气循行于人身五十周次，以漏刻之法，则水下百刻，与天之二十八宿运行相应。并进一步解释，此计算是指手足脉气并行，因二气之运行，相交于中，谓之"交通"，言其有密切

联系，故而以同一呼吸息数进行计算。其论对于了解脉气运行，具有一定
参考意义。

4. 卫五十周

本篇主要讨论卫气运行的情况与候气而刺的关系。因卫气昼行于阳
二十五周，夜行于阴二十五周，昼夜循行五十周次，故而篇名为"卫
五十周"。

（1）卫气运行终而复始

《太素·营卫气·卫五十周》云："杨上善注：'昼行手足三阳，终而复
始，二十五周；夜行五藏，终而复始，二十五周也。'是故，平旦阴气尽，
阳气出于目，目张则气上行于头，循项下足太阳，循背下至小指之端，杨
上善注：'行于五藏，阴气尽也。卫气出目，循足太阳气出于目也。小指之
端，足小指外侧端也。'""杨上善注：'散者，卫之悍气，循足太阴脉而有余
别，故曰散者。别目兑眦，目外决眦也。目之兑眦，有手太阳，无足太阳，
今言别者，足太阳脉系于目系，其气至于兑眦，故卫气别目兑眦，下手太
阳，至小指之端外侧也。行此手足太阳，一刻时也。卫之悍气别者，循足
少阳至小指、次指之间，别者循手少阳至于小指、次指之间，二刻时也。
卫之悍气别者，合于颔脉，谓足阳明也。入五指间者，谓足阳明络，散入
十指间，故刺疟者，先刺足阳明十指间也。手阳明偏历大络，乘肩髃，上
曲颊偏齿，其别者从齿入耳，故卫别于耳下，下手阳明至大指间。入掌中
者，手阳明脉不入掌中，而言入者，手阳明脉气虽不至掌中，卫之悍气循
手阳明络至掌中，三刻时也。'其至于足也，入足心，出内踝下，行阴分，
复合于目，为一周，杨上善注：'卫之悍气，昼日行手足三阳已，从于足心，
循足少阴脉上，复合于目，以为行阳一周，如是昼日行二十五周也。'"

首先，关于卫气运行昼夜五十周次，即昼行于阳二十五周次，夜行于

阴二十五周次于五脏。杨上善注之，昼行手足三阳，是终而复始，故为二十五周；夜行于五脏，亦为终而复始，故为二十五周。同时说明，卫行于五脏阴气尽，其出于目，乃是循足太阳气出于目。其次，言及卫气之散行，其注说明卫气散行之机制。一是因卫气为悍气，故而有别行分支。二是亦因其循行散入十指间，并联系临床刺疟，先刺足阳明十指间。三是手阳明脉气虽然不至手掌中，而卫之悍气循手阳明络敷布至掌中等处。可见，卫气之行从太阳起始，依次为太阳、少阳、阳明，至阴分，复从太阳开始，其运行与天体运行相合，终而复始。计算其运行时间，昼夜各十四舍、水下五十刻。从运行部位而言，昼行于三阳，夜行于五脏。其阐发对于理解卫气运行，具有重要参考价值。

（2）卫气昼夜运行

《太素·营卫气·卫五十周》曰："是故日行一舍，人气行一周于身与十分身之八，杨上善注：'以下俱言行阳二十五周，人气行身一周，复行第二周内十分之中八分，即日行之一舍也。'""阳尽而阴受气矣。其始入于阴，常从足少阴注于肾，肾注于心，杨上善注：'卫之阳气，昼日行三阳二十五周已，至夜行于五藏二十五周。肾脉支者从肺出络心，故卫气循之注心者也。卫气夜行五藏，皆从能克注于所克之藏以为次也。'心注于肺，杨上善注：'心脉直者手少阴复从心系却上肺，故卫气循心注肺者也。'肺注于肝，肝脉支者复从肝别贯膈上注肺，故卫气循肺注肝者也。肝注于脾，杨上善注：'肝脉侠胃，胃脉络脾，故得肝脉注于脾也。'脾复注于肾，为一周，杨上善注：'脾脉足太阴从下入少腹，气生于肾，故卫气循之注肾者也。'是故夜行一舍，人气行于阴藏一周与十分藏之八，亦如阳之行二十五周而复合于目，杨上善注：'前行阳中，日行一舍，人气行身一周，复行后周十分身之八分；此夜行一舍，人气行阴藏一周，复行后周十分藏之八，与前行阳二十五周数同，亦有二十五周。合五十周，复合于目，终而复始也。'"

关于卫气昼夜各运行十四舍，杨上善注之，卫气昼行三阳，二十五周次，夜行于五脏，亦为二十五周次。并将卫气夜行于五脏的规律进行概括，提出其运行"皆从能克注于所克之藏以为次"，可见，其阐发援用五行相克之理，以说明其所流注之规律，即心注于肺，肺注于肝，肝注于脾，脾复注于肾，则为一周。随后联系经脉循行进行说明，亦阐述其与其经脉循行相关之机制。

（3）关于候气而针刺

承上文《太素·营卫气·卫五十周》记载："刺实者刺其来也，刺虚者刺其去也。此言气存亡之时，以候实虚而刺之，杨上善注：'刺实等，卫气来而实者，可刺而泻；卫气去而虚者，可刺而补之。'是故谨候气之所在而刺之，是谓逢时，杨上善注：'补泻之道，必须候于邪气所在刺之。'病在三阳，必候其气之加在于阳分而刺之；病在于三阴，必候其气之加在于阴分而刺之，杨上善注：'病在手足三阳刺之，可以用疗阳病之道也；病在三阴刺之，可以取疗阴病之道也。'"

论及候气而针刺，因于卫气运行的特性而针刺。杨上善注之，如刺实者，卫气来而实，其治乃可刺而泻之；卫气去而虚，其治则可刺而补之。候其气之所在而刺，乃为逢时，其注认为，"补泻之道，必须候于邪气所在刺之"，指出补泻之原理，乃是针对邪气之所在，而施以相应之针刺治疗。其论对于针刺治疗具有指导意义。

（八）身度

本卷分为经筋、骨度、肠度、脉度，共4部分。其内容涉及十二经筋的循行与病变主治，介绍人体各部位骨骼的度量，讨论肠胃等消化器官之长度、大小、容量，介绍二十八脉的长度和测量方法等。

1. 经筋

本篇主要讨论十二经筋的循行、病变及治疗，故而篇名为"经筋"。

论十二经筋及主治

《太素·身度·经筋》曰："足太阳之筋，起于小指之上，结于踝，斜上结于膝，其下者，循足外侧结于踵，上循根结于腘；其别者，结于腨外，上腘中内廉，与腘中并上结于臀，上侠脊上项；其支者，别入结于舌本；其直者，结于枕骨，上头下颜，结于鼻；其支者，为目上纲，下结于頄；其下支者，从腋后外廉结于肩髃；其支者，入腋下，上出缺盆，上结于完骨；其支者，出缺盆，斜上出于頄，杨上善注：'十二经筋与十二经脉，俱禀三阴三阳行于手足，故分为十二。但十二经脉主于血气，内营五脏六腑，外营头身四肢。十二经筋内行胸腹郭中，不入五脏六腑。脉有经脉、络脉，筋有大筋、小筋、膜筋。十二经筋起处与十二经脉流注并起于四末，然所起处有同有别。其有起维筋、缓筋等，皆是大筋别名也。十二筋起处、终处及却结之处，皆撰为图，画六人，上具如《别传》。小指上，谓足指表上也。结，曲也，筋行回曲之处谓之结。却结，经脉有却，筋有结也。颜，眉上也。下结于頄，頄中出气之孔谓之鼻也，鼻形谓之頄也。'其病小指支，跟肿痛，腘挛，脊反折，项筋急，肩不举，腋肢，缺盆纽痛，不可左右摇，杨上善注：'纽，女巾反，谓转展痛也。'治在燔针劫刺，杨上善注：'病脉言针灸之言，筋病但言燔针者，但针灸、汤药之道，多通疗百病，然所便非无偏用之要也。'以知为数，杨上善注：'所以惟知病瘥为针度数，如病筋痛，一度却刺不差，可三四度，量其病差为数也。'以痛为输，杨上善注：'输，谓孔穴也。言筋但以筋之所痛之处，即为孔穴，不必要须根据诸输也。以筋为阴阳气之所资，中无有空，不得通于阴阳之气上下往来，然邪入膝袭筋为病，不能移输，遂以病居痛处为输，故曰：筋者无阴无阳、无左无右以候病也。《明堂》根据穴疗筋病者，此依脉引筋气也。' 名曰仲春痹，杨上善注：'圣人南面而立，上覆于天，下载于地，总法于道，造化万物，故人法四大而生，所以人身俱应四大。故正月即是少阳，以阳始起，故曰少阳；六月少阳，以阳衰少，故曰少阳。二月太阳，以其阳大，故曰太阳；五月太阳，以阳正大，故曰太阳。三月、四月阳明，二阳相合，故曰阳明。十二经筋，感寒、湿、风三种之气，所生诸病，皆曰筋痹。筋痹燔针为当，故偏用之。余脉、肉、皮、筋等痹，所宜各异也。'"

经筋，即经脉之筋，其位于表浅筋肉之间，是相互联系的循行系统。关于十二经筋，杨上善注之。首先，对其循行及其功能进行阐发，指出十二经筋与十二经脉，俱禀于三阴三阳，而行于手足，故而分为十二经筋，说明人体十二经筋乃附属于十二经脉。其次，十二经脉主于血气，内营五脏六腑，外营头身四肢。十二经筋则内行胸腹郭中，不入于五脏六腑。说明十二经脉的循行与十二经筋有不同。并进一步说明，脉有经脉、络脉；而筋亦有大筋、小筋、膜筋之区别。虽十二经筋起处，其与十二经脉流注并起于四肢末端，"然所起处有同别"。论述十二筋起处、终处及循结之处，并说明此"小指上"，乃谓足指表上；"结"，是曲的意思，即筋行回曲之处称之为结。其注表明，十二经筋起于四肢爪甲之端，多结聚于四肢关节处，如足太阳之筋，起于小指之上，结于踝。十二经筋功能是维系骨骼肌肉，主司四肢百骸运动。故病变多为筋痹，以疼痛为主要表现，如足跟肿痛，腘挛急，脊部拘挛甚反折，颈项之筋急，肩部不能上举，以及其循行部位的疼痛等，故而诊治应关注爪甲、手指、足趾、关节、前阴等循行部位。

关于十二经筋的治法则，经言治在燔针劫刺，杨上善注之，认为筋病但言燔针者，在于突出经筋之病的治疗要点。举例，如病筋痛，临床可以根据治疗效果，调整其针刺之次数。经言以痛为输，杨上善注之，说明治疗经筋之病，但以筋之所痛之处，即选为针刺取穴之处，而不必完全根据其输穴，故经筋邪入膜袭筋为病，以病之部位痛处为输，从痛处取穴治疗经筋之病的描述。继而，联系仲春痹等诸痹之治，其注云"十二经筋，感寒湿风三种之气所生诸病，皆曰筋痹"。说明痹证亦是经筋感寒湿风之气所生之病，故而又称其为筋痹。其后，依据筋病治以燔针的法则，其注强调"筋痹燔针为当"，并解释类推，若是脉、肉、皮、筋等痹，则择其所宜之治而施治。其论对临床经筋之病的认识，机制阐发，以及治疗等具有指导意义。

2. 骨度

本篇主要介绍人体各部位的骨骼长短、大小、广狭的度量及相关数据，故而篇名为"骨度"。

关于骨度的测定

《太素·身度·骨度》记载："黄帝问伯高曰：脉度言脉之长短，何以立之也？杨上善注：'脉度，谓三阴三阳之脉所起之度，但不知长短也。'伯高答曰：先度其骨节之小大广狭长短，而脉度定矣，杨上善注：'人之皮肉可肥瘦增减，骨节之度不可延缩，故欲定脉之长短，先言骨度也。'黄帝问曰：愿闻众人之度，人长七尺五寸者，其骨节之大小长短各几何？杨上善注：'圣人、贤人及天，别与分者之外，众人之骨，度量多同，故请众人之度，及请中度之人大小长短也。'伯高答曰：头之大骨围二尺六寸，杨上善注：'众人之中，又为三等：七尺六寸以上，名为大人；七尺四寸以下，名为小人；七尺五寸，名为中人。今以中人为法，则大人、小人皆以为定。何者？取一合七尺五寸人身量之，合有七十五分，则七尺六寸以上大人，亦准为七十五分，七尺四寸以下乃至婴儿，亦准七十五分，以此为定，分立经脉长短并取空穴。自颈项骨以上为头颅骨，以为头大骨也，当其粗处以绳围也。'""此众人之骨度也，所以立经脉之长短也，杨上善注：'此为众人骨度多同者为准，以立经脉长短也。'"

度，即度量之意。本篇介绍通过骨度的测定，以测知经脉的长短，脏腑之大小，经言先度量其骨节之小、大、宽、窄、长、短，而脉度亦可参考之而定。究其原理，杨上善注之，认为皮肉可以因其胖瘦而有增加或减少，但骨节之度则不会随之有延长或缩短，即对于胖瘦而言，骨骼相对变化不大。故而欲定脉之长短，则先言骨度。其注既说明了骨度之原理，亦说明骨之测量对于经脉测量的重要意义。其次，因众人之骨，度量多相同，故宜了解众人之度，并在众人之中，又再为三等，即分出大人、小人、中人，此论体现了因人而制宜的理念，亦切合实际。从骨度为参照，以确定经脉之长短，并记载其具体的测量数据，在临床有一定使用价值，比如针刺乃是以骨度为依据取穴。

3. 肠度

本篇主要讨论肠胃等人体消化器官的长度、大小，以及部位、容量等问题。因其主题围绕肠胃展开介绍，故而篇名为"肠度"。

关于肠胃的度量

《太素·身度·肠度》记载："黄帝问伯高曰：余愿闻六府传谷者，肠胃之大小长短，受谷之多少奈何？杨上善注：'三焦府传于谷气，胆府受于谷精，三肠及胃传谷糟粕。传糟粕者，行谷之要，故肠胃有六种之别也。'伯高答曰：请尽言之。谷之所从出入、浅深、远近、长短之度，杨上善注：'黄帝问六种也，外更请说四种，故曰尽言之也。谷行从口曰入，泄肛曰出，自唇至齿为浅，从咽至肠曰深，谷至于胃曰近，从胃向腨曰远，肠十六曲曰长,咽一尺六寸曰短也。'""肠胃所入至所出,长六丈四寸四分,杨上善注;'咽之上口为所入,广肠之下以为所出,唇齿相去九分,齿与会厌相去三寸半,会厌至胃咽长一尺六寸,胃之终始长二尺六寸,小肠终始长三丈二尺,回肠终始长二丈一尺,广肠终始长二尺八寸,故有六丈四寸四分也。'其回曲环反三十二曲,杨上善注:'胃有一曲,小肠十六曲,大肠十六曲,合而言之,计有三十三曲,其胃大曲短,不入其数,故有三十二曲,皆以七尺五寸中度之人为准也。'"

关于肠胃的度量记载,从文中可见,根据《太素》时代的解剖知识,其陈述了肠胃等人体消化器官的长度、大小,以及解剖部位、容量等,对了解肠胃的状况,具有一定参考意义。

4. 脉度

本篇主要介绍二十八脉的长度和测量方法,故而篇名为"脉度"。

关于脉度之论

《太素·身度·脉度》记载:"黄帝问曰:愿闻脉度。杨上善注:'先言骨度及肠胃度大小长短于前,次当依序以论诸脉长短,故须问之也。'岐伯曰:手足之六阳,从手至头五尺。杨上善注:'手阳明,大肠脉也。手太阳,小肠脉。手少阳,三焦脉也。三脉分在两手,故有六脉,余仿此。各根据营行次第,手之三阴,足之三阳,皆从内起,向于手足;手之三阳,足之三阴,皆从外起,向于头□。此数手足之脉长短,故皆从手足向内数之,与手足脉十二经流注入身数亦同也。'五六三丈,杨上善注:'计手六阳从指端至目,循骨度直行,得有五尺,不取循绕并下入缺盆属肠胃者,循骨度为数,去其覆回行者及与支别,故有三丈也。'手之六阴,从手至胸中三尺五寸,三六丈八尺,五六三尺,杨上善注:'手太阴,肺脉也;手少阴,心脉也;手心主,心包络脉也。手之三阴,皆亦直循骨度,从手至胸三尺五寸，不取下入属藏络府之者，少阴从心系上系目系，其支别者亦不取。'凡二丈一尺。足之六阳，从足至顶八尺，六八四丈八尺，杨上善注：'足阳明，胃脉也。足太阳，膀胱脉也。足少阳。胆脉也。计人骨度，从地至顶七尺五寸，从足至项所谓八尺者何也？以其足六阳脉，从足指端当至踝五寸，故有八尺也，亦不取府藏及支别矣。'足之六阴，从足至胸中六尺五寸，六六三丈六尺，五六三尺，杨上善注：'足太阴脾脉也；足少阴，肾脉也；足厥阴，肝脉也。足六阴脉，从足至胸中六尺五寸。太阴少阴俱至舌下，厥阴至顶，及入藏府与支脉亦不数之也。'""凡都合十六丈二尺，此气之大经隧也。经脉为里，支而横者为络，络之别者为孙络，孙络之盛而有血者疾诛之，盛者徐泻之，虚者饮药以补之。"

脉度，此指经脉的长度。关于脉度测量介绍，杨上善注之，说明先测量骨度、肠胃度之大小长短，然后再依次测量计算脉之长短，此同时表明所论之骨度、肠胃度，以及脉度测量的关联性，亦回答了本专题将三者合而论之，其用意所在。其关于脉度的解释分为以下具体内容：一是手阳明大肠脉、手太阳小肠脉、手少阳三焦脉，此三脉分布于两手，故而有六脉。二是说明经脉依据营气之运行交接次第而循行。如描述其起止与走向，手之三阴、足之三阳，皆从内起，向手足循行；手之三阳、足之三阴，则皆从外起，向头□循行。三是手足之脉长短之度量，皆从手足向内数之，此与手足脉十二经流注入身之数亦同。继而说明，计手六阳从指端至目，循骨度直行，不取循绕并下入缺盆属肠胃者，亦是循骨度为其数，同时说明骨度对于经脉测量的重要意义。如经文所述，在介绍各经脉的起止点，以及各自脉度的基础上，测出二十八脉的总长度为十六丈二尺，此数据对于了解营卫气血的运行规律，具有一定意义，此论可参阅本书之卷十二的《营五十周》经文理解。

（九）诊候

诊候共有 3 卷，又分为：生死诊候、四时脉形、真脏脉形、四时脉诊、人迎脉口诊、色脉诊、色脉尺诊、尺诊、尺寸诊、五脏脉诊、虚实脉诊、杂诊、脉论，其内容涉及三部九候诊法，四时脉象变化，真脏脉分析，四时脉象，人迎寸口脉诊察，色脉诊、尺肤诊、寸口脉与诊尺肤，五脏的平病死脉，辨虚实之要点与五实五虚预后，法常以平旦，诊病望五色、观察形体，以及年龄与诊治，勇怯与发病，生病起于过用等问题。本次研究根据其内容，分列为生死诊候、四时脉形、真脏脉形、四时脉诊、人迎脉口诊、色脉尺诊、五脏脉诊、虚实脉诊、杂诊，共 9 个主题进行探讨研究。

1. 生死诊候

本篇所论三部九候之理，涉及察形、观色、按诊诸法，皆为诊察疾病决生死之法。因其卷首缺，故正文缺标题。本次研究所选版本参考新校正云全元起名此篇为《决死生》，拟作"生死诊候"，观其内容，于全篇之义甚合，故而延用之。

（1）论三部九候

《太素·诊候之一·生死诊候》云："天地之至数，始于一，终于九焉。一者天，二者地，三者人，因而三之，三三者九，以应九野，杨上善注：'言三中各有三，数合于九野也。'故人有三部，部各有三候，以决死生，以处百病，以调虚实，而除邪疾，杨上善注：'□□人身分为三部，部各有三，故为九候，以决死生。因之以候百病，得调虚实。'黄帝曰：何谓虚实？岐伯对曰：有下部，有中部，有上部，部各有三候，三候者，有天、有地、有人，必指而道之，乃以为真，杨上善注：'详指其身，以道九候所候之藏也。'故下部之天以候肝，地以候肾，人以候脾胃之气，杨上善注：'身为三部，头为天也；咽下膈上至手为人；膈下至足以为地也。三部之中各复有三，故有九处。地中之上，肝为天也，足厥阴脉为天，以候肝也；地中之下，肾为地也，足少阴脉为地，以候肾也；地中之中，脾与胃为人也，足太阴脉、足阳明脉为人，以候脾胃藏府也。胃为五藏资粮，吉凶在胃，故以胃候之也。'""三部者，各有天，各有地，各有人。三而成天，三而成地，三而成人，合则为九，杨上善注：'人身分为三部：头上法天，天有三部；从膈以下法地，地有三部；膈上胸中法人，人有三部，故合有九也。'""

在此，经文讨论人体三部九候之理，即论述与天地人相应的思想。杨上善注之，说明以天人合一之理论为依据，"以道九候所候之藏"。如以天地人对应人体上中下三部，故人身分为三部，每部各有三，故而为九候，以诊察疾病而决死生。再如，头为天，咽下膈上为人，膈下为地，可以分别诊察人体疾病。又如，三部之中各再分为三，故而有九处。如地部可以候肝、脾、肾三脏的疾病，而地之天候肝的疾病，地之人则候脾的疾病，地之地候肾疾病。此论三部九候之理，究其依据，诚如其注云："言三部各有三，数合于九野也。"亦体现天人相应思想在诊法的运用。其论对于理解三部九候之内涵，具有参考意义。

（2）三部九候决死生

《太素·诊候之一·生死诊候》记载："帝曰：决死生奈何？岐伯对曰：形盛脉细，少气不足以息者危；形瘦脉大，胸中多气者死……形气相得者生，杨上善注：'形盛气盛，形瘦气细者得生，三也。'参伍不调者病，杨上善注：'谓其人形气有时相得，有时不相得，参类品伍不得调者，其人有病，四也。'以三部九候皆相失者死，杨上善注：'三部九候不得齐一，各各不同，相失故死，五也。'上下左右之脉相应参春者病甚，杨上善注：'三部九候之脉，动若引绳，不可前后也。今三部在头为上，三部在足为下，左手三部为左，右手三部为右，脉之相应参动，上下左右，更起更息，气有来去，如碓舂不得齐一。又春，其脉上下参动也，束恭反。所以病甚，六也。'上下左右相失不可数者死，杨上善注：'上下左右脉动各无次第，数动脉不可得者，脉乱故死，七也。'中部之候虽独调，与众藏相失者死，杨上善注：'肺、心、胸中，以为中部，诊手太阴、手阳明、手少阴，呼吸三脉调和，与上下部诸藏之脉不相得者为死，八也。'中部之候相减者死，杨上善注：'中部手太阴、手阳明、手少阴，三脉动数，一多一少，不相同者为死，九也。'目内陷者死，杨上善注：'五藏之精皆在于目，故五藏败者为目先陷，为死也。以上十候，决死生也。'""九候之相应也，上下若一，不得相失，一候后则病，二候后则病甚，三候后则病危，所谓后者，应不俱也，察其病藏，以知死生之期，杨上善注：'九候上下动脉，相应若一，不得相失，忽然八候相应俱动，一候在后，即有一失，故病。二候在后，不与七候俱动，即为二失，故病甚也。三候在后，不与六候俱动，即为三失，故病危也。三候在后为病，宜各察之，是何藏之候，候之即知所候之藏，病有间甚，死生之期。三候在后为病有三失，为十六也。'必先知经脉，然后知病脉，真藏脉见胜者死，杨上善注：'欲依九候察病，定须先知十二经脉及诸络脉行所在，然后取于九候，候诸病脉，有真藏脉，无胃气之柔，独胜必当有死，为十七也。'足太阳气绝者，其足不可屈伸，死必戴眼，杨上善注：'足太阳脉，从目络头至足，故其脉绝，脚不屈伸，戴目而死，为十八也。'"

关于三部九候决死生之理，杨上善注之，其列举得生、有病、死等诊察要点，概括其关键，重点阐释形气相得、三部九候相得，在诊病及判断预后中的意义。首先，观其形气。若形盛气盛，形瘦气细，乃是形气相得，故而得生，预后较好；患者之形气，有时是相得，有时则是不相得，属于参伍不调，乃为有病之象。再者，观其三部九候。若三部九候不得合一，甚至是各不相同，或三部九候皆相失，如其脉上下参动不一，甚至脉乱，或三脉动数，或一多一少等，三部不相同者，则预后不佳。故而说明其相失，则病危。根据九候察病，究其原理，"定须先知十二经脉及诸络脉行所在，然后取于九候，候诸病脉"。即所取之有关部位，乃是人体经脉之所过，而诸经脉又隶属不同脏腑，故诊之则可知脏腑病变。其论具有一定临床意义。

（3）论候病之要

承上文，《太素·诊候之一·生死诊候》曰："必审问其故，所始、所病与今之所方病，杨上善注：'候病之要，凡有四种：一者望色而知，谓之神也；二者听声而知，谓之明也；三者寻问而知，谓之工也；四者切脉而知，谓之巧也。此问有三：一问得病元始，谓问四时何时而得，饮食男女因何病等；二问所病，谓问寒热痛痒诸苦等；三问方病，谓问今时病将作种种异也。'而后切循其脉，杨上善注：'先问病之所由，然后切循其脉，以取其审。切，谓切割，以手按脉，分割吉凶；循，谓以手切脉，以心循历脉动所由，故曰切循其脉也。'视其经络浮沉，杨上善注：'经，谓十二经并八奇经。络，谓十五大络及诸孙络。切循之道，视其经脉浮沉，络脉浮沉，沉者为阴，浮者为阳，以知病之寒温也。'"

关于诊察疾病的要点，据经文所言，杨上善注之，认为宜关注诊察方法的综合应用。如其注提出"候病之要，凡有四种"，一是望色而知；二是听声而知；三是寻问而知；四者切脉而知。同时详细阐发"此问有三"，一问是得知病起始，如询问何时而得其病，以及饮食男女，因何而病等问题。二问所病，如问其寒热、痛痒等症状。三问方病，如问其就诊时的症状表现。继而说明，"先问病之所由，然后切循其脉"，可见其亦关注望色、听声、问诊、切脉等方法的互参，多种诊法的综合应用。其论为临床提供了理论指导。

2. 四时脉形

本篇主要讨论四时脉象的变化，涉及五脏应四时的常脉，如春脉如弦、夏脉如钩、秋脉如浮、冬脉如营，以及太过、不及之病脉与相关症状等。因其论述主题乃是脉象与四时相关，故而篇名"四时脉形"。

（1）论春脉如弦与太过不及

《太素·诊候之一·四时脉形》记载："黄帝问岐伯曰：春脉如弦，何如而弦？岐伯曰：春脉者肝脉也，东方木也，万物所以始生也，故其气来濡弱轻软虚而滑，端直以长，故曰弦，反此者病，杨上善注："凡人之身，与天地阴阳四时之气皆同，故内身外物虽殊，春气俱发。肝气春王，故春脉来，比草木初出。其若琴弦之调品者，不大缓，不大急，不大虚，不大实，不涩不曲。肝气亦然，濡润、柔弱、软小、浮虚、轻滑、端直，而尺部之上长至一寸，故比之弦。'""杨上善注：'其春脉坚实劲直，名为来实而强，此为春脉少阳有余，邪在胆府少阳，故曰在外。一曰而弦，疑非也。其春脉厥阴脉来，虽然不实而更微弱，此为不足，邪在肝藏厥阴，故曰在中也。'黄帝曰：春脉太过与不及，其病皆何如？岐伯曰：太过则令人喜忘，忽忽眩冒而癫疾，杨上善注：'春脉太过，以邪在胆少阳，少阳之脉循胸里，属胆，散之上肝贯心，又抵角上头，故喜忘、忽忽眩冒而癫也。'其不及则令人胸痛引背，下则两胁满。黄帝曰：善哉，杨上善注：'肝虚则胸痛引背，两胁胠满，皆肝藏病也。'"

关于春脉如弦的原理，杨上善注之，深入进行阐述，认为人身与天地阴阳四时之气相通，其气相应，虽人体之身与外界之物有不同，然而"春气俱发"，此乃应天地四时之气之理。春季在四时为东方风木，故肝气春旺，故春脉来，在人应肝，肝主生发之气，如同草木之初生，故肝脉以弦为其特点。同时，诠释了春脉太过不及与其病证，如春脉坚实劲直，是春脉少阳有余，为邪在胆府少阳。若其脉虽然不实而有微弱之象，则是不足之征，为邪在肝脏厥阴。如果春脉太过，为邪在少阳胆，因少阳经脉循胸而行，其散行之分支上肝贯心，亦上循头部，故而出现喜忘，眩冒、头晕、两胁胀满，胸痛引背等症状，多为肝之病证。

（2）论夏脉如钩与太过不及

《太素·诊候之一·四时脉形》曰："夏脉者心脉也，南方火也，万物所以盛长也，故其气来盛去衰，故曰钩，反此者病，杨上善注："夏阳气盛，万物不胜盛长，遂复垂下，故曰钩也。夏脉从内起，上至于手，不胜其盛，回而衰迟，故比之钩也。'""杨上善注：'来去俱盛，太阳气盛也，邪在少阳太阳，故曰在外也。其来不盛，阳气有衰，脉行衰迟，去反盛者，阴气盛实，病在心藏也，故曰病在中。'黄帝曰：夏脉太过与不及，其病皆何如？岐伯曰：太过则令人身热而骨痛，为浸淫；肾主骨，水也。今太阳太盛，身热乘肾，以为微邪，故为骨痛。浸淫者，滋长也。其不及则令人烦心，上见噫唾，下为气。黄帝曰：善哉，杨上善注：'阳虚阴盛，故心烦也。心脉入心中，系舌本，故上见噫唾。'"

杨上善注之，首先，说明夏脉如钩的原理，夏季阳气盛，万物繁茂盛长，然而，犹如树枝若不胜其盛长，而见其垂下之状，心主夏，故心气旺于夏，其脉象亦与之相应，故而心脉以钩为其特点。继而，解释夏脉太过不及与其主病，因心脉从内起，上行至于手，亦不胜其盛，故而将其脉象类比为钩。若其脉来去俱盛，犹如太阳之气盛，为邪在少阳太阳；其脉来而不盛，为阳气虚衰不足，如脉行少力而迟缓，此为阴气盛实，其病在心。肾主骨在五行属水，故见太阳之气太盛，则为身热影响于肾，故为骨痛、心烦等。因心脉入心中，系舌本，故而在上可见吞咽唾液等症状。

（3）论秋脉如浮与太过不及

《太素·诊候之一·四时脉形》曰："秋脉者肺脉也，西方金也，万物所以收也，故其气来轻虚以浮，其气来急去皆散，故曰浮，反此者病，杨上善注：'秋时阳气已衰，阴气未大，其气轻虚，其来以急，其去浮散，故曰如浮也。'""杨上善注：'其脉来如以手按毛，毛中央坚，此为阳盛，病在大肠手阳明，故曰在外。如手按毛，毛中央微，肺气衰微，故曰在中也。'黄帝曰：秋脉太过与不及，其病皆何如？岐伯曰：太过则令人气逆而背痛温温然，杨上善注：'府阳气盛，则气逆连背痛。温温然，热不甚也……肺气不足，喘呼咳而上气，唾而有血，下闻胸中喘呼气声也。'"

关于秋脉如浮的原理，杨上善注之，秋季阳气已衰，而阴气未盛，而人亦应之，故秋季之脉轻虚，脉来以急，而去则浮散，故而肺脉以浮为其特点。解释秋脉太过、不及与其主病，若其脉来如以手按毛，又有中央坚硬之感，则为阳盛，为病在手阳明大肠。如脉来，以手按之而中央有微弱之感，则为肺气衰微。其病可见背痛，发热；肺气不足，则可见喘呼咳逆上气，胸中息等。

（4）论冬脉如营与太过不及

《太素·诊候之一·四时脉形》记载："黄帝问于岐伯曰：冬脉如营，何如而营？岐伯对曰：冬脉肾脉也，北方水也，万物所以藏也，故其气来沉以抟，故曰营，反此者病，杨上善注：'营，聚也。谓万物收藏归根，气亦得深抟骨，沉聚内营，故曰如营也。'黄帝曰：何如而反？岐伯曰：其气来如弹石者，此谓太过，病在外，杨上善注：'其脉如石，以为平也。弹石，谓今石脉上来弹手，如石击手，如弹之以石，谓肾太阳气有余，病在膀胱太阳，故曰在外也。'其气去如毛者，此谓不及，病在中，杨上善注：'肾气不足，故其气去，按之如按于毛，病在于肾，故曰在中。'黄帝曰：冬脉太过与不及，其病皆何如？岐伯曰：太过则令人解㑊，脊脉痛而少气不欲言，杨上善注：'太过，足太阳盛，太阳之脉行头、背、脚，故气盛身解㑊也。解，音懈。㑊，相传音亦。谓怠惰运动难也。太阳既盛，肾阴气少，气少故不欲言也。'不及则令人心如悬病饥，脊中痛，少腹满，小便变。黄帝曰：善哉，杨上善注：'肾脉上入于心，故肾虚心如悬状，如病于饥。当脊中肾气不足，故痛也。又小腹虚满，小便变色也。'"

关于冬脉如营，杨上善注之，首先明确"营"即"聚"之意。因冬季万物收藏归根，人体亦应之，故而脉"气亦得深搏骨，沉聚内营"，故冬脉以营为特点。其脉如石之沉，则为平脉。关于冬脉太过不及与其主病，若脉沉如石其来弹手，脉来如石击手，则为肾太阳气有余，病在膀胱太阳。若肾气不足，故切脉如按于毛，则病在于肾。脉来太过，为足太阳盛，而太阳之脉行头背脚，故其气盛则身懈㑊，而见倦怠乏力懒动。太阳之气既盛，而肾阴气少，故气少不欲言，肾脉循行上入于心，故肾虚则心如悬状，即有空虚之感。肾气不足，可见腰脊部疼痛，少腹虚满，小便不正常等。

关于春夏秋冬四时之脉象，杨上善注释，立足于天人相应之理，结合自然界之物象，依次将春脉如弦、夏脉如钩、秋脉如浮、冬脉如营进行阐发；同时，联系人体经脉循行及脏腑功能，对于临床常见的病证亦给予说明，其论对于认识四时脉象，颇具启发意义。

3. 真脏脉形

本篇主要讨论真脏脉与预后分析，五脏之真脏脉，即真肝脉、真心脉、真肺脉、真肾脉、真脾脉的脉象特点，以及与五色的关系、病证转归等问题。因其主题为论述真脏脉，故而篇名为"真脏脉形"。

五脏之真脏脉及预后

《太素·诊候之一·真脏脉形》云："真肝脉至，中外急，如循刀刃清清然，如按瑟弦，色青白不泽，毛折乃死，杨上善注：'清，寒也。如以衣带盛绳，引带不引绳，即外急也；引绳不引带，即内急也。绳带俱引，即内外急也。今真肝脉见，中外皆急，如人以手犹摩刀刃，中外坚急，令人洒淅寒也。又如以手按瑟，弦急不调奥者，此无胃气，即真肝脉也。青为肝色，白为肺色，是肺乘肝也，故青不泽。肺主于气，气为身本，身之气衰，即皮毛不荣，故毛折当死也。'真心脉至，坚而揣，如循薏苡累累然，其色赤黑不泽，毛折乃死，杨上善注：'……坚而揣者，譬人以手循摩薏苡之珠，累累然坚钩，无胃气之柔，即真心脉也。赤为心色，黑为肾色，是肾乘心也，故赤不泽也。'真肺脉至，大而虚，如毛羽中人肤然，其色赤白不泽，毛折乃死，杨上善注：'其真肺脉，如毛羽掷来，中人皮肤，大而浮虚者，毛无胃气，即真肺脉也。赤为心色，白为肺色，是心乘肺，故曰不泽也。'真肾色至，揣而绝，如循弹石辟辟然，其色黄黑不泽，毛折乃死，杨上善注：'揣，初委反，动也。其真肾脉至，如石弹指辟打指者，营无胃气，即真肾脉也。黄为脾色，黑为肾色，是脾乘肾，故黑不泽也。'真脾脉至，弱而乍疏乍数然，其色青黄不泽，毛折乃死，杨上善注：'真脾脉至，乍疏乍数也。疏，谓动稀也。数，谓连动。此无胃气，即真脾脉也。青为肝色，黄为脾色，是肝乘脾，故黄不泽也。'诸真藏见者，皆死不治，杨上善注：'藏脉独见，以无胃气，死故不疗也。'"

关于五脏之真脏脉的预后，杨上善注之，首先，根据经文依次阐释五脏之真脏脉象及机制，如真肝脉，其脉来中外皆急，如同人以手摸刀刃，脉有中外坚急的特点，又如以手按琴弦，绷急而不调者，此为无胃气；真心脉，其脉坚譬如人以手循摸薏苡仁，其脉坚钩而柔和之象，为无胃气之脉；真肺脉至，其脉来大而浮虚，毛而无胃气；真肾脉至，脉来如石弹打指，沉聚而无胃气；真脾脉至，其节律为乍疏乍数，亦为无胃气。其次，结合与真脏脉并见的色泽，联系五脏之五行所属，以五行相克之理，诠释其预后不佳之机制。如青为肝色，白为肺色，真肝脉见色青白而无光泽，乃是肺乘肝，其皮毛不荣，故而毛折当死；赤为心色，黑为肾色，故其色赤黑而无光泽，乃是肾乘心；赤为心色，白为肺色，故其色赤白无光泽，乃是心乘肺。黄为脾色，黑为肾色，故其色黄黑而无光泽，乃是脾乘肾；青为肝色，黄为脾色，其色青黄而无光泽，乃是肝乘脾。其后，杨上善概言"藏脉独见，以无胃气，死故不疗"，总括五脏之真脏脉出现，为无胃气之脉，故为死脉，预后不佳。

4. 四时脉诊

本篇主要论述四时气候变化对人之脉象的影响，脉顺四时、脉反四时、四时的常脉，以及诊脉的要求等内容。因其讨论的主题是四时阴阳消长变化与脉象的关系，故而篇名为"四时脉诊"。

（1）论脉顺四时及反四时

《太素·诊候之一·四时脉诊》云："凡治病，察其形气色泽，脉之盛衰，病之新故，乃治之，无后其时，杨上善注：'形之肥瘦，气之大小，色之泽夭，脉之盛衰，病之新故，凡疗病者，以此五诊，诊病使当，为合其时，不当，为后其时也。'形气相得，谓之可治，杨上善注：'形瘦气大，形肥气小，为不相得；形肥气大，形瘦气小，为相得也。'脉色泽以浮，谓之易已，杨上善注：其病人五色，浮轻润泽，其病易已。'脉顺四时，谓之可治，杨上善注：'四时王脉，皆有胃气，无他来克，故曰顺时。'脉弱以滑，是有胃气，命曰易治，趣之以时，杨上善注：'四时之脉皆柔弱滑者，谓之胃气，依此疗病，称曰合时也。'形气相失，谓之难治；色夭不泽，谓之难已；脉实以坚，谓之益甚；脉逆四时，谓之不治，必察四难而明告之，勿趣以时，杨上善注：'此之四诊，趣之为难，可明告病人，宜以变常设于疗法，不得依常趣之以时也。'所谓逆四时者，春得肺脉，夏得肾脉，秋得心脉，冬得脾脉，其至皆悬绝沉涩者，命曰逆四时，未有藏形，杨上善注：'四时皆得胜来克己之脉，己脉悬绝沉涩者，失四时和脉，虽未有病藏之形，不可疗也。'春夏脉沉涩，秋冬而脉浮大，杨上善注：'此脉反四时也。'病热脉清静，杨上善注：'热病脉须热而躁也，今反寒而静。清，寒也。'泄而脉大，杨上善注：'人之泄利，脉须小细，今为洪大也。'脱血而脉实病在中，杨上善注：'人之脱血，脉须虚弱，今反强实，病在中也。'而脉实坚病在外，杨上善注：'脱血脉实坚，病在外也。'而脉不实坚为难治，名曰逆四时，杨上善注：'脱血而脉不实不坚，难疗也。以上七诊，皆逆四时也。'"

基于天人相应之理，四时气候变化对人脉象的影响，乃临床诊治须考虑的因素。据经文之论，杨上善注之，首先，将其诊察方法进行阐释，如观察形体之肥瘦，气之状况，五色之泽夭，诊脉之盛衰，察病之新久，故而注云"凡疗病者，以此五诊"，体现其关注多种诊察参伍的思想。再者，其提出"诊病使当，为合其时"，亦反映重视四时阴阳消长变化对人体的影响。又如，从人体而言，结合其形气、色泽变化，可以推测疾病的预后，如形气之"相得"者易已，"不相得"者难已；其五色状况，如浮轻润泽，则其病易已。此外，结合四时脉象之胃气，以及脉象与四时、五脏应四时的关系，其注云："脉顺四时，谓之可治"，即脉象变化与四时相应，此为易治。反之，若"脉反四时"，如春得肺脉，夏得肾脉，秋得心脉，或者夏脉反而沉涩，秋冬脉反而浮大，以及患泄利，而脉须洪大；脱血而脉实坚等，其注亦称为"皆逆四时"，故而为难治。

（2）论脉合阴阳

《太素·诊候之一·四时脉诊》云："四时夫万物之外，六合之内，天地之变，阴阳之应，杨上善注：'万物各受一形，自万物一形之外，从于六合包裹之内，皆是天地为其父母，变化而生，故万物皆与天地之气应而合也。'彼春之暖，为夏之暑，杨上善注：'春夏者，阳气终始也。春之三月，阳气之始，气和日暖。夏之三月，阳盛暑热，乃是春暖增长为之也。'彼秋之急，为冬之怒，杨上善注：'秋冬者，阴气终始也。秋之三月，阴气之始，风高气切，故名为急。冬之三月，阴气严烈，乃是秋凉增长为之也。'四变之动，脉与之上下，杨上善注：'暖、暑、急、怒，是天之运四气变动，人之经脉，与彼四气上下变动亦不异也。春夏之脉，人迎大于寸口，故为上也；寸口小于人迎，故为下也。秋冬之脉，寸口大于人迎，故为上也；人迎小于寸口，故为下也。此乃盛衰为上下也，此答初问也。'以春应中规，夏应中矩，杨上善注：'春三月时，少阳之气用，万物始生未正，故曰应规也。夏三月时，太阳之气用，万物长正，故曰应矩也。'秋应中衡，冬应中权，杨上善注：'秋三月时，少阴之气用，万物长极，故曰应衡也。冬三月时，太阴之气用，万物归根，故曰应权也。'是故冬至四十五日，阳气微上，阴气微下，杨上善注：'冬至以后，阳气渐长，故曰微上；阴气渐降，故曰微下也。'夏至四十五日，阳气微下，阴气微上，杨上善注：'夏至以后，阴气渐长，故曰微上；阳气渐降，故曰微下也。'阴阳有时，与脉为期，期而相失，知脉所分，分之有期，故知死时，杨上善：'阴阳以有四时，四时与脉为期，为期在于四时相得失处，即知四时之脉，分在四时之际，脉分四时有期，则死生之期可知。'"

四季气候变化，春温、夏热、秋凉、冬寒，此乃四时阴阳消长变化所致，杨上善注云："故万物皆与天地之气应而合"，因而人的脉象亦随四时之变化，而有相应变动，其注"阴阳以有四时，四时与脉为期"，如脉之春应中规，夏应中矩，其注认为，春三月之时，为少阳之气用事，万物始生而未正，故人之脉应之而为规之象。夏三月之时，为太阳之气用事，万物长正，生长繁茂，故人之脉应之而为矩之象；脉之秋应中衡，冬应中权，究其机制，其注秋三月时，少阴之气用事，万物长极，故人之脉应之为衡之象。冬三月时，太阴之气用事，万物闭藏而归根，故人之脉应之而为权之象。故而注云"脉分四时有期，则死生之期可知"，即从其脉象与四时相合与否，亦可测知其病之预后变化。

（3）论持脉大法

《太素·诊候之一·四时脉诊》云："是故持脉有道，虚静为保，杨上善注：'持脉之道，虚心不念他事，凝神静虑，以为自保，方可得知脉之浮沉，气之内外也。'春日浮，如鱼之游在皮；夏日在肤，沉沉乎万物有余，杨上善注：'春时阳气初开，脉从骨髓流入经中，上至于皮，如鱼游水，未能周散。夏时阳气荣盛，脉从经溢入孙络肤肉之中，如水流溢，沉沉盛长，万物亦然，茂盛有余。此答第五，病在外也。'秋日下肤，蛰虫将去；冬日在骨，蛰虫固密，君子居室，杨上善注：'秋日阳气从肤渐伏于内，故曰下肤。蛰虫趣暖入穴，故曰将去。是时阴气从内出在皮肤，腠理将开也。冬日阳气内伏，蛰虫闭户固密，君子去堂居室，人之脉气行骨，故持脉者深按得之。此答第六，病乍在内也。'故曰：知内者按而纪之，知外者，终如始之。杨上善注：'秋冬脉气为阴在内，故按得纲纪；春夏脉气为阳在外，故趣得终始也。春夏之脉为秋冬脉终，即为阳之始也。'此六者，持脉之大法也，杨上善注：'以为诊脉大法。'"

关于持脉之大法，经文曰"持脉有道，虚静为保"，杨上善注之云："虚心不念他事，凝神静虑"，认为医生诊脉须保持心境之平静，注意力集中，

"方可得知脉之浮沉、气之内外"，才能察知患者的真实脉象，判断疾病之所在。继而根据经文所描述的四时脉象，如春日浮、夏日在肤、秋日下肤、冬日在骨，其注认为，春时阳气初开，故脉从骨髓流入经中，上至于皮，故如鱼游水，脉为浮；夏时阳气隆盛，其脉从经溢入孙络肤肉之中，则如水流溢，万物茂盛有余，故而脉为在肤；秋日阳气从肤渐伏于内，故脉为下肤，如同蛰虫将去；冬日阳气内伏潜藏，如蛰虫闭户固密，人之脉气亦行骨，故脉为在骨，持脉则深按得之，其从四时阴阳消长变化之理，剖析了四时脉象特点与变化之机制，既体现天人相应之理，亦凸显阴阳理论在脉诊中的实际运用。

5. 人迎脉口诊

本篇重点介绍人迎寸口脉的变化，其在诊察疾病、推测转归、确定治疗中的重要意义，并明确了人迎、寸口的位置，人迎、寸口与胃气，以及人迎、寸口与四时的关系。因人迎寸口脉诊是该篇讨论的主要内容，故而名为"人迎脉口诊"。

人迎脉口脉法，即人迎寸口诊法（寸口又称脉口），指将人迎与寸口脉象相互参照，综合分析诊察疾病的方法。《内经》对人迎寸口诊脉法有所论述。如《灵枢·本输》云"任脉侧之动脉足阳明也，名曰人迎"。首先明确了人迎的位置，即在耳下及结喉傍。再如《灵枢·终始》云："持其脉口、人迎，以知阴阳有余不足，平与不平，天道毕矣。所谓平人者不病，不病者，脉口、人迎应四时也。"此经文表明，通过诊察脉口、人迎，即观察寸口与人迎，可以查知人体阴阳之盛衰，正常人的寸口、人迎脉象变化与四时相对应。又如《灵枢·禁服》说："寸口主中，人迎主外，两者相应，俱来俱往，若引绳大小齐等。春夏人迎微大，秋冬寸口微大，如是者，命曰平人。"说明平人，即正常之人，其人迎主外，寸口主中，二者虽然所主有不同，但"二者相应"，而且二者的脉象变化特点与季节相关，并随季节而各有区别。

（1）人迎、寸口的位置

《太素·诊候之一·人迎脉口诊》记载："雷公曰：愿闻为工，杨上善注：'为工是持脉之道，故问也。'黄帝曰：寸口主中，杨上善注云："按此《九卷》《素问》肺藏手太阴脉动于两手寸口中、两手尺中。夫言口者，通气者也。寸口通于手太阴气，故曰寸口。气行之处，亦曰气口。寸口气口更无异也。中，谓五藏，藏为阴也。五藏之气，循手太阴脉见于寸口，故寸口脉主于中也。人迎主外，结喉两箱，足阳明脉迎受五藏六府之气以养于人，故曰人迎。《下经》曰：人迎，胃脉也。又云：任脉之侧动脉，足阳明，名曰人迎。《明堂经》曰：颈之大动脉，动应于手，侠结喉，以候五藏之气。人迎胃脉，六府之长，动在于外，候之知内，故曰主外。寸口居下，在于两手，以为阴也；人迎在上，居喉两旁，以为阳也。《九卷·终始》篇曰：平人者，不病也；不病者，脉口人迎应四时也；应四时者上下相应，俱往俱来也。脉口，谓是手太阴脉行气寸口，故寸口、脉口亦无异也。既上下俱往俱来，岂以二手为上下也？又《九卷·终始》篇云：人迎与太阴脉口俱盛四倍以上，命曰关格。即知手太阴无人迎也……此《经》所言人迎寸口之处数十有余，竟无左手寸口以为人迎，右手关上以为寸口，而旧来相承，与人诊脉，纵有小知，得之别注，人多以此致信，竟无依据，不可行也。"

可见，杨上善综合剖析《九卷》即《灵枢》，与《素问》《下经》《明堂经》等古籍之相关论述，以人迎寸口为主题，进行专篇论述，首先指出气口就是寸口，说明了人迎与寸口的位置，指出"手太阴无人迎也"，即明确颈动脉为人迎，而寸口的位置则为寸口，从而纠正了以左手寸口为人迎，右手关上为气口之谬误，以及人迎与寸口之混淆，重新强调《内经》人迎气口脉法的原本旨意，则不啻是正本清源之举。

（2）人迎寸口与胃气

《太素·诊候之一·人迎脉口诊》云："黄帝曰：气口何以独为五藏主气？ 杨上善注：'谓九候各候五藏之气，何因气口独主五藏六府十二经脉等气也。'岐伯曰：胃者，水谷之海也，六府之大也。五味入口，藏于胃以养五气，气口亦太阴也。是以五藏六府之气味，皆出于胃，变见于气口，杨上善注：'胃为水谷之海，六府之长，出五味以养藏府。血气、卫气行手太阴脉至于气口，五藏六府善恶，皆是卫气所将而来，会手太阴，见于气口，故曰变见也。'故五藏气入于鼻，藏于心肺，心肺有病，而鼻为之不利也，杨上善注：'谷入于胃，以养五藏，上熏入鼻，藏于心肺，鼻中出入，鼻为肺官，故心肺有病，鼻气不利也。'故曰：凡治病者，必察其上下，适其脉候，观其志意，与其病能。乃拘于鬼神者，不可与言至治，杨上善注：'疗病之要，必须上察人迎，下诊寸口，适于脉候。又观志意有无，无志意者，不可为巫。及说疗疾，复观其人病态，能可疗以不。'"

经文以"气口何以独为五藏主气"，提出气口脉为何可以反映五脏之气的情况，杨上善注之，亦言九候各候五脏之气，何以气口独主五脏六腑十二经脉等气。其后，围绕经文所述，重点从胃为水谷之海，六腑之长，其为五味之来源，以养五脏六腑。而血气循行手太阴脉而至气口，故而五脏六腑的气血盛衰，皆可以会于手太阴，而表现于气口，故而切脉取气口，可以反映五脏六腑十二经脉等气血盛衰。最后其注云："疗病之要，必须上察人迎，下诊寸口，适于脉候"。强调了诊察寸口人迎在诊法中的独特意义。

关于重视脉有胃气的理论，在《太素》的其他文章亦有阐发，如《太素·诊候之二·尺寸诊》云:"春胃微弦曰平,杨上善注:'胃者,人迎胃脉也。五藏之脉,弦钩代浮石,皆见于人迎胃脉之中。胃脉即足阳明脉,主于水谷,为五藏六府十二经脉之长,所以五藏之脉欲见之时,皆以胃气将至人迎也。胃气之状,柔弱是也。故人迎五脉见时,但弦钩代毛石各各自见,无柔弱者,即五藏各失胃气,故脉独见,独见当死。春脉胃多弦少曰微,微曰平人。'"

杨上善对《内经》相关论述进行深入阐发,其对于《素问·平人气象论》篇注释,认为此篇经文,主要讨论平人之脉象。可见,《太素·诊候之二·尺寸诊》将脉有胃气,称为"人迎胃脉",也可见其强调胃气在诊脉中的重要意义。而且杨上善亦阐释春、夏、秋、冬四时的脉象特点,亦突出脉象以胃气为本的思想。如该篇注释,春季人迎微弦为平人;"弦多胃少,即肝少谷气,故曰肝病也","肝无谷气,致令肝脉独见,故死也";"春胃见时,但得柔弱之气,竟无有弦,然胃中有毛,即是肝时有肺气来乘,以胃气弦,故至秋有病"。与此相仿,夏季人迎脉微钩为正常,秋季人迎脉微毛为正常,冬季人迎脉微石为正常。如出现其他异常变化,根据脉象特征进行观察,对于临床审察病情具有参考意义。

(3)人迎寸口与四时

《太素·诊候之一·人迎脉口诊》云:"终始者,经脉为纪,持其脉口人迎,以知阴阳有余不足、丕与不丕,天道毕矣,杨上善注:'五藏终始纪者,谓经脉也。欲知经脉为终始者,可持脉口、人迎动脉,则知十二经脉终始阴阳之气有余不足也。'所谓平人者不病,不病者,脉口人迎应四时也,杨上善注:'春夏人迎微大寸口,秋冬寸口微大人迎,即应四时也。'上下相应而俱往俱来也,杨上善注:'人迎在结喉两傍,故为上也。寸口在两手关上,故为下也。上下虽别,皆因呼吸而动,故俱往来也。往,谓阳出,来，谓阴入也，往来虽别异，同时而动，故曰俱也。'六经之脉不结动也，杨上善注：'阴阳之脉俱往来者，即三阴三阳经脉动而不结。'本末之寒温相守司也，杨上善注：'春夏是阳用事，时温，人迎为本也。秋冬是阴用事，时寒，脉口为本也。其二脉不来相乘，复共保守其位，故曰相守司也。'形肉血气必相称也，是谓平人，杨上善注：'形，谓骨肉色状者也。肉，谓肌肤及血气□者也。衰劳减等□□好即为相称也。如前五种皆为善者，为平人。'少气者，脉口、人迎俱少而不称尺寸也，如是则阴阳俱不足，杨上善注：'脉口，寸口也。寸部有九分之动，尺部有一寸之动。今秋冬寸口反小于人迎，即寸口不称尺寸也。春夏人迎反小于寸口，即人迎不称尺寸也。如此勘检，则知藏府阴阳二气俱少也。'""人病，其寸口之脉与人迎之脉，大小及其浮沉等者，病难已也，杨上善注：'寸口，即脉口也。人病，寸口之脉，秋浮冬沉，人迎之脉春小夏大，纵病易已。四时大小浮沉皆同，即四时脉乱，故难已也。'"

　　诊察脉口人迎，则知阴阳有余不足。究其原理，杨上善注云："持脉口人迎动脉，则知十二经脉终始阴阳之气有余不足。"意为察脉口人迎动脉之变化，则可以得知十二经脉运行，了解其阴阳之气的有余不足。言及脉口人迎应四时，杨上善注之，认为春夏人迎微大于寸口，秋冬寸口微大于人迎，其脉来上下相应，即应四时之脉象。结合四时阴阳变化，解释春夏是阳气用事，气候温热，故人迎为本；秋冬是阴用事，气候寒凉，故以脉口为本。此外，杨上善亦举例说明，脉口，即寸口。认为寸部有九分之动，尺部有一寸之动。若秋冬寸口反小于人迎，即为寸口不称尺寸；春夏人迎反小于寸口，即为人迎不称尺寸，故进行勘检比较，则知其脏腑阴阳之气俱不足。其亦云寸口之脉，秋浮冬沉，人迎之脉，春小夏大，生病则易已；四时大小浮沉皆同，即四时之脉乱，生病难已也。可见，其结合人迎寸口与四时表现特点，指出其脉顺四时，脉反四时之不同预后，说明人迎、寸口脉与四时的关系，以及临床诊察意义。其后，该篇介绍人迎和寸口偏盛与关格，以及针刺补泻的、调理阴阳等问题。此外，《太素·诊候之二·尺寸诊》杨上善注之，亦提出人迎、寸口顺四时则病易愈，其不顺四时，则为逆阴阳，故病难已。明言"反四时之脉，无水谷之气者，致死"。其论阐发了人迎、寸口的诊察意义，具有临床参考价值。

6. 色脉尺诊

《色脉诊》篇介绍色脉在诊察中的重要作用，诊寸口脉与诊尺肤、色诊参合，其与阴阳五行、四时、八风、六合等的关系；《色脉尺诊》篇论述色诊、脉诊、问诊等，强调其参合应用，方能全面了解病情；《尺诊》篇阐述诊尺肤诊的方法及意义；《尺寸篇》介绍寸口脉与诊尺肤。此四篇内容有相通和交叉之处，又是在同一卷，故而此次研究将上述内容合入《色脉尺诊》名下，一并论之。

（1）论色脉诊的重要作用

《太素·诊候之二·色脉诊》云："岐伯曰：色脉者，上帝之所贵也，先师之所传也。上古之时，使贷季理色脉而通神明，合之金木水火土、四时、阴阳、八风、六合，不离其常，变化相移，以观其妙，以知其要，杨上善注：'上帝，上古帝王者也。贷季，上古真人者也。上帝使贷季调理人之色脉，令通神明，外合五行、四时、阴阳、八风、六合等物变化常道，深观常道物理之妙，能知深妙色脉之用也。'欲知其要，则色脉是矣，杨上善注：'安知未病之要，无如色脉，故为要也。'色以应日，脉以应月，帝求其要，则其要已，杨上善注：'形色外见为阳，故应日也。脉血内见为阴，故应月也。日应三百六十日也，月应十二月也，故知色脉以为要也。'夫色脉之变化，以应四时之胜，此上帝之所贵，以合于神明也，所以远死而近生也，杨上善注：'四时和气为胜，上代帝王，贵为帝道，用合神明，以宝于生，所以远死长生久视也。'""暮代之治病也则不然，治不本四时，不知日月，不审逆顺，病形已成，乃欲微针治其外，汤液治其内，杨上善注：'前云上古、中古，黄帝之时即以为暮代。下黄帝曰上古、中古、当今之时，即其信也。疗病者，疗已病之病也。暮代疗病，与古不同，凡有五别：一则不知根寻四时之疗，二则不知色脉法于日月之异，三则不审病之逆顺，四则不知病成未成，五则不知所行疗方。故欲以微针汤液，去其已成之病也。'"

经文言及诊察色按脉，提出结合五行、四时阴阳、八风、六合变化，而得以知其要。杨上善注之，其原理在于，懂得"外合于五行、四时阴阳、八风六合等物变化常道"，观察事物变化之妙义与其联系，故而"能知深妙色脉之用也"。且言人体之形色为外可见为阳，故其应日，脉血为内见故为阴，故应月，日应之三百六十日，而月应十二月，"故知色脉以为要也"。经文批评暮代疗病，与古不同，将其归纳为"五别"，一是不知根寻四时之疗，二是不知色脉法于日月之异，三是不审病之逆顺，四是不知病成未成，五是不知所行疗方。杨上善注云"言失知色脉，不知损益也"。认为其危害在于，不知色脉，因而不知虚实补泻。其注凸显了色脉诊在的重要作用。

（2）论色脉诊之合参

《太素·诊候之二·色脉尺诊》云："见而知之，按而得之，问而极之，为之奈何？杨上善注：'察色之明，按脉之神，审问之工，为诊之要，故并请之。'岐伯答曰：夫色脉与尺之相应也，如桴鼓影响之相应也，不得相失也，杨上善注：'桴，伏留反，击鼓槌也。答中色、脉及尺，以为三种，不言问也。色，谓面色。脉，谓寸口。尺，谓尺中也。五藏六府善恶之气，见于色部、寸口、尺中，三候相应，如槌鼓、形影、声响，不相失也。如肝色面青，寸口脉弦，尺肤有异，内外不相失也。'此亦本末根叶之出候也，故根死则叶枯矣，杨上善注：'此则尺地以为根茎，色脉以为枝叶，故根死枝叶枯变。'色脉形肉不得相失也，杨上善注：'形肉，即是尺之皮肤。色、脉、尺肤三种不相失也。'""岐伯答曰：色青者其脉弦，杨上善注：'青为肝色，弦为肝脉，故青、弦为肝表也。问色、脉、尺三种之异，今但答色、脉不言尺者，以尺变同脉故也。'色赤者其脉钩，杨上善注：'赤为心色，钩为心脉，赤、钩为心表也。'色黄者其脉代，杨上善注：'黄为脾色，代为脾脉，黄、代为脾表也。'色白者其脉毛，杨上善注：'白为肺色，毛为肺脉，白、毛为肺表也。'色黑者其脉石，杨上善注：'黑为肾色，石为肾脉，黑、石为肾表也。石，一曰坚，坚亦石也。'见其色而不得其脉，反得其相胜之脉，则死矣，杨上善注：'假令肝病得见青色，其脉当弦，反得毛脉，是肺来乘肝，被克故死。余藏准此也。'得其相生之脉，则病已矣，杨上善注：'假令肝病见青色，虽不见弦而得石脉，石为肾脉，是水生木，是得相生之脉，故病已也。'黄帝问岐伯曰：五藏之所生，变化之病形何如？岐伯答曰：必先定其五色五脉之应，其病乃可别也，杨上善注：'欲知五藏所生变化之病，先定面之五色、寸口五脉，即病可知矣。'"

关于望诊、按脉、问诊的合参原理，杨上善注之，言"察色之明，按脉之神，审问之工，为诊之要"，将其三者结合，称之为诊察的要点。其次，说明之前有言及色诊、脉诊及诊尺肤，以为是三种，而不言问诊。其注释说明，色，指面色；脉，指寸口；尺，则指尺中。因五脏六腑善恶之气，见于色部；而寸口、尺中，三方面的征候相应，犹如槌鼓、形影、声响，不相失。再者，经文问色、脉、尺三种之不同，其但答色、脉，而不言尺，其原因在于"尺变同脉故也"，阐释了诊尺肤与寸口脉诊的密切联系，其参合运用之意，不言而喻。此外，其注以肝病为例，以五行生克之理，阐释疾病色脉诊在推测转归中的意义。如肝病得见青色，其脉当为弦，而反得毛脉，乃是肺来乘肝，肝木被克，故预后不佳；又如，肝病见青色，虽不见弦脉而得石脉，因石脉为肾脉，乃是水生木，此为得相生之脉，故病易已。其注概言之，临床诊病，欲知五脏之病变，必须"先定面之五色、寸口五脉，即病可知矣。"可见，其强调察色与诊脉在疾病诊察中的重要意义，为临床提供了理论指导。

（3）论察色、诊脉、调尺

《太素·诊候之二·色脉尺诊》记载："黄帝问曰：色脉已定，别之奈何？岐伯答曰：调其脉之缓急、小大、滑涩，而病变定矣，杨上善注：'虽得本藏之脉，而一脉便有六变，观其六变，则病形可知矣。'黄帝问曰：调之奈何？岐伯答曰：脉急者，尺之皮肤亦急，杨上善注：'脉急者，寸口脉急也。尺之皮肤者，从尺泽至关，此为尺分也；尺分之中，关后一寸动脉，以为诊候尺脉之部也；一寸以后至尺泽，称曰尺之皮肤。尺皮肤下，手太阴脉气从藏来至指端，从指端还入于藏，故尺下皮肤与尺寸脉六变同也。皮肤者，以手扪循尺皮肤，急与寸口脉同。'脉缓者，尺之皮肤亦缓，杨上善注：'寸口脉缓，以手扪循尺皮肤缓也。'脉小者，尺之皮肤亦减而少气，杨上善注：'寸口脉小，尺之皮肤减而少气也。'脉大者，尺之皮肤亦贲而起，杨上善注：'寸口脉大，尺之皮肤贲起能大。一曰亦大，疑是人改从大。'脉滑者，尺之皮肤亦滑，杨上善注：'按寸口脉滑，即尺皮肤亦滑。'脉涩者，尺之皮肤亦涩，杨上善注：'寸口脉来塞涩，尺之皮肤亦涩不滑也。'凡此六变者，有微有甚，故善调尺者，不待于寸口，杨上善注：'寸口与尺各有六变，而六变各有微甚，可审取之。前调寸口脉六变，又调于尺中六变，方可知病。若能审调尺之皮肤六变，即得知病，不假诊于寸口也。'善调脉者，不待于色，杨上善注：'善调寸口之脉知病，亦不假察色而知也。'能参合而行之者，可以为上工，上工十全九；行二者为中工，中工十全七；行一者为下工，下工十全六，杨上善注：'察色、诊脉、调尺，三法合行，得病之妙，故十全九，名曰上工。但知尺、寸二者，十中全七，故为中工。但明尺一法，十中全六，以为下工也。'"

可见，经文提出，调其脉之缓、急、小、大、滑、涩，而定其病变。杨上善注之，此虽得知本藏之脉，而一脉就有六变，故而注云："观其六变，则病形可知"，即观察其上所言之六种脉象之变，则可以察知其病形。继而该篇言及寸口与尺肤的关系，其注介绍寸口、尺肤的部位，以及诊察原理与方法。再者，《太素·诊候之二·尺诊》杨上善亦注："尺之缓急等，谓尺脉及尺皮肤缓、急、小、大、滑、涩六种别也。"说明尺肤亦有六变。故而《太素·诊候之二·色脉尺诊》杨上善注云："尺下皮肤与尺寸脉六变同。"说明寸口脉与尺肤二者具有异曲同工之诊察意义。因脉及尺肤有六变，病有寒热虚实之不同，该篇亦介绍了针刺相应有浅刺、深刺、迅速出针、留针等多种治疗方法。

其后，《太素·诊候之二·色脉尺诊》其注举例，诊尺肤是以手扪循尺部皮肤，其机制与寸口脉相同；同理，寸口脉缓，以手扪循尺皮肤亦缓，寸口脉来蹇涩，尺之皮肤亦涩不滑等，其意在于说明寸口与尺肤变化相应。故而其注云："调寸口脉六变，又调于尺中六变，方可知病。"另外，其注亦说明，若能审调尺之皮肤六变，即得知其病，则为不借助寸口脉之诊法；诊察寸口之脉而知病，为不借助察色诊病。通过其对于上工、中工、下工的比较，认为能参合而行之者，则可以为上工。究其原理，其于该篇注云："察色、诊脉、调尺，三法合行，得病之妙。"其倡导察色、诊脉、调尺合参的指导思想，则显而易见矣。论与临床实际契合，然现在诊尺肤已很少运用，尚有待于进一步探讨研究。

（4）论色脉与问诊合参

《太素·诊候之二·色脉诊》曰："夫脉之小大滑涩浮沉，可以指别也，杨上善注：'寸口六脉之形，指下得之，故曰指别。'五藏之象，可以类推，杨上善注：'皮、肉、筋、脉、骨等，五藏外形，故为象也。五脉为五象之类，推脉可以知也。'上医相音，可以意识；五色微诊，可以目察。能合脉色，可以万全，杨上善注：'耳听五音，目察五色，以合于脉，用此三种候人病者，所为皆当，故得万全也。'""凡相五色之奇脉，面黄目青，面黄目赤，面黄目白，面黄目黑者，皆不死，杨上善注：'相前五色异脉，先相于面五色者也，面得黄色，目之四色见于面者，以土为本，故皆生也。'面青目赤，杨上善注：'肝病心乘，名曰实邪。'面赤目白，杨上善注：'心病肺乘，名曰微邪。'面青目黑，杨上善注：'肝病肾乘，名曰虚邪。'面黑目白，杨上善注：'肾病肺乘，亦曰虚邪。'面赤目青者，杨上善注：'心病肝乘，名曰虚邪。'皆死，杨上善注：'此之五色，皆为他克，不得其时，不疗皆死。但色难知，且根据一义如此也。'"

论及脉诊、问诊、色诊之原理，杨上善注之，认为寸口六脉之形，如小、大、滑、涩、浮、沉之脉象，可以通过切脉而得之，故曰可以指别。再者，皮、肉、筋、脉、骨等，为五脏之外形表现，故为其在外之征象，因此五脉为五象之类，诊脉可以知之。此外，耳能听五音，目能察五色，再合于脉象，故而注云："用此三种候人病者，所为皆当。"介绍切脉、问诊、望色合参诊察疾病，乃是万全之法。关于色诊之理，经文言及面黄目青，面黄目赤，面黄目白，面黄目黑，四种面色者预后好，究其机制，杨上善注之，诊察面部五色，若见面得黄色，目之四色见于面者，其预后佳之理为"以土为本，故皆生"。尔后，其注举例，如面青目赤，为肝病心乘；面青目黑，为肝病肾乘等，而注云"此之五色，皆为他克，不得其时，不疗皆死"。其基于五色与五脏及官窍的归属联系，从五行生克之理，阐发其机理，有助于相关理论的理解应用。

（5）论平脉、病脉与诊尺肤

《太素·诊候之二·尺寸诊》曰："黄帝问岐伯曰：平人何如？对曰：人一呼脉再动，人一吸脉亦再动，命曰平人。平人者，不病也。医不病，故为病人平息以论法也，杨上善注：'平人病法，先医人自平，一呼脉再动，一吸脉再动，是医不病调和脉也。然后数人之息，一呼脉再动，一吸脉再动，即是彼人不病者也。若彼人一呼脉一动，一吸脉一动等，名曰不及，皆有病也。故曰：医不病，为病患平息者也。'人一呼脉一动，人一吸脉一动者，曰少气，杨上善注：'呼吸皆一动，名曰不及，故知少气。'人一呼脉三动，一吸脉三动而躁及尺热，曰病温；尺不热，脉滑曰风，涩曰痹，杨上善注：'脉之三动，以是气之有余，又加躁疾，尺之皮肤复热，即阳气盛，故为病温。病温，先夏至日前发也；若后夏至日发者，病暑也。一呼三动而躁，尺皮不热，脉滑曰风，脉涩曰痹也。'人一呼脉四至曰死，杨上善注：'四至，阳气独盛，阴气衰绝，故死。'脉绝不至曰死，杨上善注：'以手按脉，一来即绝，更不复来，故死。'乍疏乍数曰死，杨上善注：'乍疏曰阴，乍数曰阳，阴阳动乱不次，故曰死也。'"

关于平人之脉、病脉的诊察，杨上善注之，认为医生临证宜调匀自己的呼吸，使得呼吸与脉搏动协调，如一呼脉再动，一吸脉再动，乃是医者不病而有调和之脉，然后测候病人之脉搏至数，知其正常或异常，如一呼脉再动，一吸脉再动，即是不病者。亦可判断其脉之迟或数，如其脉动次数减少或增多，则为有病之脉。如呼吸皆一动，则为不及，故知其少气。再者，可以结合诊尺肤，如病人脉之三动，则为气之有余，又加脉躁疾，尺之皮肤复热，即为阳气盛。此外，从其脉来之至数而言，如脉来乍疏乍数曰死，而注其机制，如乍疏曰阴，乍数曰阳，此乃"阴阳动乱不次"，故而曰死也。

7. 五脏脉诊

本篇主要论述五脏的平病死脉，从色脉辨病之新久等问题。因其主题是关于五脏脉诊，故而篇名为"五藏脉诊"。

（1）论五脏平、病、死脉

《太素·诊候之二·五脏脉诊》云："肝脉弦，心脉钩，脾脉代，肺脉毛，肾脉石，是谓五藏脉，杨上善注：'肝、心、脾三脉，《素问》《九卷》上下更无别名。肺脉称毛，又名浮，肾脉称石，又名营，是五脉同异。若随事比类，名乃众多也。'平心脉来，累累如连珠，如循琅玕，曰心平，杨上善注：'心脉，夏脉也。夏日万物荣华，故其脉来，累累如连珠，以手按之，如循琅玕之珠，以为平和之脉也。而称钩者，曲也，珠连高下，不如弦直，故曰钩也。'夏以胃气为本，杨上善注：'胃为五藏资粮，故五时之脉皆以胃气为本也。'病心脉来，喘喘连属，其中微曲，曰心病，杨上善注：'病心脉来，动如人喘息连属，然指下微觉曲行，是谓心之病脉者也。'死心脉来，前曲后居，如操带钩，曰心死，杨上善注：'心脉来时，按之指下觉初曲后直，如操捉带钩前曲后直，曰心死脉。居，直也。'""平肝脉来，濡弱招招，如揭长竿，曰肝平，春以胃气为本，杨上善注：'揭，奇哲反，高举也。肝之弦脉，独如琴瑟调和之弦，不缓不急，又如人高举行竿之梢，招招劲而且，此为平也。'病肝脉来，盈实而滑，如循长竿，曰肝病，杨上善注：'盈，满实也。肝气实滑，如循长竿，少于胃气，故肝有病也。'死肝脉来，急而益劲，如新张弦，曰肝死，杨上善注：'肝真藏脉来，劲急犹如新张琴瑟之弦，无有调弱，是无胃气，故为死候也。'平脾脉来，和柔相离，如鸡践地，曰脾平，长夏以胃气为本，杨上善注：'按脾大脉和柔，胃气也。相离中间空者，代也，如鸡践地迹中间空也。中间代者，善不见也。'病脾脉来，实而盈数，如鸡举足，曰脾病，杨上善注：'实而盈数，如鸡之举足爪聚，中间不空，聚而恶见，比之无代，故是脾病也。'死脾脉来，坚兑如鸟之喙，如鸟之距，如水之流，如屋之漏，曰脾死，杨上善注：'按脾脉来，坚尖聚兑而不相离，上触人指，如鸟喙，如水流动，如屋漏之滴人指，脾脉死候也。'平肾脉来，喘喘累累如旬，按之而坚，曰肾平，冬以胃气为本，杨上善注：'旬，平也。手下坚实而平，此为石脉之形，故为平也。有本为揣揣果果之也。'病肾脉来，如引葛按之而益坚，曰肾病，杨上善注：'肾之病脉，按之如按引葛，逐指而下也。益坚，始终坚者，是谓肾平。初耎后坚，故是肾病也。'死肾脉来，发如夺索，辟辟如弹石，曰肾死，杨上善注：'肾之石脉来，指下如索，一头系之，彼头控之，索夺而去，如以弹石弹指辟辟之状，是肾之死脉候也。'"

关于五脏的平、病、死脉，杨上善注之，首先，诠释五脏脉之名，其指出，肝、心、脾三脉，在《素问》《九卷》记载其无别名。而肺脉称为毛脉，又叫浮脉；肾脉称为石，又名为营，此乃五脉之同异。究其原因，乃为取相类比，故而其名称众多。继而，依次注释五脏平、病、死脉，如其注心脉，乃为夏脉。因夏日万物荣华，故心脉来，累累如连珠，以手切循按之，如循琅玕之珠状，此为心的平和之脉。指出胃为五脏之资粮，"故五时之脉，皆以胃气为本"。病心脉来，其动如人之喘息连属，然而指下微觉曲行，此乃心之病脉；心脉来时，切诊按之，指下有初曲后直之感，如操捉带钩之前曲后直，此为心之死脉。再如肝之弦脉，切按之如琴瑟调和之弦，其不缓不急，又如人高举竹竿之末梢，长而柔和有力，此为肝之平脉；若肝气实滑，切脉如循长竿，此为胃气不足，故为肝有病；若肝真脏脉来，劲急犹如新拉开之琴弦，没有和缓之象，乃是无胃气，故而为死候。

切脉按脾脉，其脉来和柔，为有胃气之平脉；若脉来实而盈数，如鸡之举足而爪聚，与平脉之无代相比，故乃是脾之病脉；切脉按脾脉，其脉来坚尖聚兑，触之如鸟喙，脉行不相离，即脉来如水流动，一去不返，或如屋漏之滴水，此为脾之死脉；脉来手下坚实而平，此为石脉之象，故而为肾之平脉；肾之病脉，切诊按之如按引葛，随指而下，有力而不改变，乃是肾之平脉。若脉来初软而后坚硬，故而是肾之病脉；若肾之石脉来，应指如绳索，甚至如以弹石弹指之状，坚硬而无和缓之象，乃是肾之死脉。其注脉象之表现特点形象生动，对于其机制的阐释联系脏腑所主季节之物候特点等，并突出五脏脉之胃气的重要意义。

（2）察色脉辨病之新久

《太素·诊候之二·五脏脉诊》记载："黄帝问于岐伯曰：故病五藏发动因伤色，各何以知其久暴至之病乎？杨上善注：'其病发于五藏，有伤其候五色，何以知其久病新暴之别？'岐伯对曰：悉乎哉问也，故其脉小色不夺者，新病也，杨上善注：'邪始入于五脉，故脉小，未甚伤于血气，故部内五色不夺，是知新病。'故其脉不夺，其色夺者，久病也，杨上善注：'脉为其本，色为标也，本受邪气已，方受与标，故脉不夺，色甚夺者，知是久病。'故其脉与五色俱夺者，此久病也，杨上善注：'内之五脉，外之五色，二俱夺者，知病已成在久。'故其脉与五色俱不夺者，新病也，杨上善注：'人之有病，五脉、五色二俱不夺者，其病未行血气，故知新病也。'"

色乃五脏之外华，故而内藏有病可见于面色之变；而脉为气血运行之通道，故而人体患病则可表现与脉。经文论及察色脉辨疾病之新久，杨上善注之，认为其病发于五脏，而有伤其内脏，诊察时宜候其五色，可以得知其病情。其注分析机制，可以分为以下四种情况。其一，邪始入于五脉，故而脉小，伤于血气但其病未甚，故相应之五色不夺，乃知是新病；其二，从发病机制来说，脉为其本，而五色为其标，本受邪气，方传至其标，故而其脉本不夺，其色泽夺失者，乃知是久病；其三，内之五脉形，外在之五色，二者俱夺，则知其病已成且久；其四，人之患病，五脉五色皆俱不夺者，因其病未影响及血气，故而知其为新病。其注重点从色脉合参，判断病之新久，对于临床具有重要指导意义。

8. 虚实脉诊

本篇主要论述五实五虚及预后，辨虚实之要点，虚实定义，以及虚实逆顺等。因其内容主要是围绕虚实与脉象，故而篇名为"虚实脉诊"。

（1）论五实五虚预后

《太素·诊候之三·虚实脉诊》记载："黄帝问于岐伯曰：余闻虚实以决死生，愿闻其情。岐伯曰：五实死，五虚死，杨上善注：'人之所病，五实具有者，不泄当死；所病五虚具有者，不下食当死也。'黄帝曰：何谓五实五虚？岐伯曰：脉盛，其皮热，腹胀，前后不通，闷瞀，此谓五实，杨上善注：'人迎、脉口脉大洪盛，一实也；皮肤温热，阳盛二实也；心腹胀满，三实也；大小便不通，四实也；闷瞀不醒，五实也。'脉细，皮寒，气少，泄注利前后，饮食不入，此谓五虚，杨上善注：'人迎、脉口脉少细，一虚也；皮肤寒冷阳虚，二虚也；心腹少气，三虚也；大小便利，四虚也；饮食不下，五虚也。'黄帝曰：其时有生者何也？岐伯曰：浆粥入胃，泄注止，则虚者活，杨上善注：'浆是谷液，为粥止利，俱有五虚，粥得入胃，即虚者可生也。'身汗得后利，则实可活。此其候也，杨上善注：'服药发汗，或利得通，则实者可活也。'"

论及五实死、五虚死，可见其预后不佳，究其机制，杨上善注之，认为患病至五实，具有五实之病证者，若不能通泻则预后不佳；而所病至五虚，具有五虚之病证者，若不能进食则当死。关于五实之病证，其注说明，人迎、脉口之脉大洪盛，则为一实；皮肤温热，则属阳盛，则为二实；心腹胀满，则为三实；大、小便不通，则为四实；闷瞀不醒，则为五实。关于五虚病证，其注说明，人迎、脉口之脉少细，为一虚；皮肤寒冷，则属阳虚，为二虚；心腹少气，则为三虚；大、小便利，则为四虚；饮食不下，则为五虚。关于五虚证的预后，经文提出浆粥入胃，泄注止，则虚者活，其注认为，浆为谷液，故而五虚者，若能进食，其能食粥泄利止，则胃气恢复，脾肾之气得固，即可以有生机；通过服药发汗，或大、小便通利，使邪有去路，则实者可活。在此，既讨论了五实、五虚之预后，亦为实证与虚证之治则提供了思路，具有重要临床指导意义。

（2）论虚实之要

《太素·诊候之三·虚实脉诊》记载："黄帝问岐伯曰：愿闻虚实之要，杨上善注：'虚实是死生之本，故为要也。'岐伯对曰：气实形实，气虚形虚，此其常也，反此者病，杨上善注：'气，谓卫气也。形，身也。'谷盛气盛，谷虚气虚，此其常也，反此者病，杨上善注：'食多入胃，曰谷盛也，胃气多，曰气盛也。'脉实血实，脉虚血虚，此其常也，反此者病，杨上善注：'脉，谓人迎寸口脉也。血，谓经络血也。'黄帝曰：何如而反？岐伯曰：气虚身热，此谓反，杨上善注：'卫气虚者，阴乘必身冷。今气虚，其身更热，故为逆也。'谷入气少，此谓反；谷不入气多，此谓反，杨上善注：'食多入胃者，胃气还多，食不入胃，胃气还少，此为顺也。食多入胃，胃气反少；食不入胃，胃气反多，此为逆也。'脉盛血少，此谓反；脉少血多，此谓反，杨上善注：'寸口、人迎脉盛，经络血盛；寸口、人迎脉少，经络血少，此为顺也。寸口、人迎脉盛，而血反少。寸口、人迎脉少，而经络血多，此为逆也。'""黄帝问曰：何谓虚实？岐伯答曰：邪气盛则实，精气夺则虚，杨上善注：'风寒暑湿客身，盛满为实，五藏精气夺失为虚也。'"

言及辨别虚实的重要性，杨上善注云，"虚实是死生之本，故为要"，从虚实之辨系关生死的角度，阐释了虚实为诊候之核心要点，或许此亦体现其在诊候卷专列虚实脉诊篇之良苦用心。继而依据经文所论，其注从饮食与胃气之盛相应为顺，反之为逆；脉之虚实，与血之虚实相符为顺，若脉盛而血反少，乃为逆；卫气虚者，阴乘必身冷，若气虚，其身更热，此乃属症状与其病之虚实性质相反，故此乃为逆。说明脉症相合与否，既反映疾病的病情，亦将主导其病之诊治，不言而喻，辨识其病的虚实，其在诊察中的确有举足轻重之作用。探究虚实之概念，杨上善注之，风寒暑湿入侵人体，邪气盛满则为实；而五脏精气夺失则为虚，显而易见，此乃邪气盛则实，精气夺则虚的深刻诠释。

9. 杂诊

《杂诊》篇主要讨论诊法常以平旦，诊病望五色、观察形体，闻声音察症状等诊法，继而列举关格、消瘅、目痛等病证的诊法与脉象。《脉论》篇介绍了四时阴阳与诊脉，年龄与诊治，勇怯与发病，生病起于过用等问题。此次研究将两篇合入《杂论》名下，一并论之。

（1）论诊法常以平旦

《太素·诊候之三·杂诊》云："黄帝问岐伯曰：诊法常以平旦，阴气未动，阳气未散，杨上善注：'诊法在旦，凡有五要，故须旦以诊色脉，肺气行至手太阴十二经络，所有善恶之气皆集寸口，故曰未动；未入诸阳脉中，故曰未散，此为一也。'饮食未进，杨上善注：'进饮食已，其气即行，善恶散而难知，故曰未进食，此为二也。'经脉未盛，杨上善注：'未进饮食，故十二经气未盛，此为三也。'络脉调均，杨上善注：'以经未盛，大络亦未盛，故络脉调均，此为四也。'气血未乱，故乃可诊，杨上善注：'卫气营血相参以行其道，故名为乱。今并未行，即气血未乱，此为五也。平旦有斯五义，故取平旦察色诊脉，易知善恶之也。'有过之脉，切脉动静，杨上善注：'营卫将诸脉，善恶行手太阴，过寸口时，以手切按其脉动静，即知其善恶之也。'而视精明，察五色，杨上善注：'视其面部及明堂、藏府、分肉、精明、夭恶五色之别。'观五藏有余不足，五府强弱，形之盛衰，杨上善注：'五府，谓头、背、腰、膝、髓五府者也。以此切脉察色，视知五藏气之虚实，五府气之强弱，及身形盛衰之也。'以此参伍，决死生之分，杨上善注：'以此平旦切脉察色，知藏府形气参伍商量，以决人之死生之分之也。'"

言及诊脉，经文提出，诊法常以平旦，因其阴气未动，阳气未散。杨上善注之，将其原理概括为"五要"。其一，须平旦以诊色脉，因肺气行至手太阴十二经络，则其善恶之气皆集于寸口，因其未动，而未入诸阳脉中，故而谓之未散。其二，若已进饮食，则其气即行，善恶散而难知，故而要求未进食。其三，未进饮食，故而十二经气未盛。其四，以其经未盛，大络亦未盛，故而络脉调均。其五，其气未行，即气血未乱。故其注云"平旦有斯五义，故取平旦察色诊脉，易知善恶之也"。将诊脉之要义，展示其注释之中。此外，其注言及观面部及明堂、脏腑、形态，察其精明五色，区别其善恶之不同。以此平旦切脉察色，而知脏腑形气参伍，故而达决人死生之诊察目的。此论对临床诊察具有重要指导意义。

（2）论闻声音诊察形体

《太素·诊候之三·杂诊》云："五藏者，中之府也。中盛满，气伤恐，音声如从室中言，是中气之湿也，杨上善注：'次听声者也，六府贮于水谷，以为外府；五藏藏于精神，故为中府，五藏之气有余盛满，将有惊恐。有伤者，乃是中气得湿，上冲胸嗌，故使声重如室中言也。'言而微，终日乃复言者，此夺气也，杨上善注：'言声微小，又不用言者，当是有所夺气，气少故尔也。'衣被不敛，言语善恶不避亲疏者，此神明之乱也，杨上善注：'是其阳明之气热盛为病心乱，故其身不知所为，其言不识善恶，以其五神失守故也。'仓廪所不藏，是门户不要也，杨上善注：'脾胃之气失守，则仓廪不藏，以其咽口门户不自要约，遂食于身不便之物也。'水泉不止，是膀胱不藏也，杨上善注：'水泉，小便也。人之小便不能自禁者，以尿胞不能藏约，故遗尿不止也。'得守者生，失守者死，杨上善注：'如前之病神明不乱，得守者生；其神明乱，失守者死也之。'夫五藏者，身之强也，杨上善注：'五藏藏神，藏神为身主，故是身之强也。'头者，精明之府也，头倾视深，精将夺矣，杨上善注：'头为一身之天，天有日月，人之头有二目，五藏之精皆成于目，故人之头为精明府，所以精明将夺，力极头倾，视深，力意视也。'背者，胸之府，背曲肩随，府将坏矣，杨上善注：'心肺二输在上，当背太阳，故背为胸府，背曲肩随而乘胸臆，府将坏也。'腰者，肾之府，转摇不能，肾将惫矣，杨上善注；'肾在腰脊之中，故腰不随，肾将惫矣，惫，病也。'膝者，筋之府，屈伸不能，行则偻跗，筋将惫矣，杨上善注：'身之大筋，聚结于膝，膝之屈伸不能，行则曲腰向跗，皆是膝筋急缓，故知筋将病也。'骨者髓之府也，不能久立，行则掉栗，骨将惫，杨上善注：'髓为骨液，髓伤则胫疼不能久立，行则掉栗战动，即知骨将病矣。'得强则生，失强则死，杨上善注：'摄养前之五府，得身强者为生，失者为死也。'"

关于闻声音等症状得知脏腑病变，究其原理，杨上善注之，认为中气有湿，其气上冲于胸咽，故声重如从室中言。患者语声微小，又懒于言者，当为有所夺气，气少故尔如此。阳明之气热盛，则为心病而烦乱，故其身不知其所为。患者说话，不知善恶，此乃神志失常。若脾胃之气失守，则仓廪不藏，其咽口门户失于约束，则见大便失常等。而小便失禁，乃是膀胱不能藏约，故而遗尿不止。故而强调其神明乱，失守者死。论及审察形体得知五府之病，杨上善注之，依次对其机制进行阐述。如头为精明，故而精明将夺，则头倾无力。背为胸府，若背弯曲肩垂下，则表明胸之府将坏。肾位于腰部，故腰之活动障碍，则肾将疲惫。身之大筋，聚结于膝部，故而膝之屈伸不能，行走困难，则知筋将病；髓为骨液，故下肢疼痛而不能久立，行则振颤抖动，则知骨将病等。此外，其注提出"摄养前之五府"，其得身形之强者生，失之则为死，不仅关注审察形体在诊病中的意义，且着意于养生，即未病即注意摄养五府，通过养生防病，减少疾病之发生。其注释可谓寓意深远，颇具启发意义。

（3）关于脉诊

《太素·诊候之三·脉论》曰："故春秋冬夏四时阴阳，生病起过用，此为常，杨上善注：'人于四时饮食劳佚，不能自节，以生诸病，斯乃愚人起过之常也。'食气入于胃，散精于肝，淫气于筋，杨上善注：'食气入胃，胃之血气之精散入五藏，而独言肝耳，以肝为木，东方春气为物之先故也。淫溢气，为筋者也。'""经气归于肺，杨上善注：'肺以主气，故二经脉之气皆归于肺也，故肺主气也。'肺朝百脉，杨上善注：'十二经脉、奇经八脉、十五大络等络脉，皆集肺脉两手太阴寸口而朝之。'""气归于权衡以平，气口成寸，以决死生，杨上善注：'权衡，谓阴阳也。以其阴阳之平，平于气口之脉，成九分为寸，候五藏六府之脉，以决死生也。'"

论述生病起于过用之理，杨上善注之，认为此乃四时饮食及劳役不能节制，故而生诸病，此为病起于过用，此亦发病的常见规律。言及饮食入胃，其精微布散于五脏六腑、四肢百骸，乃至于皮毛，杨上善注之，从脏腑与季节的通应，五脏之功能，经脉的循行分布，阐发其输布机制，以及气口形成之理，以及在疾病诊察中决死生之意义。其注说明，食气入胃，胃之血气之精散入于五脏，而首先独言入肝，其理在于肝为木，东方春气为物之先。肺以主气，故而经脉之气皆归于肺，又因十二经脉、奇经八脉、十五大络等，皆集肺脉两手太阴寸口而朝会，而言肺朝百脉，故手太阴之寸口以候五脏六腑气之盛衰，而判断人之死生。其论对于切脉诊病的深入认识，及其临床应用提供了理论指导。

（十）设方

本卷分为：知古今、知要道、知方地、知形志所宜、知祝由、知针石、知汤药、知官能，共8篇。其内容涵盖上古、中古、今世发病与治疗不同，司外揣内之理，不同地域、饮食对人体的影响，人有形志苦乐之不同，五脏所伤不同，祝由之法的使用，以及针刺五法、水肿的病机及治则，据疾病寒热虚实针刺补泻等。

1. 知古今

本篇讨论汤液醪醴的作用，言及上古、中古、今世之发病与治疗不同，提出精坏神去之病，非针药、砭石所能医治，强调神气在疾病转归预后中的重要意义。

论汤液醪醴及疗病法则

《太素·设方·知古今》曰："必以稻米，炊之稻薪，稻米者完，稻薪者坚。曰：此得之天之和，高下之宜，故能至完；伐取得时，故能至坚，杨上善注：'稻米得天之和气，又高下得所，故完。稻薪收伐得时，所以坚实，用炊以为醪醴，可以疗病者也。'黄帝问于岐伯曰：上古圣人作汤液醪醴，为而不用，何也？曰：上古圣人作为汤液醪醴者，以为备耳。夫上古作汤液，故为而弗服，杨上善注：'伏羲以上，名曰上古；伏羲以下，名曰中古；黄帝之时，称曰当今。上古之时，呼吸与四时合气，不为嗜欲乱神，不为忧患伤性，精神不越，志意不散，营卫行通，腠理致密，神清性明，邪气不入，虽作汤液醪醴，以为备拟，不为服用者也。'中古之世，德稍衰也，邪气时至，服之万全，杨上善注：'上古行于道德，建德既衰，下至伏羲，故曰稍衰也。帝王德衰，不能以神化物，使疵疠不起，嗜欲情生，腠理开发，邪气因入，以其病微，故服汤液醪醴。稍衰而犹淳，故因汤液而万病万全。'曰：今之世不必已，何也？杨上善注：'不定皆全，故曰不必已也。'曰：当今之世，必齐毒药攻其中，镵石针艾治其外，形弊血尽而功不立者，何也？杨上善注：'广前问意。问意曰：良药可以养性，毒药可以疗病。黄帝不能致德，邪气入深，百性疾甚，尽齐毒药以攻其内，镵石针艾以疗其外，外则形弊，内则血气尽，而形不愈，其意何也？'"

此段经文来自《素问·汤液醪醴论》，提出五谷汤液及醪醴的作用，杨上善注之，阐释稻米与稻薪的特点，以及醪醴疗病之理，认为因稻米得天之和气，其生长高下得宜，故而其气味完备。稻薪收伐得时，所以其坚实，故而"用炊以为醪醴，可以疗病"。论及时代不同其发病与治疗不同。杨上善注之，说明上古、中古、当今的划分，如伏羲以上，属于上古；伏羲以下，则属于中古；黄帝之时，则称当今。再者，因上古之时，人们适于四时之气，故不为嗜欲乱神，不为忧患而伤性，"精神不越，志意不散，营卫行通，腠理致密，神清性明，邪气不入"，虽然作汤液醪醴，但以为备用之物。然随时代的变迁，人们嗜欲无穷，情志纷扰，导致"腠理开发，邪气因入"，但因其病轻微，故而服用汤液醪醴即可疗之。其后，论及病至于形体弊血尽而功不立，究其机制，杨上善注释云"良药可以养性，毒药以疗病"。若邪气入深，尽管调剂药物以攻其内，以石针艾以疗其外，但如其外则形弊，内则血气尽，而难以治疗其病证，继而将其问推而广之，发问其原因何在。

承上文《太素·设方·知古今》记载："曰：神不使。何谓神不使？杨上善注：'人之神明有守，以营于身，即为有使也。'曰：针石者道也。精神越，志意散，故病不可愈也，杨上善注：'针石道者，行针石者须有道也。有道者神不驰越，志不异求，意不妄思，神清内使，虽有邪客，服之汤液醪醴万全也。'今精坏神去，营卫不可复收，杨上善注：'今时五藏精坏，五神又去，营卫之气去而不还，故病不愈。'何者？视欲无穷而忧患不止，故精气施坏，营涩卫除，故神去之，而病之所以不愈也，杨上善注：'以下释前精坏神去，营卫不行所由也。一则纵耳目于声色，乐而不穷；二则招忧患于悲怨，苦而不休。天之道也，乐将未毕，哀已继之。故精气弛坏，营涩卫除，神明去身，所以虽疗不愈也。故无恒愚品，不可为医作巫，斯之谓也。'"

可见，经文继而将其病难治的原因归纳为"神不使"。杨上善注之，认为人之神明守持于内，则以营于周身，维护身体活动的正常；因而说明，"针石道者"，指出砭石、针刺等治疗是手段，行针石者须懂得其使用之道，方法用之得当，则可使其"神清内使"，使得神志功能及生命活动得以正常。故而虽然有邪气，但服之汤液醪醴则万全。言及神去之，则病之所以不愈，其注认为，以下释前言之"精坏神去、营卫不行所由"，究其原理，一是纵耳目于声色，乐而无穷，纵情嗜欲，而损失身体；二是因而招忧患于悲怨，导致情志所伤，故"神明去身，所以虽疗不愈也"，其注揭示，精坏神去之病，为神志所伤，与情志等因素密切相关，故非针药、砭石所能治，凸显神在疾病治疗及转归中的重要作用，其论具有临床指导意义。

2. 知要道

本篇主要介绍司外揣内，司内揣外，即察外以知内，察内以知其外之原理，注重内外合而察之的诊察方法。

论内外合而察之

《太素·设方·知要道》云："岐伯曰：日与月焉，水与镜焉，鼓与响焉，杨上善注：'以下设日月、水镜、鼓响六譬，欲穷存身安人微妙之道。'夫日月之明，不失其彰，水镜之察，不失其形，鼓响之应，不后其声，治则动摇应和，尽得其情，杨上善注：'针药有道，故浑一而用巧；理国有道，故政同而理能。是以针药正身，即为内也；用之安人，即为外也。内譬日月、水镜、鼓响者也；外譬光影、形象、音声者也。针法存身和性，即道德者也；摄物安人，即仁义者也。'故理身理国，动摇应和，尽和群生之情，斯乃至真之道也。不后者，同时者也。'黄帝曰：窘乎哉！照照之明，不可蔽也。其不可蔽者，不失阴阳也，杨上善注：'以阴阳察于内外，故照然不可蔽者也。'合而察之，切而验之，见而得之，若清水明镜，不失其形也，杨上善注：'以内外合而察之，以志意切而取验，故见而得之，见得之明，若水镜之形，不相失之也。'五音不彰，五色不明，五藏波荡，杨上善注：'五音、五色，即外也；五藏，即内也。以五藏神性波荡，故音色不彰明之。'若是则外内相袭，若鼓之应桴，响之应声，影之似形也，杨上善注：'举此三譬，以晓物情也。袭者，因也。鼓、声与形为内，近也；桴、影及响为外，远也。'故远者司外揣内，近者司内揣外，杨上善注：'远者所司在外，以感于内，近者所司在内，以应于外，故曰揣也。揣，度也。'"

本篇经文来自《灵枢·外揣》，论及诊察之要道，提出日与月、水与镜、鼓与响之比喻。杨上善注之，认为其"下设日月、水镜、鼓响六譬"，乃探是索诊察疾病，以安身立命的"微妙之道"。究其机制，杨上善注之，认为内，即如日与月、水与镜、鼓与响；外，即如光影、形象、音声。说明二者密切关联，内外相互印证，"以阴阳察于内外，故照照不可蔽者也"。其注继而强调，以内外合而察之，见而得之明，犹如水与镜之明监，二者形影相合，而内外不相失。随后，论及五色与五脏的关系，其注指出，五音、五色，即在外之象；五脏，即在内之藏。故而"五藏神性波荡，故音色不彰明"，说明如果内在之五脏不正常，则外在之声音及五色亦随之有相应改变。其后，概言犹如外内相袭，桴鼓相应，影之似形，其注说明，"举此三譬以晓物情"，进而阐发，远者所司在外，以感于内，近者所司在内，以应于外，故而称其为揣，并说明"揣"，乃是度之义。并从阴阳相应，内外感应之角度，对其原理进行注释，而且将此篇题目定为"知要道"，可见，其对内外合而诊察原理的深刻理解与重视。其论为临床诊治提供了理论依据与思路。

3. 知方地

本篇主要讨论不同地理环境、气候条件、饮食习惯等，对人体产生重要影响，使得各地的人群体质有不同，其常见病证不同，其治疗方法亦随之不同。

知方地而随疗各异

《太素·设方·知方地》记载："黄帝问于岐伯曰：医之治病也，一病而治各不同，皆愈，何也？岐伯曰：地势使然，杨上善注：'五方土地各异，人食其土，生病亦异，疗方又别。圣人量病所宜，一病合以余方，疗之皆得愈者，大圣之巧。'故东方之域，天地之法始生也，鱼盐之地，滨海傍水，其民嗜鱼而食咸，皆安其处，美其食，杨上善注：'天地之法，东方为春，万病始生之方也。人生鱼盐之地，故安其处，美其食也。'""杨上善注：'热中疏理之人，多生痈疡病也。疡，养良反，疮也。砭针破痈已成，冷石熨其初起，此言东方疾异疗。'""杨上善注：'西方金，亦金玉之所出，故为金玉之域也。西方为秋，故为万物收引之方也。不衣者，不以绵为衣，而以迭褊其身……人多脂肥，腠理致密，风寒暑湿外邪不伤，而为饮食男女内邪生病，故宜用毒药攻之。'""杨上善注：'北方为冬，故为万物闭藏之方也。北方其地渐高，是阴中之阴，故风寒也。所乐之处既于寒，所美之食非温，故五藏寒而生病，宜以灸蒸。蒸，烧也。'""杨上善注：'南方为夏，万物养长，阳盛之方也。阳中之阳，其地渐下，故水土弱，雾露之所聚也。污下，湿也。南方为火，色赤，故人多赤色也。以居下湿，多挛痹病，故宜用九针也。'""杨上善注：'中央为土，故其地平湿，中土之所生物色多。'""杨上善注：'人之食杂则寒温非理，故多得寒热之病；不劳则血气不通，故多得痿厥之病。故导引按跷则寒热咸和，血气流通。此非但愈斯二疾，万病皆可用之。'故圣人杂合以治，各得其所宜，故治所以异而病皆愈者，得病之情，知治之大体，杨上善注：'五方水土生病不同，随疗各异，圣人即知一病为众药所疗，故以所宜为工，得疗病之大体也。'"

　　本篇之经文来自《素问·异法方宜论》，提出东、西、南、北、中五方，因其地理环境、气候条件、饮食习惯等有差异，生活于该地的人群体质有差异，因而其常见病证有不同，故而治疗有不同。杨上善注之，阐发其义，概括其要点在于"五方土地各异，人食其土"，故而其"生病亦异，疗方又别"，说明因五方水土饮食的不同，形成不同体质与常见病，故而各地的治疗方法有不同。对于其治疗作用，其注总结为"量病所宜"，故而表明，此乃一病治以不同之理法，乃是"疗之皆得愈"之机制所在。例如，关于痈疡之治，杨上善注之，认为热中疏理之人，多生痈肿疮疡类病，继而说明其治疗，以砭针破痈治其脓已成；而以冷石熨其痈肿初起，"此言东方疾异疗"，可见其注蕴含同病异治原理。再如，注释西方为秋，故为万物收引之方，因而当地之人多脂肥，腠理致密，外邪不伤；同时指出，"而为饮食男女内邪生病"，故而治疗宜用毒药攻之。又如，北方为冬，故为万物闭藏之方，故五脏寒而生病，治宜以灸蒸。其注明确蒸，即烧针。其后，一言以蔽之，"五方水土生病不同，随疗各异"，此乃说明，得知一病为众药所疗，而称此为"得疗病之大体也"。此可谓表达了对《内经》因地制宜思想的深刻理解，对学习相关理论以及临床应用，均有启发作用。

4. 知形志所宜

本篇论述人有形志苦乐的不同，五脏所伤之不同，其治疗宜随之而采用不同方法。

论形志苦乐之治

《太素·设方·知形志所宜》云："形乐志苦，病生于脉，治之以灸刺，杨上善注：'形，身之貌也。志，心之志也。心以主脉，以其心劳，邪气伤脉，心之应也，故以灸刺补泻脉病也。'形苦志乐，病生于筋，治之以熨引，杨上善注：'形苦筋劳，邪气伤筋，肝之应也，筋之病也医而急，故以熨引调其筋病也。药布熨之引之，使其调也。'形乐志乐，病生于肉，治之以针石，杨上善注：'形志俱逸，则邪气客肉，脾之应也，多发痈肿，故以砭针及石熨调之也。'""形苦志苦，病生于咽喝，治之以药，杨上善注：'形志俱苦劳气，客邪伤气，在于咽喝，肺之应也。喝，肺喘声也。有本作渴。故疗之汤液丸散药也。'""杨上善注：'惊恐主肾，形多惊惧，邪客筋脉，筋脉不通，肾之应也，痛生筋脉皮肤之间，为痹不仁，故以按摩醪醴。五形，言陈其所宜也。'""杨上善注：'凡疗病法，诸有痛苦由其血者，血聚之处先刺去之，刺去血已，伺候其人情之所欲，得其虚实，然后行其补泻之法也。'"

该篇经文来自《素问·移精变气》，论及形志苦乐之治，杨上善注之，以知形志所宜为主题进行阐释。其一，解释形志之义。同时说明，心以主血脉，以其劳心，而邪气伤其脉，而心亦应之，故而治以灸刺补泻。其二，因其形苦役而筋劳，则邪气伤筋，导致筋病，故而肝应之，治疗以熨引之法，即以药布熨之，使其调和。其三，因形志俱逸，则邪气入侵于肉，而脾应之，因脾主肉，多发为痈肿，故治以砭针及石熨调之。其四，因形志俱苦而劳其气，则邪入侵伤于气，在于肺之喘息与咽部疾病，故而疗之以汤液、丸散之类药物。其五，因惊恐所伤，其形体亦伤，故邪客于筋脉，而肾应之，导致筋脉皮肤之疼痛，或表现为痹而不仁，故治疗以按摩醪醴。其后，强调凡疗病之法，察其血聚之处，先刺去之，亦须观察其情志等所欲，结合探究其情志之所伤等，而得知其虚实，然后根据病证行补泻之法。其论体现既关注形体所伤，同时重视情志因素的影响作用，为相关疾病的诊治提供了理论指导。

5. 知祝由

本篇介绍上古之时，使用祝由之法移易精神，调理脏气而治疗疾病。

关于祝由治病

《太素·设方·知祝由》记载："岐伯曰：往古民人，居禽兽之间，杨上善注：'上古禽兽多而人少，人在禽兽之间，巢居以避禽兽，故称有巢氏也。'动作以避寒，阴居以避暑，杨上善注：'以躁胜寒，故动作以避寒。以静胜热，故阴居以避热。'内毋眷慕之累，外无申宦之形，此恬惔之世，邪不能深入也，故毒药不治其内，针石不治其外，故可移精祝由而已也，杨上善注：'既为恬惔之世，有性莫不恬惔自得。恬然自得，内无眷慕之情；惔然至乐，外亡申宦之役。申宦不役于躯，故外物不形；眷慕不劳于志，故内欲不累。内外恬惔，自然泰伦，纵外邪轻入，何所深哉？是以有病以祝为由，移精变气去之，无假于针药也。'当今世不然，忧患琢其内，苦形伤其外，杨上善注：'眷慕起于心，则忧其内；申宦苦其形，则伤于外也。'又失四时之逆顺、寒暑之宜，贼风数至，虚邪朝夕，内至五藏骨髓，外伤空窍肌肤，故所以小病必甚、大病必死者，故祝由不能已也。黄帝曰：善，杨上善注：'夏则凉风以适情，冬则求温以从欲。不领四时逆顺之宜，不根据冬夏寒暑之适，由是贼风至于腠理，虚邪朝夕以伤体。虚邪伤体，内入藏而客髓，贼风开腠，外客肌以伤窍，所以微疾积而成大病也。加而致死，苦之针药尚不能愈，况祝由之轻其可遣也。'"

　　言及上古时代之祝由治病，探究其机制，杨上善注之，上古之时有疾病，但以祝说之治法，则去病所由，而其病即已。今时之人，使用针药而尚不能治愈疾病，提出其是病之有轻重？抑或方术之不佳呢？继而比较，以有巢氏之称为例，说上古禽兽多而人少，人生活则巢居以避禽兽；而活动以避寒，以静而胜其热，以阴居而避其暑。认为既为恬淡之世，人之性情恬然自得，故内无眷慕之情，外无申宦之役。进而详解，故申宦不役其躯体，故外物不伤于其形；因眷慕不劳于其心志，而无内欲之累。故"内外恬，自然泰和，外邪轻入"，而很少有深重之疾患，故有病乃以祝说其病由，通过移精变气，即疏导调节情志而治疗其病，故"无假于针药"。当今世则不然，其注解分析，一是眷慕起于心，则忧其内。二是申宦劳役伤其形，则伤于外。三是失于四时寒暑之相宜，乃导致贼风数至，入侵人体，内至五脏骨髓，外伤官窍肌肤，故而小病必甚，大病必死，因此祝由不能治愈。并批评不根据冬夏寒暑之调适，而引起外邪入侵腠理，伤人之形体，内而入脏腑、骨髓，外侵于肌肤以伤其官窍，故而微小疾患积累而成大病，加重则预后不佳，使用针药尚不能治愈，况且只是祝由之法，实则难以奏效。上古祝说病由以治病，乃是心理疏导之法的早期记录，调畅情志对于情志相关疾病的治疗，具有重要临床指导意义，可资参考。

6. 知针石

　　本篇主要介绍针刺五法、行针方法，以及虚实补泻方法等有关针刺的基本原理，并讨论针刺候气、刺禁等问题。

（1）论针刺五法

《太素·设方·知祝由》云："故针有悬布天下者五也，杨上善注：'故针等利人之道，凡有五利也。'黔首共饮食，莫知之也，杨上善注：'人之首黑，故名黔首也。饮食，服用也。黔首服用此道，然不能得其意也。'一曰治神，杨上善注：'存生之道，知此五者以为摄养，可得长生也。魂神意魄志，以神为主，故皆名神。欲为针者，先须理神也。故人无悲哀动中，则魂不伤，肝得无病，秋无难也；无怵惕思虑，则神不伤，心得无病，冬无难也；无愁忧不解，则意不伤，脾得无病，春无难也；无喜乐不极，则魄不伤，肺得无病，夏无难也；无盛怒者，则志不伤，肾得无病，季夏无难也。是以五过不起于心，则神清性明，五神各安其藏，则寿近遐算，此则针布理神之旨也，乃是崆峒广成子之道也。'二曰治养身，杨上善注：'饮食男女，节之以限，风寒暑湿，摄之以时，有异单豹严穴之害，即内养身也；实恕慈以爱人，和尘劳而不迹，有殊张毅高门之伤，即外养身也。内外之养周备，则不求生而久生，无期寿而寿长也，此则针布养身之极。玄元皇帝曰：太上养神，其次养形。斯之谓也。'三曰知毒药之为真，杨上善注：'药有三种：上药养神，中药养性，下药疗病。此经宗旨养神养性，唯去怵惕之虑、嗜欲之劳，其生自寿，不必假于针药者也。有病生中，无出毒药以为真恶，故须知之。'四曰制砭石大小，杨上善注：'东方滨海水傍，人食盐鱼，多病痈肿，故制砭石大小，用破痈也。'五曰知输藏血气之诊，杨上善注：'输，为三百六十五穴者也。藏，谓五藏血气。诊，谓经络脉诊候也。'五法俱立，各有所先，杨上善注：'此五法各有所长，故用之各有所先也。'"

论及针刺之五法，杨上善注之，总其要则概括为："针等利人之道，凡有五利"，随后其依据经文从五方面依次阐发。第一，治神，认为治神为生存之道，知此五者以为摄养，并称"魂神意魄志，以神为主，故皆名神"。即将神与五脏相联系而论之，凸显五脏藏神之义。故提出"欲为针者，先须理神"，说明神清慧爽，五脏藏神之功正常，而五神各安其藏，则可得长寿。故言"此则针布理神之旨"。第二，治养身，认为饮食男女所欲，宜有节制，即为内养身；风寒暑湿，宜顺时而调摄，即外养身，故曰"内外之养周备"，则为"针布养身之极"，亦有助于长寿。可见，其论言及首重养神，其次养形，即神形兼养之思想。第三，熟药性作用，其注阐发经旨，指出药有三种：即上药养神、中药养性、下药疗病。认为经之宗旨在于"养神养性"，故而强调去除怵惕之虑、嗜欲之劳，则可以长寿，此则"不必假于针药"，在此，突出了调神养性的重要意义。第四，制砭石大小，联系东方滨海环境，当地人多食盐鱼，而多病痈肿之病，故而制砭石，而用于破痈。第五，知输藏血气之诊。其注认为：输，为三百六十五穴；藏，指五脏血气；诊，指经络脉诊之候，提出"此五法各有所长，故用之各有所先"，亦说明五法灵活使用的必要性，为临床治疗提供了理论指导。

（2）论虚实补泻与候气

《太素·设方·知针石》曰："今末世之刺，虚者实之，满者泄之，此皆众工所共知之，杨上善注：'粗工守形，实者泻之，虚者补之，斯乃众人所知，不以为贵也。'若夫法天则地，随应而动者，和之者若响，随之者若影，杨上善注：'刺虚实之道，法天地以应万物，若响应声，如影随形，得其妙，得其机，应虚实而行补泻也。'""岐伯曰：凡刺之真，必先治神，五藏已定，九候已备，乃缓存针，杨上善注：'凡得针真意者，必先自理五神，五神即理，五藏血气安定，九候已备于心，乃可存心针道，补泻虚实。'""人有虚实，五虚勿近，五实勿远，杨上善注：'五，谓皮、肉、脉、筋、骨也。此五皆虚，勿近泻之；此五皆实，勿远而不泻。'至其当发，间不容眴，杨上善注：'至其气至机发，不容于目也，容于眴目即失机，不得虚实之中。眴，音舜。'手动若务，针耀而眴，杨上善注：'手转针时，专心一务。'静意视义，观适之变，杨上善注：'可以静意，无劳于众物也。视其义利，观其适当，知气之行变动者也。'是谓冥冥，莫知其形，杨上善注：'此机微者，乃是冥冥众妙之道，浅识不知也。'""杨上善注：'乌乌稷稷，凤凰雄雌声也。凤凰群杂而飞，雄雌相和，不见其杂。有观凤者，别其声殊，辨其形异，故曰不杂。譬善用针者，妙见针下气之虚实，了然不乱也。'"

关于针刺的虚实补泻，杨上善注之，其一，提出针刺虚实之道，从法天地以应万物而言，其临床征象有相应关联，倡导针刺宜"应虚实而行补泻"。关注"凡刺之真，必先治神"，重视针刺中治神之理，认为针刺的要义在于，必先自理五神，若五神得以调理，乃五脏血气安定，诊察之九候已了然于心，乃可实施针治疗，以补虚泻实。其二，关于五实、五虚，其注指出，五，在此乃是皮、肉、脉、筋、骨。以此为例，若此五皆虚，则勿近泻之；若此五者皆实，则勿远而不泻。其三，针刺手转针时，集中注意力，"知气之行变动"即静候其气。以听鸟鸣，观其形体，比喻善用针者，"妙见针下气之虚实，了然不乱"，因虚为病者，以补其虚；因实为病者，则宜泻其实，而达针刺补虚泻实之治疗，其论具有临床指导意义。

（3）刺禁及针刺手法

《太素·设方·知针石》黄帝曰：愿闻禁数。岐伯曰：藏有要害，不可不察，杨上善注：'五藏之气所在，须知针之为害至要，故欲察而识之。'""岐伯曰：刺虚则实之者，针下热也，杨上善注：'刺寒虚者，得针下热，则为实和也。'满而泄之者，针下寒也，杨上善注：'刺热实者，得针下寒，则为虚和也。'宛陈则除之者，出恶血也，杨上善注：'宛陈，恶血。'

邪胜则虚之者，出针勿按也，杨上善注：'勿按者，欲泄其邪气也。'徐而疾则实者，徐出针而疾按也，杨上善注：'泻法徐出针为是，只为疾按之，即邪气不泄，故为实。'疾如徐则虚者，疾出针而徐按之也，杨上善注：'补法疾出针为是，只是徐徐不即按之，令正气泄，故为虚也。'言实与虚者，寒温气多少也，杨上善注：'言寒温二气，偏有多少，为虚实也。'""为虚与实者，工守勿失其法，杨上善注：'刺虚欲令实，刺实欲使虚，工之守也。'若得若失者，离其法，杨上善注：'失其正法，故得失难定也。'虚实之要，九针最妙者，为其各有所宜，杨上善注：'要在各有所宜。'""杨上善注：'九针之形及名别者，以官主病之别，又补泻殊用也。'""杨上善注：'刺于热实，留针使针下寒，无热乃出针。'""杨上善注：'刺于寒虚，留针使针下热，无寒乃出针也。'""杨上善注：'寒温之气，降至针下，勿令太过不及，使之变为余病也。'"

　　首先，论及针刺的禁忌，因脏腑有其要害，不得不察。杨上善注之，认为五脏之气所在，尤其是脏腑分布须了解，此乃避免针刺危害至关重要的内容，故临证欲审察而识别之。其次，关于针刺手法，其注提出，有寒热虚实之分，如刺寒虚者，"得针下热"，则为补益调和；反之，若实满之热实者，宜泻之者，"得针下寒"。再者，言及针法之补泻，若邪气胜则宜泻之，出针时勿按。杨上善注之，认为出针勿按，乃是欲泻其邪气之法。提出补法疾出针，只是徐徐出针而不即按之。而且针刺虚证，欲令其实，即使其气得以补益；刺实欲使虚，即针刺实证则邪气得以驱除。又如，针刺于热实者，留针至针下寒，无热乃出其针。刺其虚，则须其实者，补益其虚，待其气下行，留针至针下热，则出其针。其注提出，其寒温之气，降至针下，"勿令太过不及"，而使之产生其他病变。此论对于临床有指导意义。

7. 知汤药

本篇讨论标本不得，邪气不服的意义，以及在疾病治疗中的重要性，并介绍了水肿的病机及治疗原则。

（1）标本不得邪气不服

《太素·设方·知汤药》云："黄帝问岐伯曰：夫病之始生也，极微极精，必先舍于皮肤。今良工皆称曰病成，名曰逆，则针石不能治也，良药不能及也，今良工皆持法守其数。亲戚兄弟远近，音声日闻于耳，五色日见于目，而病不愈者，亦可谓不蚤乎？杨上善注：'精，谓有而不虚也。但有病在皮肤，微小精实不虚，若不疗者，定成大病，故良工称为病成。以其病者精志眷慕于亲戚，耳目玩乐于声色，日久病成，不可疗也，由其不破于脆微也。'岐伯曰：病为本，工为标，标本不得，邪气不服，此之谓也，杨上善注：'若本无病，则亦无疗方，故知有病为本，然后设工，是则以病为本，以工为末也。标，末也。风寒暑湿所生之病以为本也，工之所用针石汤药以为标也。故病与工相契当者，无大而不愈；若工、病不相符者，虽微而不遣，故曰不得，邪不服也。'"

针对病之初起，仅为邪气客于皮肤，而良工称之预后不佳，用针刺、砭石、汤药不能治，医生之治按照常规，亲戚家人近在身边，而病仍不能治愈，这是治疗不够早么？杨上善注之，认为但凡有病在于皮肤，其病邪微小而不虚，然若不及时治疗者，则定成大病，因其日久病情深重，则难以治疗。其后，论及标本与疾病治疗的关系，如果本来无病，则亦无治疗之方，故知有病为本，然后医生予治疗，故而以病为本，以医生为末。并而注之，标，即末也。譬如风寒暑湿所生之病为本，而医生之所用针石汤药则以为标。故病与医生之治相契合，取法恰当，疗则能取效而愈；假如医之治与病不相符，虽然病微而不能祛除，故而称之为"标本不得，邪不服也"。在此以标本为比喻，强调医生与患者、医生治疗与疾病的联系，对于医患相关问题的分析处理具有启发意义。

（2）水肿之病机与治则

《太素·设方·知汤药》云："黄帝问曰：其病有不从豪毛生，而五藏伤以竭，杨上善注：'有病不以风寒暑湿外邪袭于豪毛腠理，入而为病，而五藏伤竭，此为总言。'津液虚廓，杨上善注：'肾伤竭也。廓，空也。'其魂魄独，杨上善注：'心伤竭也。'孤精于内，气耗于外，杨上善注：'虽有五藏之精，而外少吐纳之气。耗，少也，肺伤竭也。'形别不与衣相保，杨上善注：'皮肤不仁，不与衣相近，脾伤竭也。保，近也。'此四亟急而动中，是气巨于内，而形弛于外，治之奈何？杨上善注：'此四候即是五藏伤竭，病生于内，故曰动中。亟，数也。是为五藏大气数发，病生于内，病形弛外，疗之奈何也。'岐伯曰：卒治权衡，杨上善注：'卒，终也。权衡，藏府阴阳二脉也。病从内起，终须调于藏府阴阳二脉，使之和也。'去宛陈，杨上善注：'宛陈，恶血聚也。有恶血聚，刺去也。'茎微动中四亟，杨上善注：'肾间动气得和，则阴茎微动，四竭得生，故本标得，邪气服。'湿衣缪，复其形，杨上善注：'缪，异也。衣肉不相保附，故曰缪处。调之既得肾气动已，则衣肉相得，故曰复其形也。'开鬼门，杨上善注：'五神通之者也。'洁静府，洁，清静也。心之不浊乱。精以时，杨上善注：'命门所藏之精既多，以时而有。'服五汤，有五疏，修五藏，杨上善注：'五汤，五味汤也。药有五味，以合五行，相克相生，以为补泻，五气得有疏通，以修五藏也。'故精自生，形自盛，骨肉相保，巨气乃平。黄帝曰：善哉，杨上善注：'肾间动气，人之生命，故气之和则精生，精生则形盛，形精既盛则骨肉相亲，于是大气平和，是为病形虽成，疗之有验。'"

此段经文，以病有不从豪毛生，而五脏伤以竭。介绍水肿的病因病机。

杨上善注之，其一，提出有病之生，不以风寒暑湿外邪袭于豪毛腠理，其为病导致五脏之伤竭，"此为总言"。其二，依经文进行注释，阐发五脏所伤，如"廓"，即空之义，说明其肾伤竭；而"魂魄独"，则指心之伤竭；同时说明，"耗"，即少之义。虽有五脏之精，而外而少吐纳之气，则为肺伤竭；其皮肤麻木不仁，则脾伤竭。继而，其注明确指出，"此四候即是五藏伤竭，病生于内，故曰动中"，以概括其病生于内，乃是五脏伤竭所为。故而病生于内，其有病形变化表现于外。其三，关于治则，其注提出，因病从内起，"终须调于藏府阴阳二脉，使之和"。以调节阴阳，使之和谐恢复协调为要点。其四，杨上善注释"去宛陈"有其独特的见解，注云："宛陈，恶血聚也。有恶血聚，刺去也"。其注首先明确，此处的宛陈，指恶血聚集，即瘀血停滞；继而提出，据其瘀血之机制，采用针刺之法，以祛除其瘀血。此论为后世水肿治疗参以活血化瘀提供了理论指导，亦为疑难水肿病证的治疗途径拓展了思路，可谓影响深远。其五，其注释"开鬼门"，结合之前五脏阳以竭的机制，进而言之"五神通之者也"，陈述了治与其病机相联系，在于五脏的调理。故而服五汤，以有五疏，以修五脏，杨上善注之，运用五行之理阐释其治疗，注其五汤，乃是五味汤，因其药有五味，以合五行之理，依其相克相生，而以行补泻之法，其治使"五气得有疏通，以修五藏"，于是人体之气平和，其病形虽成，然而疗之而有效验。可见，其关于治疗之注释，围绕开篇所言水肿之病机，并揭示病邪之特点，结合脏腑功能，联系五行学说，深化了《内经》的相关论述。

8. 知官能

本篇主要论述根据疾病的寒热虚实等以用针刺补泻的道理，并介绍补泻的针刺方法等用针道理。

（1）用针必知形气之所在

《太素·设方·知官能》云："黄帝曰：用针之理，必知形气之所在，杨上善注：'帝诵岐伯所授针理章句，凡有四十七章。形之所在肥瘦，气之所在虚实。一也。'左右上下，杨上善注：'肝生于左，肺藏于右，心部于表，肾居其里，男女左右，阴阳上下，并得知之。二也。'阴阳表里，杨上善注：'五藏为阴居里，六府为阳居表。三也。'血气多少，杨上善注：'三阴三阳之脉，知其血气之多少。四也。'行之逆顺，杨上善注：'营气顺脉，卫气逆行。五也。'出入之合，杨上善注：'血气有出入合处。六也。'诛伐有过，杨上善注：'诛伐邪气恶血。七也。'知解结，杨上善注：'结谓病脉坚紧，破而平之。八也。'知补虚泻实上下之气，杨上善注：'能知补泻上下之气。九也。'明于四海，审其所在，杨上善注：'髓、血、气、谷四海，审知虚实所在。十也。'审寒热淋露，杨上善注：'因于露风，生于寒热，故曰寒热淋露。十一也。'荥输异处，杨上善注：'五行荥输有异。十二也。'审于调气，杨上善注：'审吐纳导引以调气。十三也。'明于经隧，杨上善注：'经，正经、奇经也。隧，诸络也。故曰泻其经隧，无伤其经，即其信也。十四也。'左右支络，尽知其会，杨上善注：'支络，小络也。皆知小络所归，大络会处。十五也。'寒与热争，能合而调之，杨上善注：'阴阳之气不和者，皆能和之。十六也。'""审于本末，察其寒热，得邪所在，万刺不殆，知官九针，刺道毕矣，杨上善注：'妙通标本，则知寒热二邪所在，故无危殆，是为官主九针之道。二十也。'明于五输，徐疾所在，杨上善注：'明藏府之经各有五输，输中补泻徐疾所在，并须知之。二十一也。'屈伸出入，皆有条理，杨上善注：'行针之时，须屈须伸，针之入出条数，并具知之。二十二也。'言阴与阳，合于五行，杨上善注：'知分阴阳之气，以为五行。二十三也。'五藏六府，亦有所藏，杨上善注：'五藏藏五神，六府藏五谷。二十四也。'四时八风，尽有阴阳，各得其位，合于明堂，各处色部，杨上善注：'八风，八节之风也。四时八节之气，各在阴阳之位，并合明堂，处于五行五色之部。明堂，鼻也。二十五也。'五藏六府，杨上善注：'候五色之部，察知五藏六府。二十六也。'察其所痛，左右上下，杨上善注：'察五色，知其痛在五藏六府上下左右。二十七也。'"

　　据经文所言，"用针之理，必知形气之所在"，杨上善注之，将用针治病宜辨其形体气血之理，依次从四十七个方面详细阐释。如辨气之虚实，与形体之肥瘦；区分男女左右之异，阴阳上下之不同；了解五脏六腑之阴阳属表里相合；知晓三阴三阳之脉；懂得营卫之气的运行；得知血气之出入汇合；泻其邪气，除其恶血；分辨补泻；审知四海虚实；懂得五行荥输之有异；审其导引、吐纳以调其气；疏通经脉，注意无伤其经；知晓小络所归，大络之会；懂得通过治疗调和阴阳之气；虚实之气不和，宜通之使其平；懂得辨识标本，知寒热邪气之所在；明知脏腑之经的五输，针刺操作须知补泻；行针之时，须知屈伸，了解针之出入；懂得分阴阳五行；了解五脏藏五神，六腑藏五谷之理。知道四时八节之气，了解观察明堂，辨别五色之分部；懂得候五色，可察知五脏六腑；察五色，知其痛在五脏六腑；须知十二经所起，其寒热各有所主；知审尺肤之寒温滑涩，则知其病之所苦；懂得审候尺之皮肤；须知用针之道，懂得养神，乃是长寿之道等。可见，其注对用针须审察形体虚实之论，涉及阴阳五行、脏腑、经脉、气血营卫、寸口、尺肤、形体、五色、输穴，以及针法操作等多方面，其注切合临床实际，具有理论与实践价值。

（2）人各不同性而官能亦异

　　《太素·设方·知官能》云："雷公曰：愿闻官能奈何？杨上善注：'人受命于天，各不同性，性既不同，其所能亦异，能用人，则所为必当，故因问答，以通斯德者也。'"“杨上善注：'人之所能，凡有八种。视面部五行变色，知其善恶，此为第一明人也。'聪耳者，可使听音，杨上善注：'听病人五音，即知其吉凶，此为第二聪听人也。'接疾辞给者，可使传论而语余人，杨上善注：'其知接疾，其辨敏给，此可为物说道以悟人，此第三智辨人也。'安静手巧而心审谛者，可使行针艾，理血气而调诸逆顺，察阴阳而兼诸方论，杨上善注：'神清性明，故安静也。动合所宜，明手巧者妙察机微，故审谛也。此为第四静慧人也。'缓节柔筋而心和调者，可使导引行气，杨上善注：'身则缓节柔筋，心则和性调顺，此为第五调柔人也。调柔之人，导引则筋骨易柔，行气则其气易和也。'疾毒言语轻人者，可使唾痈祝病，杨上善注：'心嫉毒，言好轻人，有此二恶，物所畏之，故可使之唾祝，此为第六口苦人也。'"

关于人之官能差异，杨上善根据经文逐一注之，首先言及禀赋，认为人天赋各异，故而各不同性，因而其所能亦有差异，即官能有不同，并将其概括为"人之所能，凡有八种"，主要从八个方面探讨官能不同之道理。例如，第一，明人。乃观察面部之色变，而知其善恶。第二，聪听人。听其病人之五音变化，即知其吉凶。第三，智辨人。其辨析敏锐，可据物而说道以醒悟人。第四，静慧人。其神清慧爽，故而安静，动作合其所宜，巧妙察微小之变化，故而缜密精准。第五，调柔人。身体舒缓筋脉柔和，心绪和调顺畅，故其导引则筋骨易柔，行气则其气易调和。第六，口苦人。其心嫉恶，说话则好轻蔑人。此外，并言以及苦手人、甘手人等。其论突出强调宜据其不同能力与特点，给予其所胜任之任务，达人尽其用之目的。此知人善用的思想，有益于传道受业。

（十一）寒热

本卷分为：寒热厥、经脉厥、寒热相移、厥头痛、厥心痛、寒热杂说、痈疽、虫痈、寒热、瘰疬、灸寒热法，其内容涉及寒热之厥，头痛与心痛，其他寒热病证，寒热传变，以及痈疽、瘰疬等。本次研究根据其内容的相关性，分为寒热厥、厥头痛、厥心痛、寒热杂说、痈疽，5个专题进行探讨。

1. 寒热厥

《寒热厥》篇主要论述寒厥、热厥的病因病机与临床表现，说明脾肾内伤，阴阳失调，是其关键机制。《经脉厥》篇讨论六经厥病的症状，以及针刺主病之经的治疗原则。因两篇内容均涉及寒热之厥，故而本次研究将其合入《寒热厥》名之下，一并论之。

（1）论寒厥与热厥

《太素·寒热·寒热厥》记载："厥之寒热者何也？杨上善注：'夫厥者，气动逆也。气之失逆，有寒有热，故曰厥寒热也。九月反，逆气。'岐伯曰：阳气衰于下，则为寒厥；阴气衰于下，则为热厥，杨上善注：'下，谓足也。足之阳气虚也，阴气乘之足冷，名曰寒厥。足之阴气虚也，阳气乘之足热。名曰热厥也。'黄帝曰：热厥之为热也，必起足下何也？杨上善注：'寒热逆之气，生于足下，令足下热，不生足上何也？'岐伯曰：阳起于五指之表，集于足下而热于足心，故阳胜则足下热，杨上善注：'五指表者，阳也。足心者，阴也。阳生于表，以温足下。今足下阴虚阳胜，故足下热，名曰热厥也。'黄帝曰：寒厥之为寒也，必从五趾始，上于膝下何也？岐伯曰：阴气起于五趾之里，集于膝下而聚于膝上，故阴气胜，则从五趾至膝上寒，其寒也，不从外，皆从内寒。黄帝曰：善，杨上善注：'五趾里，阴也。膝下至于膝上，阳也。今阳虚阴胜之，故膝上下冷也。膝上下冷，不从外来，皆从五指之里，寒气上乘冷也。'黄帝曰：寒厥何失而然？杨上善注：'厥，失也。寒失之气，何所失逆，致令手足冷也？'""此人者质壮，以秋冬夺于所用，下气上争，未能复，精气溢下，邪气且从之而上，气居于中，阳气衰，不能渗营其经络，故阳气日损，阴气独在，故手足为之寒，杨上善注：'此人，谓是寒厥手足冷人也。其人形体壮盛，从其所欲，于秋冬阳气衰时，入房太甚有伤，故曰夺于所用。因夺所用，则阳气上虚，阴气上争，未能和复，精气溢泄益虚，寒邪之气因虚上乘，以居其中，以寒居中，阳气衰虚。夫阳气者，卫也。卫气行于脉外，渗灌经络以营于身，以寒邪居上，卫气日损，阴气独用，故手足冷，名曰寒厥也。'黄帝曰：热厥何如……此人必数醉若饱已入房，气聚于脾中未得散，酒气与谷气相搏，热于中，故热遍于身，故内热溺赤。夫酒气盛而悍，肾气有衰，阳气独胜，故手足为之热，杨上善注：'此具言得病所由。此人，谓手足热厥之人，数经醉酒及饱食，酒谷未消入房，气聚于脾藏，二气相搏，内热于中，外遍于身，内外皆热，肾阴内衰，阳气外胜，手足皆热，名曰热厥也。'""阳气盛于上，则下气重上而邪气逆，逆则阳气乱，乱则不知人。黄帝曰：善，杨上善注：'心腹为阳，下之阳气重上心腹，是为邪气逆乱，故不知人也。'"

究其寒厥与热厥之病机，杨上善注之，认为厥者为阴阳之气逆乱，故而有寒或有热之表现，故而有寒厥、热厥之称。首先，关于阳气衰于下则为寒厥，杨上善注之，指出此处为足之阳气虚，阴气乘之则足冷，故名为寒厥；关于阴气衰于下则为热厥。其注认为，足之阴气虚，足下阴虚阳胜，故足下热，故名为热厥。其次，阐释寒厥症状，经言寒厥之为寒，必从五趾始，上于膝下，杨上善注之，认为五趾属阴，膝下至于膝上属阳，因阳虚阴胜，其寒不是从外而来，皆为内寒，因寒气上乘，故从五趾之里，至膝之下寒冷。再者，论及寒厥与热厥的病理原因，其注认为，寒厥手足冷人，其人形体壮盛，从其所欲，如秋冬阳气衰时，入房太甚而所伤，故而肾中精气虚损，阳气虚衰，不能温煦濡养，阴气独胜，故手足厥冷；手足热厥之人，则因反复醉酒、饱食，故酒食内伤，加之酒谷未消又入房，致肾阴内衰，阳气独盛，而热盛于内，故手足皆热。此外，因厥证的基本病机为阴阳逆乱，轻则出现手足之寒热，重则使人眩仆，甚至突然昏厥，不知人事。其论对于寒厥与热厥的认识与论治有指导意义。

（2）论六经厥证

《太素·寒热·经脉厥》记载："黄帝曰：愿闻六经脉之使厥状病能，杨上善注：'请闻手足三阴三阳气动失逆为厥之状。病能者，厥能为病。'岐伯曰：巨阳之厥，踵首头重，足不能行，发为眩仆，杨上善注：'巨阳，太阳也。踵，足也。首，头也。足太阳脉从头至足，故太阳气之失逆，头足皆重。以其重，故不能行也。手足太阳皆入于目，故目为眴仆。眴，胡遍反，目摇也。'""少阳之厥，则暴聋颊肿而热，胁痛，骭不可以动也，杨上善注：'手足少阳之脉皆入耳中，足少阳脉循颊下胁循骭至足，故暴聋颊肿胁痛脚骭不可运动也。'太阴之厥，腹满膜胀，后不利，不欲食，食则呕，不得卧，杨上善注：'足太阴脾脉主于腹之肠胃，故太阴脉气失逆，腹满不利不食，呕不得卧。'少阴之厥，则舌干溺赤，腹满心痛也，杨上善注：'手少阴脉络小肠，足少阴脉从足上阴股内廉，贯脊属肾络膀胱，络心上侠舌本。少阴气逆，舌干溺赤，腹满心痛也。'厥阴之厥，则少腹肿痛，溲不利，好卧屈膝，阴缩肿，胫内热，杨上善注：'足厥阴脉从足上踝八寸，交出太阴后，上循股阴入毛，环阴器，抵少腹侠胃，故少阴脉气失逆，少腹肿痛，膜溲不利，好卧屈膝，阴缩肿，胫内热。有本作胫外热，足厥阴脉不行脉外，外为误耳。'盛则泻之，虚则补之，不盛不虚，则以经取之，杨上善注：'凡六经厥，皆量盛虚，以行补泻也。'"

关于六经厥之症状，因于六经气逆，阴阳失调，其经脉循行流经之处，以及经脉所属脏腑等亦有相应病变。究其机制，杨善注之，从其脉循行进行阐释，例如，足太阳之脉，其循行从头至足，故太阳经脉气逆失常，而见头足皆重。又因手足太阳之脉皆入于目，故见视物昏花，头晕目眩等症状。又如，手足少阳之脉入于耳中，而足少阳脉循颊下胁，循胫骨而至足，故其病见暴聋、颊肿，胁痛与下肢活动失常。再如，足太阴脾之脉主循行于腹，故而太阴脉气上逆，则腹满不利，不欲食，甚至呕吐，不得卧。另如，因手少阴之脉络小肠，而足少阴之脉从足上阴股内廉，贯脊属肾络于膀胱，亦络心上侠舌本。故而少阴气逆，则见舌干小便黄赤，腹满，心痛等。此外，足厥阴之脉，其循行从足上踝交太阴后，再上循阴股入毛际，再环绕阴器，抵少腹侠胃，故而少阴脉气上逆，见少腹肿痛，腹胀满小便不利，好卧屈膝，甚至阴囊缩肿，胫内发热。论及六经厥之治疗，经言盛则泻之，虚则补之，若不盛不虚，则以经取之。杨上善注之，认为凡为六经厥，皆宜审察其盛虚，以施行补泻之法治之。此论为六经厥之辨析论治提供了思路。

2. 厥头痛

《厥头痛》篇主要讨论各经之邪气上逆于头而导致头痛，以及针刺治疗法则。

厥头痛及治疗

《太素·寒热·厥头痛》云："厥头痛，面若肿起而烦心，取手足阳明、太阳，杨上善注：'应有问答，传之日久，脱略故也。手足阳明及手足太阳皆在头在面，手太阳络心属小肠，此等四脉，失逆头痛，面胕起若肿及心烦，故各取此四脉输穴疗主病者。'厥头痛，头脉痛，心悲善泣，视头动，脉反盛者，刺尽去血后，调足厥阴，杨上善注：'足厥阴脉属肝络胆，上连目系，上出额，与肾脉会于巅，故气失逆头痛，头脉痛，心悲善泣，视头动。厥阴主悲泣。视头动者，视之时头战动也。脉反盛者，络脉盛，可先刺去络血，后取厥阴输穴疗主病者也。'""厥头痛，头痛甚，耳前后脉涌有热，泻出其血，后取足少阳，杨上善注：'足少阳胆脉起目兑眦，上抵角，下耳后，其支从耳后入耳中，出走耳前，故足少阳气之失逆，头痛甚，耳前后脉涌动者，有热也。可刺去热血，后取足少阳疗主病者。'厥头痛，项先痛腰脊为应，取天柱，后取足太阳，杨上善注：'足太阳脉起目内眦，上额交巅入络脑，还出下项侠脊抵腰中，入循膂，络肾属膀胱，故足太阳气之失逆头痛，项先痛，腰脊相应，先取足太阳上天柱之穴，后取足太阳下输穴，疗主病者。'真头痛，头痛甚，脑尽痛，手足寒至节，死不治，杨上善注：'头痛脑痛既甚，气逆，故手足冷至节，极则死也。'"

关于头痛之论治，有外感、内伤之分，临床症状则与经脉循行相关，治疗取其相关经脉之穴位。杨上善注之，手足阳明、手足太阳之经脉，其皆在头面有分布，而手太阳络心属小肠，故此等四脉气逆失常而致头痛，即手足阳明及手足太阳之经脉失调，出现面部肿，以及心烦等症状，"故各取此四脉输穴，疗主病者"，指出此类头痛等症状，取上述四脉以治。又如，足厥阴之脉，其属肝络于胆，其行上连目系，并上出于额，与肾脉会于巅顶，故气逆失常之头痛，头经脉部位疼痛，心悲伤善哭泣，头部时有抖动等。其脉反盛，则为络脉盛，治疗可先刺去其络血，后取厥阴肝经之输穴疗其主病。再如，足少阳胆之脉，其起目兑眦，上抵头角，下循于耳后，其支从耳后入耳中，出走于耳前，故而足少阳气逆失常，头痛甚，耳前后脉有涌动，为其有热，治疗可刺去其热血，后取足少阳经疗其主病。同理，足太阳之脉，其起目内眦，上额交巅入络于脑，其行还出下项侠脊抵腰中，入循于膂，络肾属膀胱，故足太阳气逆之头痛，表现为头项先痛，腰脊相应亦疼痛，治疗先取足太阳上之天柱穴，后取足太阳下输穴，疗其主病。可见，本篇所论之头痛，以邪气上逆为其特点，因其气逆所致，其病位不限于三阳之脉，亦有三阴之脉之病变，皆治取其相关经脉论治，为头痛从六经辨治提供了理论依据。

3. 厥心痛

《厥心痛》篇主要讨论脏气逆乱所致之心痛诸症，以及针刺法则。

厥心痛及治疗

《太素·寒热·厥心痛》云："厥心痛，腹胀胸满，心尤痛甚，胃心痛也，取之大都、太白，杨上善注：'胃脉足阳明属胃络脾。脾脉足太阴流于大都，在足大指本节后陷中；注于太白，在足内侧核骨下陷中，支者别胃上膈注心中。脾胃主水谷，水谷有余则腹胀胸满尤大也。此府病取于藏输也。'厥心痛，痛如锥针刺其心，心痛甚者，脾心痛也，取之然谷、太溪，杨上善注：'然谷，足少阴脉所流，在足内踝前起大骨下陷中；太溪，足少阴脉所注，在足内踝后跟骨上动脉陷中，并是足少阴流注。脾气乘心，心痛，可疗脾之输穴。今疗肾足少阴流注之穴者，以脾是土，肾为水，土当克水，水反乘脾，脾乃与心为病，故远疗病输也。'厥心痛，色苍苍如死状，终日不得太息，肝心痛也，取之行间、太冲，杨上善注：'苍，青色也，肝病也。不得太息，肝主吸气，今吸气已痛，不得出气太息也。太冲，在右足大指本节后二寸陷者，足厥阴脉所注。'厥心痛，卧若徙居，心痛间，动作痛益甚，色不变，肺心痛也，取之鱼际、太泉，杨上善注：'肺主于气，气以流动，流动之气乘心，故心痛卧若移居至于他处也。以气流动，故心痛间也。动作益气所病，故益甚也。肺气是心微邪，不能令色变。鱼际，在大指本节后内侧散脉中，手太阴脉之所留。太泉，在手掌后陷者中，手太阴脉之所注也。'"

关于厥心痛，其病因于五脏气机逆乱，上犯于心而作痛，故其针刺当以取所发病之脏的经穴为主，临床根据兼见证候的不同，分别论治，杨上善注之，阐释其发病原理，所取穴位的所属经脉分布流注，以及取穴的部位与治疗机制。例如，胃脉足阳明属胃络脾，而脾之经脉为足太阴，其流于大都穴，注于太白穴，其支者别胃上膈注心中。脾胃主水谷之运化，运化失常，则腹胀胸满，认为此为府病，此类厥心痛，其痛如锥针刺，属脾心痛，即脾气乘心，而致之心痛，故针刺可取脾之输，并说明其治取肾足少阴流注之穴，乃是从五行相克之理，故而远疗其病输。再如，肝气逆犯心而致厥心痛，治疗取足厥阴脉所注之行间穴、太冲穴。又如，肺气上逆，其气乘心，所致厥心痛，属肺心痛，动作时疼痛益甚，治疗取手太阴肺之鱼际穴、太泉穴等。其论对于相关心痛证认识，以及针刺治疗具有参考意义。

4. 寒热杂说

《寒热杂说》篇论述三阴三阳经气失调，变生寒热诸症。《寒热相移》篇分别介绍五脏寒邪相移，脏腑热邪相移，所致之病证，说明疾病传变不仅是各传其所胜，亦另有其规律。《寒热瘰疬》篇阐释瘰疬的病因、临床症状、针刺治疗与预后。因三篇皆涉及寒热病证之变化，故本次研究将其内容合入《寒热杂说》名下，一并探讨论述。

（1）经气失调之寒热及针刺

《太素·寒热·寒热杂说》云："皮寒热，皮不可附席，毛发焦，鼻槁腊，不得汗，取三阳之络，补手太阴，杨上善注：'肺主皮毛，风盛为寒热，寒热之气在皮毛，故皮毛热不可近席。以热甚，故皮毛焦。鼻是肺官，气连于鼻，故槁腊，不得汗也。腊，肉干也。三阳络在手上大支脉，三阳有余，可泻之。太阴气之不足，补之也。'肌寒热，肌痛，毛发焦而唇槁腊，不得汗，取三阳于下以去其血者，补太阴以出其汗，杨上善注：'寒热之气在于肌中，故肌痛毛发焦也。唇口为脾官，气连肌肉，故肌肉热，唇口槁腊，不得汗也。是为足三阳盛，故去其血也。足太阴虚，故补之出汗。'骨寒热，病无所安，汗注不休，齿未槁，取其少阴于阴股之络；齿已槁，死不治。骨厥亦然，杨上善注：'寒热之气在骨，骨热故无所安，汗注不休也。齿槁，骨死之候。齿不槁者，可取足少阴阴股间络，以足少阴内主于骨故也。'"

经文例举皮寒热、肌寒热、骨寒热、骨痹、热痹、热厥的虚实表现，说明外邪入侵，导致三阴三阳经气失调，则发为多种寒热病症。杨上善注之，从病邪入侵之深浅，结合脏腑功能失常，脏腑与形体及官窍的联系，阐释其症状产生机制，并从病邪的虚实性质，注释其治疗原理。譬如，病邪初起，为皮寒热，其邪在肌表，因肺主皮毛，其风盛则为寒热，此为寒热之气在皮毛，故而皮毛热不可近席。因其热甚，故而皮毛憔悴。因鼻为肺之官窍，肺气通于鼻，故鼻干燥，不得汗出。因其为三阳有余之证，故治疗可泻之，宜发其汗，使邪从外解。又如，肌寒热，此为寒热邪气在肌中，故肌肉作痛，而毛发憔悴。因唇口为脾之官窍，而脾主肌肉，故而肌肉热，口唇干燥，不得汗出。若为足三阳盛之实证，宜取三阳以去其血热；若为足太阴虚，则宜补太阴。再如，骨寒热，此为寒热之气在骨，病邪深入，故而骨蒸发热，汗出，牙齿枯槁，其预后不佳。若齿不枯槁者，治疗可取足少阴，因足少阴内主于骨。其论对于寒热深浅的辨别，以及虚实论治，以及针刺法则的应用，具有临床参考意义。

（2）关于天牖五部主治

《太素·寒热·寒热杂说》云："颈侧之动脉人迎，人迎，足阳明也，在婴筋之前；婴筋之后，手阳明也，名曰扶突；次脉，手少阳脉也，名曰天牖；次脉，足太阳也，名曰天柱；腋下动脉，臂太阴也，名曰天府，杨上善注：'膺前当中任脉，谓之天突。任脉之侧动脉，足阳明在婴筋之前，人迎也。名足阳明等者，十二经脉，足太阴属脾络胃，上膈侠阳明连舌本。足少阴从肾上贯膈入肺，循喉咙侠舌本。足厥阴属肝络胆，循喉咙后上入颃颡连目系，上额与督脉会巅，支者从目系下颊里。此足三阴至颈项之中，所行处深，故不得其名。足厥阴虽至于颊，不当颈项冲处，故其穴不得脉名。手少阴心脉虽循咽系目系，以心不受邪，其气不盛；手心主脉从心包循胸出胁腋，不至颈项，又是心包，其气更不盛，故此二脉之穴，不得脉名。手太阴肺脉，以肺居藏上主气，其气强盛，虽不至颈项，发于气穴，得于脉名。手足三阳，手太阳脉虽循颈上颊，至目兑眦，以是心府，其气不盛，故穴不得脉名。足少阳胆府脉起目兑眦，下行至胸，以胆谷气不盛，故其穴不得脉名。唯手、足阳明谷气强盛，手少阳三焦之气，有本为足少阳，检例误耳，足太阳诸阳之长，所以此之四脉，并手太阴，入于五部大输之数也……此中唯取五大要输，以为差别。'阳逆头痛，胸满不得息，取人迎，杨上善注：'足阳明从大迎循发际至额颅，故阳明气逆头痛也。支者下人迎循喉咙属胃络脾，故气逆胸满不得息，可取人迎。人迎胃脉主水谷，总五藏之气，寸口为阴，此脉为阳，以候五藏之气，禁不可灸也。'"暴聋气蒙，耳目不明，取天牖，杨上善注：'手少阳从膻中上系耳后，支者从耳后入耳中，走出耳前至目兑眦，故手少阳病，耳暴聋不得明了者，可取天牖，在头筋缺盆上，天容后，天柱前，完骨下，发际上也。'暴挛痫眩，足不任身，取天柱，杨上善注：'足太阳脉起目内眦，上额交巅，入络脑，下侠脊抵腰，循膂过髀枢，合腘贯腨出外踝后，至小趾外侧，故此脉病，暴脚挛，小儿痫，头眩足痿，可取天柱。天柱，侠项后发际大筋外廉陷者中也。'暴瘅内逆，肝肺相薄，血溢鼻口，取天府。此为大输五部，杨上善注：'热盛为瘅。手太阴脉起于中焦，下络大肠，还循胃口，上膈属肺，故此脉病，腹暴瘴，脾胃气逆，肝肺之气相薄，致使内逆，血溢鼻口，故取天府。天府，在腋下三寸臂内廉动脉。此为颈项之间藏府五部大输。'"

关于天牖五部主治病证，杨上善注之，认为人迎、扶突、天柱、天牖、天府五输穴，乃全身经脉通行的五个重要部分，指出"此为大输五部"，亦为"颈项之间藏府五部大输"，同时说明，十二经脉之中，其足三阴经脉，即足太阴、足少阴、足厥阴，循行皆至颈项之中，但因其所行处深，故而不得其名。而且解释，足厥阴虽至于颊，但不当颈项冲处，故其穴不得脉名。而手少阴心经脉虽循咽系目系，以心不受邪，其气不盛；手厥阴心包经脉，其气更不盛，故此二脉之穴，亦不得脉名。手足三阳，手太阳脉虽循颈上颊，其气不盛，故而穴不得脉名。足少阳胆府脉起目兑眦，以胆谷气不盛，故其穴不得脉名。故而唯手阳明、足阳明、手少阳三焦与足太阳，"此之四脉，并手太阴，入于五部大输之数"，强调此中唯取"五大要输"，以其与其他经脉有差别。并依次介绍天牖五部主治病证。例如，人迎之主治，乃是阳逆头痛，胸满不得息。其注指出，足阳明经从大迎穴循发际至额颅，因此阳明气逆则头痛，其分支下人迎循喉咙属胃络脾，故而气逆胸满不得息，故而上述诸症治取人迎。其注认为，人迎属胃经脉，而胃主水谷，为五脏之气的源泉，人迎亦可候五脏之气的盛衰情况，然此部位不可灸。又如，天牖之主治，暴聋气蒙，耳目视听不明，杨上善注之，认为手少阳之经脉从膻中上系于耳后，其分支者从耳后入耳中，出于耳前至目兑眦，因此手少阳病，表现耳暴聋视听不明，故而治疗可取天牖，其穴位于头筋缺盆上，天容之后，天柱之前，在完骨下，发际上。再如，天柱之主治，暴挛痫眩，足不任身。其注认为，足太阳之脉起目内眦，其上额交巅，入络脑，下侠脊抵腰，循髀过髀枢，并合腘贯腨出外踝后，循行至小趾外侧，故而其脉病变，症状为突然脚挛急，小儿癫痫，头眩而足痿弱，治疗可取天柱穴。天柱穴侠项后，位于发际大筋外廉陷中。可见，其注释对于五输穴的循行经脉，其作为颈项之间脏腑五部大输的主治病证的理解，以及相关病证的论治，具有实践指导意义。

（3）关于寒热相传

《太素·寒热·寒热相移》云："肾移寒于脾，痈肿少气，杨上善注：'五藏病传，凡有五邪，谓虚、实、贼、微、正等。邪从后来名虚邪，从前来名实邪，从所不胜来名微邪，从胜处来名贼邪，邪从自起名曰正邪。肾移寒于脾，此从不胜来也。谓肾藏得寒，传与脾藏，致令脾气不行于身，故发为痈肿。寒伤谷，故为少气也。'脾移寒于肝，痈肿筋挛，杨上善注：'脾得寒气，传与肝藏，名曰微邪。以脾将寒气与肝，肝气壅遏不通，故为痈肿。肝以主筋，故肝病筋挛者也。'肝移寒于心，狂鬲中，杨上善注：'肝得寒气，传于心藏，名曰虚邪。肝将寒气与心，心得寒气，热盛神乱，故狂鬲也，心气不通也。'心移寒于肺，肺消者，饮一溲二，死不治……脾移热于肝，则为惊衄，杨上善注：'脾受热气，传之与肝，名曰微邪。脾将热气与肝，肝血怒盛伤，为惊怖衄血也。'肝移热于心，则死，杨上善注：'肝受热气，传之与心，名曰虚邪。肝将热气与心，心中有神，不受外邪，故令受邪即死也。'心移热于肺，传为鬲消，杨上善注：'心受热气，传之与肺，名曰贼邪。心将热气与肺，肺得热气，鬲热消饮多渴，故曰鬲消也。'胞移热于膀胱，则癃溺血，杨上善注：'胞，女子胞也。女子胞中有热，传与膀胱尿胞，尿脬得热，故为淋病尿血也。'"

论述五脏病传，即寒热相移的病变。杨上善注之，从五行相生相克，以及所胜所不胜等角度，进行了阐释。例如，肾移寒于脾，此为从不胜来，乃是肾脏得寒，传之与脾脏，致脾气输布失常，气血瘀滞，故发为痈肿，寒气影响谷气运化敷布，故而少气。又如，脾得寒气，传与肝脏，致使肝气壅遏不通，故发为痈肿。因肝以主筋，故肝病则筋挛急。再如，脾受热气，脾将热气传至肝，则导致情绪失调，血运行失常，故为惊怖、衄血等。此外，女子胞中有热，其传之于膀胱，因尿脬有热，故而发为淋病、尿血等。五脏寒热病邪传变，其有常亦有变，具有复杂多样的特点，临证诊察宜仔细端详。

（4）论寒热瘰疬

《太素·寒热·寒热瘰疬》记载："黄帝问于岐伯曰：寒热瘰疬于颈腋者，皆何气使生？岐伯曰：此皆鼠瘘，寒热之毒气也，堤留于脉而不去也，杨上善注：'风成为寒热，寒热之变亦不胜数，乃至甚者为瘰疬也。今行脉中壅遏，遂为瘰疬鼠瘘也。堤，壅障。'黄帝曰：去之奈何？岐伯曰：鼠瘘之本，皆在于藏，其末上于颈腋之间，其浮于脉中而未内着于肌肉，而外为脓血者，易去也，杨上善注：'寒热之气在肺等藏中，循脉而上，发于颈腋，不生于项。在脉中未在肌肉，言其浅也。为脓血者，外泄气多，故易去也。'"

瘰疬又称为鼠瘘，多生于颈项部位或腋下，其状累累如串珠，历历可数，故而命名。其因寒热毒气壅遏经脉而致，并多见伴有时而发寒热之象。杨上善注之，认为此即寒热邪气壅遏于经脉，而为瘰疬。认为其病之本，皆在于脏，盖因其日久破溃，疮口难愈合，故而称之。其病之末，则上于颈腋之间，或外发为脓血等。

5. 痈疽

《痈疽》篇主要说明痈疽的形成以及发展变化，并根据其部位的不同，说明其症状、治法与预后不一样，并提出痈与疽鉴别，以及痈肿的论治。

痈疽病机及鉴别

《太素·寒热·痈疽》云："寒气客于经络之中则血泣，血泣则不通，不通则卫气归之，不得复反，故痈肿。寒气化为热，热盛则腐肉，肉腐则为脓，脓不泻则烂筋，筋烂则伤骨，骨伤则髓消，不当骨空，不得泄泻，煎枯空虚，则筋骨肌肉不相营，经脉败漏，熏于五藏，藏伤故死矣，杨上善注：'此言血气行失，有损有病也。'""杨上善注：'凡痈疽所生，皆以寒气客于经络之中，令血凝涩不通，卫气归之，寒极化为热气，而成痈疽，腐肉为痈，烂筋坏骨为疽，轻者疗之可生，重者伤藏致死。名猛疽等，此等痈疽之名，圣人见其所由立之名状如下，随变为形，亦应不可胜数也。近代医人，元不识本名之旨，随意立称，不可为信。嗌，咽也。寒气客脉之处，即发热以为痈疽，无常处也。'""营卫稽留于经脉之中，则血泣而不行，不行则卫气从之，从之而不通，壅遏而不得行，故曰大热不止，热胜则肉腐，肉腐则为脓，然不能陷于骨髓，骨髓不为焦枯，五藏不为伤，故命曰痈，杨上善注：'营卫稽留经脉泣不行者，寒气客之，血泣不行，卫气归在泣血之中也。'黄帝曰：何谓疽？岐伯曰：热气淳盛，下陷肌肤，筋髓骨枯，内连五藏，血气竭，当其痈下，筋骨、良肉皆毋余，故命曰疽，杨上善注：'痈下者，即前之痈甚，肌、肤、肉、筋、骨、髓，斯之六种，皆悉破坏，命之曰疽也。'疽者，上之皮夭以坚，上如牛领之皮；痈者，其皮上薄以泽，此其候也。黄帝曰：善，杨上善注：'此言其痈疽之候异。'"

关于痈疽的发病机制，杨上善注之，认为凡痈疽之所生，皆以寒气入侵经络之中，故而血凝涩滞不通，血行不畅，营卫运行障碍，寒极化热，热盛肉腐，而成痈疽。其注指出，肉腐为痈，烂筋坏骨则为疽。其轻者治疗预后较好，而重者则伤脏致死，故而其又名为猛疽。并指出其发病，为寒气客于脉之处，即发热变为痈疽，而无常处，说明痈疽为常见的多发病。关于痈疽之鉴别与预后，痈肿热盛，肉腐成脓，一般来说，其毒不深陷，临床表现特征，乃是皮薄光泽，触之灼热，较柔软。疽则毒邪深陷，内联五脏，使得筋痿髓枯，临床表现特征为，皮色枯黑坚硬，"上如牛领之皮"。合而论之，痹与疽在病位的深浅，预后情况，以及临床表现症状等都有不同，临床宜区分而论治。

（十二）邪论

本卷的组成：七邪、十二邪、邪客、邪中、邪传，其陈述的内容涉及眩惑、喜忘、不得饥、不得卧、多寐、少寐、疼痛、欠、哕、振寒、噫、嚏、涕泣、太息、耳鸣、啮舌等症状，以及邪气侵袭空窍，外感六淫、内伤七情的发病，外感病邪的传变规律、内伤五脏的病因，积的病因病机，顺应四时以行补泻治则等。本次研究据其内容的相关性，主要分为邪客、邪中、邪传 3 个专题进行探讨。

1. 邪客

《邪客》篇介绍寒邪等客于脏腑经脉，而导致 14 种疼痛的机制。《七邪》篇介绍眩惑、喜忘、不得饥、不得卧、闭目、多寐、少寐 7 种症状，其发生与脏腑经脉失常相关。因两篇涉及的病证皆与脏腑经脉有关，故而本次研究将其内容合入《邪客》名下，一并论之。

（1）论十四种疼痛

《太素·邪论·邪客》云："凡此诸痛，各不同形，别之奈何？杨上善注：'凡此十四别病，十三寒客内为病，一种热气客内为闭，皆为痛病，不知所由，故须问之。'岐伯对曰：寒气客于肠外则肠寒，寒则缩卷，卷则肠细急，细急则外引小络，故卒然痛，得炅则痛立已矣，因重中于寒，则痛久矣，杨上善注：'谓肠寒卷缩如缝连也。肠细属肠经之小络散络于肠，故肠寒细急引络而痛，得热则立已。'""杨上善注：'痛不可按之，两义解之：一，寒热薄于脉中，满痛不可得按；二，寒气下留，热气上行，令脉血气相乱，故不可按也。'寒气客于肠胃之间，募原之下，而不得散，小络急引故痛，按之则气散，故痛止矣，杨上善注：'肠胃皆有募有原，募原之下皆有孙络，寒客肠胃募原之下，孙络引急而痛，故按之散而痛止。'""杨上善注：'侠脊脉，督脉侠脊，故曰侠脊脉也。督脉侠于脊里而上行深，故按之不及，所以按之无益者也。'""杨上善注：'关元在脐下小腹，下当于胞，故前言冲脉起于胞中直上。邪气客之，故喘动应手。'""杨上善注：'背输之脉，足太阳脉也。太阳心输之络注于心中，故寒客太阳，引心而痛。按之不移其手，则手热，故痛止。'寒气客于厥阴，厥阴之脉者，络阴器系于肝，寒气客于脉中，则血泣脉急，引胁与少腹矣，杨上善注：'厥阴肝脉属肝络胆布胁肋，故寒客血泣脉急，引胁与少腹痛也。'""杨上善注：'厥气客在阴股，阴股之血凝泣，故其气上引少腹而痛也。'寒气客于五藏，厥逆上泄，阴气竭，阳气未入，故卒然痛死不知人，气复反则生矣，杨上善注：'寒气入五藏中，厥逆上吐，遂令阴气竭绝，阳气未入之间，卒痛不知人，阳气入藏还生也。'""杨上善注：'肠，谓大肠、小肠也。大肠募在天枢脐左右各二寸，原在手大指之间。小肠募在脐下三寸关元，原在手外侧腕骨之前完骨。寒气客此募原之下，血络之中，凝泣不行，久留以成积也。'""杨上善注：'寒客肠胃，其气逆上，故痛呕吐也。'寒气客于小肠，不得成聚，故后泄腹痛矣，杨上善注：'寒客小肠，不得成于积聚，故后利腹痛也。'""杨上善注：'热气留止小肠之中，则小肠中热，糟粕焦竭干坚，故大便闭不通矣。'"

《素问·举痛论》介绍了多种疼痛及其机制，杨上善注云："凡此十四别病，十三寒客内为病，一种热气客内为闭，皆为痛病"。可见，其将有关疼痛进行概括，归纳为14种疼痛，并依据经文，探究其病因病机，其中十三种属于寒邪入内为病，一种为热气内闭致病，此论可谓提纲挈领。继而，言及痛不可按之机制，杨上善注之，以两义解析：一是寒热搏结于脉中，故满痛而不可按；二是寒气下留，而热气上行，导致经脉血气紊乱，故痛而不可按。其后，从经络之循行分布，释其疼痛的病理表现。如募原之下皆有孙络，寒邪客肠胃募原之下，孙络拘急而作痛，故按之散而痛得止；因督脉侠脊而行，其脉分布侠脊里而上行入深，故疼痛而按之不及，因此按之无益；因关元在脐下小腹，故邪气客之，而喘动应手；背输之脉，即足太阳脉，因太阳心输之络注于心中，故而寒客太阳，引心而作痛；厥阴肝脉属肝络胆而布胁肋，寒客血滞涩而脉拘急，故胁肋与少腹牵引而痛；厥气客在阴股，而阴股部位血凝涩，故而上引少腹而作痛。再者，言及寒气客于五脏，卒然痛死不知之机理，其注认为，乃是寒气入五脏中，而出现气之厥逆上行，随阴气竭绝，阳气未入其间，故卒然疼痛而昏厥不知人，若其阳气入脏则还生。此外，从邪气入侵之部位，脏腑功能失常，解释其症状表现。如寒气客于募原之下，血络之中，其凝涩不行，久而留之以成积；寒客于肠胃，胃气上逆，故疼痛、呕吐；寒客于小肠，影响其分清泌浊，故出现下利腹痛；而热气留于小肠之中，则小肠中热，糟粕焦干而坚硬，故而大便秘结不通。其注切合临床实际，对于疼痛论治具有重要参考意义。

（2）七邪之论

《太素·邪论·七邪》曰："五藏六府之精气，皆上注于目而为之精，杨上善注：'五藏六府精液，及藏府之气清者，上升注目，以为目之精也。'""杨上善注：'五精合而为眼，邪中其精，则五精不得比和，别有所见，故视歧见于两物，如第二问等也。'目者，五藏六府之精也，营卫魂魄之所常营也，神气之所生也，故神劳则魂魄散，志意乱，杨上善注：'目之有也，凡因三物：一为五藏六府精之所成，二为营卫魂魄血气所营，三为神明气之所生。是则以神为本，故神劳者，魂魄意志五神俱乱也。'""杨上善注：'夫心者神用，谓之情也。情之所喜，谓之欲也。故情之起欲，是神之所恶；神之所好，心之所恶。是以养神须去情欲，欲去神安，长生久视；任心所作，则情欲百端，情欲既甚，则伤神害命。斯二不可并行，并行相感则情乱致惑。'""杨上善注：'心肺虚，上气不足也。肠胃实，下气有余也。营卫行留于肠胃不上，心肺虚故喜忘。复有上时，又得不忘也。此为第二喜忘邪也。'""杨上善注：'精气，阴气也。胃之阴气并在脾内，则胃中独热，故消食喜饥。胃气独热，逆上为难，所以胃咽中冷，故不能食也。此为第三不嗜食邪。'黄帝曰：病而不得卧出者，何气使然？岐伯曰：卫气不得入于阴，常留于阳，留于阳则阳气满，满则阳跷盛，不得入于阴，阴气虚，故目不得瞑矣，杨上善注：'卫气昼行阳脉二十五周，夜行五藏二十五周，昼夜周身五十周。若卫行阳脉，不入藏阴，则阳脉盛，则阳跷盛而不和，阴跷虚也。二跷并至于目，故阳盛目不得瞑，所以不卧。此为第四不得卧邪。瞑，音眠。'""杨上善注：'卫气留于五藏，则阴跷盛不和，惟阴无阳，所以目闭不得视也。以阳主开，阴主闭也。此为第五不得视邪也。'""杨上善注：'其人肠胃能大，皮肤能涩，大则卫气停留，涩则卫气行迟，留而行涩，其气不精，故多卧少寤；反之少卧。此为第六多卧邪也。'""杨上善注：'邪气留于上焦，上焦之气不行，或因饮食，卫气留于心肺，故闷而多卧。此为第七邪也。'""杨上善注：'疗此七邪之法，先取五藏六府诸募等藏府之上诸穴，除其微过，然后调其藏府五输六输而补泻之。补泻之前，必须明知形气虚实苦乐之志，然后取之。'"

关于七邪之论，内容涉及七种症状，即眩惑、喜忘、不得饥、不得卧、闭目、多寐、少寐。探讨其产生机制，杨上善注之，逐一解释。一是眩惑，因五脏之精皆注于眼，邪入中之侵扰，则五精之失和，故而见于两物之视歧，视物有重影；神为人生之根本，故而神劳过度，则魂魄、意志活动紊乱，亦因情欲百端，则伤神害人性命，若两方面相互作用，则情乱而致惑。二是喜忘，因心肺虚衰不足，则上气不足，营卫之气不上营，故而喜忘。三是不得饥，因胃之阴气并于脾内，则胃中热，故而消谷善饥；若胃咽中寒冷，运化失司，则不能食，即不得饥。四是不得卧，因卫气运行失常，卫行于阳脉，而不入于脏阴，则阳脉偏盛，故阳跷偏盛而失和，则阴跷虚，故阳盛目不得瞑，而不得卧。五是闭目，因卫气留于五脏，则阴跷偏盛而失和，故目闭而不得视。六是多寐，因卫气行迟，其运行滞涩，故多卧少寤，即多寐；若反之，则少卧。七是多卧，邪气留于上焦，上焦之气不行，卫气留于心肺，故郁闷而多卧。可见，其注七邪之机制，既涉及五脏精气之失和，亦有脏腑功能失常，还有卫气运行失和，邪气滞留等多方面。并提出治疗此七邪之法，首先取五脏六腑诸募等穴，然后调其脏腑输穴而补泻。并强调指出，补泻之前，须明知形气虚实苦乐状况，然后取穴治之，由此可见其重视情志与针刺治疗的密切关系。其论切合实际，为临床提供了理论指导。

2. 邪中

《邪中》篇主要讨论邪气不同，其侵入人体有不同的部位，发病有不同，提出十二经脉，三百六十五络，其血气皆上于面而走空窍，故人之耳目视听、知味等与此相关。《十二邪》篇介绍欠、哕、唏、振寒、噫、嚏、亸、涕泣、太息、涎下、耳鸣、啮舌12种症状，其发生为正气不足，病邪侵害空窍，因两篇所论，皆与空窍相关，本次研究将其合入《邪中》篇名下，一并论之。

（1）邪入部位与发病

《太素·邪论·邪中》记载："岐伯曰：身半以上者，邪中之也；身半以下者，湿中之也，杨上善注：'高者，上也。风雨之邪所中，故曰中于高也。风为百病之长，故偏得邪名也。身半以下，清湿之邪，湿最沉重，故袭下偏言也。'""杨上善注：'手足三阳之会皆在于面，人之受邪所由有三：一为乘年虚时，二为新用力有劳，三为热饮热食汗出腠理开。有此三虚，故邪中人。'中面则下阳明，中项则下太阳，中于颊则下少阳，其中于膺背两胁亦中其经，杨上善注：'邪之总中于面，则著手足阳明之经循之而下。若中头后项者，则著手足太阳之经循之而下。若别中于两颊，则著手足少阳之经循之而下。若中胸、背及两胁三处，亦著三阳之经循经而下也。'""杨上善注：'邪之伤于阴经，传之至藏，以藏气不客外邪，故还流于六府之中也。故阳之邪中于面，流于三阳之经；阴之邪中臂胻，溜于六府也。'""岐伯曰：愁忧恐惧则伤心，杨上善注：'愁忧恐惧，内起伤神，故心藏伤也。'形寒饮寒则伤肺，以其两寒相感，中外皆伤，故气逆而上行，杨上善注：'形寒饮寒，内外二寒伤肺，以肺恶寒也。'""杨上善注：'因坠恶血留者，外伤也。大怒，内伤也。内外二伤，积于胁下，伤肝也。'岐伯曰：十二经脉，三百六十五络，其血气皆上于面而走空窍，杨上善注：'六阳之经并上于面，六阴之经有足厥阴经上面，余二至于舌下，不上于面，而言皆上面者，举多为言耳。其经络血气者通，故皆上走七窍以为用也。'""杨上善注：'其经络精阳之气，上走于目，成于眼精也。'""杨上善注：'别精阳气，入耳以为能听。'""杨上善注：'五藏聚气以为宗气，宗气入鼻，能知臭也。'""杨上善注：'耳目视听，故为清气所生。唇舌识味，故为浊气所成。味者，知味也。'"

　　论及邪入部位与发病不同之机制，杨上善注之，其一，从邪气性质而言，阐述其致病特点。如经言身半以上者，邪中之，身半以下者，湿中之，杨上善注解：高，即上之意。认为风雨之邪所中人，其从上而下，故而言其中于高，即首先中于上部；因湿邪有沉重之特点，清湿之邪入侵，易袭于下，故其病位于为身半以下。又如，形寒饮寒则伤肺，因其内外两寒相感，故中外皆伤，"内外二寒伤肺"，气逆而上行而发病。再如，愁忧恐惧则伤心。因愁忧恐惧，皆为内起而伤神，故而心脏所伤。其二，从人体状况而言，人体虚之时，易中于邪。如其注之，手足三阳之会皆在于面，将人受邪之缘由分为三方面：一是乘年虚时，二是新用力有劳，三是热饮热食汗出腠理开。"有此三虚，故邪中人"。强调正虚是邪气得以入侵的条件。其三，邪气伤人与经脉循行相关。例如，邪气之总中于面部，其著于手足阳明之经，则循之而下；若其中头后项者，著于手足太阳之经，邪气亦循其经脉而下；若别中于两颊，其著手足少阳之经，邪气循之而下。若中胸、背及两胁三处，其著于三阳之经，邪气亦循经而下。此外，经脉与脏腑相连，故邪之伤于阴经，则传之至脏等等。其四，因十二经脉、三百六十五络，其血气上注于面，而走其官窍。故六阳之经分布于头面部，而六阴之经有足厥阴经上于面部，其余二阴之经行至于舌下。"其经络血气者通，故皆上走七窍以为用也"。故而人之耳目之视听、舌之知味等，皆与经络血气运行相关，不言而喻，提示相关病证，宜可以联系经脉的循行等相关因素，综合考虑其诊治，于临床具有重要指导意义。

（2）欠、哕、唏、噫、嚏、涕泣、耳鸣等病机

《太素·邪论·十二邪》记载："故阴气积于下，阳气未尽，阳引而上，阴引而下，阴阳相引，故数欠。阳气尽而阴气盛，则目瞑；阴气尽而阳气盛，则寤矣，杨上善注：'阳气主昼在上，阴气主夜在下。阴气尽，阳气盛，则寤；阳气尽，阴气盛，则瞑。今阳气未尽，故引阴而上，阴气已起，则引阳而下，阴阳相引上下，故数欠也。'""杨上善注：'谷入胃已，清气上注于肺，浊气下留于胃，有故寒气与新谷气俱入于胃，新故真邪在于胃中相攻相逆，复从胃出，故为之哕。'""此阴气盛而阳气虚，阴气疾而阳气

徐，阴气盛，阳气绝，故为唏，杨上善注：'唏，火几反，笑也。阴气盛而行疾，阳气虚而行徐，是以阳气绝为唏也。'""杨上善注：'寒气先客于胃，厥而逆上消散，复从胃中出，故为噫。'""杨上善注：'阳之和气利，满于心中，上冲出于鼻，故为嚏也。'""杨上善注：'涕泣出之所以有三，心者神用，藏府之主，一也。'""杨上善注：'手足六阳及手少阴、足厥阴等诸脉凑目，故曰宗脉所聚。大小便为下液之道，涕泣以为上液之道，二也。'""杨上善注：'目者，惟是液之道也；口鼻二窍气液之道，三也。'""杨上善注：'有物相盛，遂即心动；以其心动，即心藏及余四藏并六府亦皆摇动；藏府既动，藏府之脉皆动；藏府宗脉摇动，则目鼻液道并开；以液道开，故涕泣出也。'""杨上善注：'人耳有手足少阳、太阳及手阳明等五络脉皆入耳中，故曰宗脉所聚也。溜脉，入耳之脉溜行之者也。有竭不通，虚故耳鸣也。'""凡此十二邪者，皆奇邪之走空窍者也。故邪之所在，皆为之不足，杨上善注：'此十二邪皆令人虚，故曰奇邪。空窍，谓是输窍者也。此之邪气所至之处，损于正气，故令人不足为病也。'"

　　言及欠、哕、唏、噫、嚏、涕泣、耳鸣等12种症状，本篇称之为十二邪。探究其发生机制，杨上善注之，一是与经脉的循行密切相关。譬如，阳气主昼在上，阴气主夜在下，若阴阳相引上下，故而出现数欠；再如，手足少阳、太阳及手阳明等五络脉皆入耳中，故称之为宗脉所聚，若其衰竭不通，故耳之经脉有虚，因而致耳鸣。二是邪气入侵，脏腑气机失常。例如，患者故有之寒气与其谷气入胃，新故邪气相攻，影响胃气之和降，因而致哕；又如，寒气客入于胃，其气逆而上行，而致噫。三是脏腑与官窍功能失常。如阳之和气通利，而上冲出于鼻，故而发生嚏。四是与脏腑功能、经脉循行、官窍功能失常相关。如悲哀愁忧则心动，心动则五脏六腑皆摇，故而涕泣出之机制有三方面。首先，心为五脏六腑之主；其次，手足六阳及手少阴、足厥阴等诸脉汇聚于目，而大小便为下液之道，涕泣则为上液之道；再者，目乃是液之道，故而心动则心与其余四脏并六腑亦皆摇动；脏腑宗脉亦随之摇动，则目鼻液道并开，故而涕泣出；五是邪之所在，皆为之不足，诚如其注所云："邪气所至之处，损于正气，故令人不足为病。"突出其发病的重要原因在于正气不足，而使得多种邪气得以入侵，邪害脏腑经脉官窍，故而发生上述诸多病证。其论拓展了病因病机的认识，具有重要临床指导意义。

3. 邪传

本篇主要论述外感六淫、内伤七情的发病部位，人体正气在发病中的作用，继而介绍外感病邪的传变规律、内伤五脏的内外病因，以及积的病因病机，并提出顺应四时以行补泻之原则。

（1）三部之气所伤异类

《太素·邪论·邪传》云："夫百病之始生也，皆生于风雨寒暑，清湿喜怒，杨上善注：'湿从地起，雨从上下，其性虽同，生病有异。寒生于外，清发于内，性是一物，起有内外，所病亦有不同。喜者，阳也。怒者，阴也。此病之起也。'喜怒不节则伤藏，杨上善注：'心主于喜，肝主于怒，二者起之过分即伤神，伤神即内伤五藏，即中内之邪也。'风雨则伤上，清湿则伤下，三部之气所伤异类，愿闻其会，杨上善注：'风雨从头背而下，故为上部之气。清湿从尻脚而上，故为下部之气。所伤之类不同，望请会通之也。'""杨上善注：'是谓三部之气，生病不同，更随所因，变而生病，漫衍过多，不可量度也。'"

关于三部之气所伤异类，杨上善注之，认为病邪来源不同，故内外有别，而"生病有异"。譬如，湿从地起，雨从上下，其性质虽同，但其致病证有不同。又如，寒邪生于外，清冷发于内，其性质有相似，然其起有内

外之分，所引起之病亦有不同。此外，喜怒不节则伤脏，其注以五脏主五
志为解。举例心主于喜，肝主于怒，二者起于过度而伤神，神伤即内伤于
五脏，故而属于病发于内；风雨从人之头背而下，故为上部之气；清湿从
会阴部及足部而起，故为下部之气。因而"所伤之类不同"，故而称之"三
部之气，生病不同"。再者，随其所病之因，而变生他病，其漫衍众多，则
不可量度。其论既阐释了三部之气所伤不同之机制，亦论述了病邪致病变
化之多样性，为相关疾病因素致病特点的认识，以及诊治奠定了理论基础。

（2）外感病的发病机制

《太素·邪论·邪传》曰："风雨寒热，不得虚邪，不能独伤人。卒然
逢疾风暴雨而不病者，亦无虚邪，不能独伤人。必因虚邪之风，与其身形，
两虚相得，乃客其形，杨上善注：'虚邪，即风从虚乡来，故曰虚邪。风雨
寒热，四时正气也。四时正气，不得虚邪之气，亦不能伤人。卒风暴雨，
虽非正气，不得虚邪之气，亦不能伤人。独有虚邪之气，亦不能伤人。必
因虚邪之风，及身形虚相感，故得邪客于形。'两实相逢，众人肉坚。其中
于虚邪也，因于天时，与其躬身，参以虚实，大病乃成，杨上善注：'风雨
寒暑，四时正气，为实风也。众人肉坚，为实形也。两实相逢，无邪客病
也。故虚邪中人，必因天时虚风，并身形虚，合以虚实也。参，合也。虚
者，形虚也。实者，邪气盛实也。两者相合，故大病成也。'气有定舍，因
处为名，杨上善注：'邪气舍定之处，即因处以施病名。如邪舍形头，即为
头眩等头病也；若舍于腹，即为腹痛泄利等病也；若舍于足，则为足𢙸不
仁之病也。'"

言及病邪入侵人体的发病机制，杨上善注之，首先，依据虚邪之风，
与其身形，两虚相得，乃客其形之理。说明卒风暴雨，其虽非正气，但不
得虚邪之气，其不能伤人；若是独有虚邪之气，亦不能伤人；强调此必因

虚邪之风，与其身形之虚相感，故而邪气客于形体。表明邪气的存在是发病的条件，而人形体之虚是决定其发病的重要因素。其次，注释两实相逢，众人肉坚之机理，认为风雨寒暑，四时正气，为实风，即正常之气候变化；众人肉坚，即为人形体之壮实，故此两实相逢，则无邪客之病。故而邪气之中人，必因人之身形虚，外之邪气盛实，两者虚实参合，故而大病乃成。再者，论及疾病之命名，其注指出，"邪气舍定之处，即因处以施病名"。并进而举例详解之，如邪气入侵的部位，则为头眩等头部之病；若邪气入侵于腹部，则为腹痛、泄利等病证；若邪气入侵于足部，则为足部麻木不仁之症状等。其论对于阐发外感病之发病机制，以及认识疾病的命名特点等有实践指导意义。

（3）积之病因病机及治则

《太素·邪论·邪传》记载："杨上善注：'以上言成积所由三别。外邪厥逆之气客之，则阳脉虚，故胫寒。胫脉皮薄，故血寒而凝泣。寒血循于络脉上行，入于肠胃。寒血入于肠胃，则肠胃之内膜胀，肠胃之外冷汁沫聚不得消散，故渐成积也。此为生积所由一也。'""杨上善注：'盛饮多食无节，遂令脉满，起居用力过度，内络脉伤。若伤肠内阳络，则便衄血；若伤肠内阴络，遂则便血；若伤肠外之络，则血与寒汁凝聚为积。此则生积所由二也。'卒然外中于寒，若内伤于忧怒，则气上逆。气上逆则六输不通，温气不行，凝血蕴裹而不散，津液涩著而不去，而积皆成矣，杨上善注：'人之卒然外中于寒，以入于内，内伤忧怒，以应于外，内外相搏，厥气逆上，阴气即盛，遂令六府阳经六输皆不得通，卫气不行，寒血凝泣，蕴裹不散，著而成积，所由三也。'黄帝曰：其生于阴者奈何？岐伯曰：忧思伤心，杨上善注：'前言积成于阳，以下言积成于阴。忧思劳神，故伤心也。'重寒伤肺，杨上善注：'饮食外寒，形冷内寒，故曰重寒。肺以恶寒，故重寒伤肺。'忿怒伤肝,杨上善注:'肝主于怒,故多怒伤肝也。'""杨上善注:'因醉入房,汗出当风,则脾汗得风,故伤脾也。'用力过度若入房,汗出浴水,则伤肾,杨上善注:'肾与命门,主于入房,故用力及入房,汗出浴水,故伤于肾也。'此外内三部之所生病者也。黄帝曰:善,杨上善注:'忧思为内,重寒为外,入房当风以为内外,故合前三部所生病。'""杨上善注:'凡积之病,皆有痛也,故察其痛以候其积。既得其病,顺于四时以行补泻,可得其妙也。'"

关于积之病因病机,杨上善注之,主要从三方进行面阐释。其一,血寒而凝涩。因寒血循络脉上行,入于肠胃,则导致肠胃之内胀,肠胃之外寒汁沫聚集而不得消散,故逐渐形成积。其二,卒然多食多饮,引起胃肠脉满,加之起居不节,用力过度,则内络损伤,若伤其肠内阳络,则出现便血、衄血;若损伤肠内阴络,遂则出现便血;若损伤肠外之络,则血与寒汁凝聚而为积。其三,人之卒然外中于寒,以其寒邪入伤于内,加之内伤之忧怒,以应于外,而内外相搏,则厥气逆上,导致六腑阳经以及输穴皆不得通畅,而卫气不行,寒血凝涩,故著而成积。再者,其注从忧思劳神,故伤心为内因;重寒,即饮食外寒,形冷内寒,则为外因;因醉入房,汗出当风,则为内外之因,故而合于前三部所生病之机制。关于积之治疗,其注提出,凡积之病,皆有疼痛之征,"故察其痛以候其积"。诊察既得其病,治疗则宜"顺于四时以行补泻",而可得其治疗之妙义。其论对于积病之深入认识,以及积病的诊察与治疗具有参考价值。

(十三)风论

本卷分为:诸风数类、诸风状论、诸风杂论、九宫八风、三虚三实、八正风候、痹论,共7篇。其内容涉及风证的各种临床表现,八风所至与疾病的关系,气候异常对人体与发病的影响,痹证的病因病机、临床症状、分类与治疗等。本次研究根据其内容，分为诸风数类、诸风状论、三虚三实、八正风候、痹论5个专题展开探讨。

1. 诸风数类

本篇主要讨论各种风证，并将其进行归类，以正其名，因其以风之分类为主题，故而篇名为"诸风数类"。

风为百病之长

《太素·风论·诸风数类》云："风之伤人，或为寒热，或为热中，或为寒中，或为疠，或为偏枯；或为贼风也，其病各异，其名不同，杨上善注：'风、气一也，徐缓为气，急疾为风。人之生也，感风气以为生；其为病也，因风气为病。是以风为百病之长，故伤人也，有成未成。伤人成病，凡有五别：余病形风气以生；一曰寒热，二曰热中，三曰寒中，四曰疠病，五曰偏枯。此之五者，以为风伤变成。余病形各不同，或为贼风者，但风之为病，所因不同，故病名病形亦各异也。'或内至五藏六府，不知其解，愿闻其说。岐伯曰：风气藏于皮肤间，内不得通，外不得泄，风者喜行而数变，杨上善注：'言风入于藏府之内为病，遂名藏府之风。风气藏于皮肤之间，内不得通生大小便道，外不得腠理中泄。风性好动，故喜行数变以为病也。'腠理开则洒然寒闭，闭则热而闷，杨上善注：'风气之邪得之由者，或因饥虚，或复用力，腠理开发，风入毛腠，洒然而寒，腠理闭塞，内壅热闷。洒，音洗，如洗而寒也。'其寒也则衰食饮，其热也销肌肉，故使人怢栗而不能食，名曰寒热，杨上善注：'其寒不泄在内，故不能食；其热不泄在外，故销肌肉也。是以使人恶风而不能食，称曰寒热之病。怢栗，振寒貌也。'""风气中五藏六府之输，亦为藏府之风，杨上善注：'藏府输者，当是背输。近伤藏府之输，故曰藏府之风也。'各入其门户，所中则为偏风，杨上善注：'门户，空穴也。邪气所中之处，即偏为病，故名偏风也。'风气循风府而上，则为脑风，杨上善注：'风府，在项入发际一寸，督脉阳维之会，近太阳入脑出处。风邪循脉入脑，故名脑病也。'风入系头，则为目风，杨上善注：'邪气入于目，系在头，故为目风也。'眠寒饮酒中风，则为漏风，杨上善注：'因饮酒寒眠，腠开中漏汗，故为漏风。有本，目风眼寒也。'入房汗出中风，则为内风，杨上善注：'入房用力汗出，中风内伤，故曰内风也。'新沐中风，则为首风，杨上善注：'新沐发已，头上垢落，腠开得风，故曰首风之也。'久风入中，则为肠风飧泄，杨上善注：'皮肤受风日久，传入肠胃之中泄痢，故曰肠风。'外在腠理，则为泄风，杨上善注：'风在腠理之中，泄汗不止，故曰泄风也。'故风者百病之长也，至其变化为他病也无常方，然故有风气也，杨上善注：'百病因风而生，故为长也。以因于风，变为万病，非唯一途，故风气以为病长也。'"

　　风邪是临床常见的致病因素。论及风邪为病的特点，首先，乃是其致病的多样性。如风之伤人，或为寒热，或为热中，或为寒中，或为疠，或为偏枯，"其病各异，其名不同"。杨上善注之，其一，从风的性质进行阐发，提出"急疾为风"，抓住风邪变化快，其致病迅速的特点。其二，风邪致病多端，其注认为，风邪致病为患，无所不到，变化多端。将风邪伤人为病之症状，依据经文分为从五方面，一是寒热，二是热中，三是寒中，四是疠病，五是偏枯。举例从外在的恶寒发热，或寒热往来，到内在的热中，或者寒中，乃至于风邪入中，所致偏瘫等，皆为风邪所伤而成病，故而"病形各不同"，说明其表现各不相同。探究其病形各异之机制，经言风气藏于皮肤间，内不得通，外不得泄，"风者喜行而数变"，杨上善注之，认为风入于脏腑之内为病，故名为脏腑之风。如风气藏于皮肤之间，内不得通，而外不得泄。然"风性好动，故喜行数变以为病"，首先，指出风邪好动的特性，故而致病喜行而数变。继而分析，风邪入侵人体的缘由。认为风邪入侵的原因，可因饥饿体虚，或用力过度，腠理疏松而开泄，风邪入于腠理，故表现为洒然而寒。若腠理闭塞，壅滞于内，则郁闷发热。甚至腠理失调，影响脾胃运化，使人恶风而不能食等。此外，论及风邪侵袭人体因部位之不同，故而有不同的表现与病证，譬如风邪中五脏六腑之输，为脏腑之风，其注剖析，风邪入脏腑之输，其途径当是由背输而入，进而伤及脏腑，故称为脏腑之风。风邪循风府而上，则为脑风。其注说明，风府穴之部位，在项入发际，亦为督脉、阳维之会，故而风邪循其脉而入于脑，故名为脑病。邪气入于目，系在于头，故为目风。因饮酒、寒眠，腠理开泄，而发为漏汗，故称为漏风。若房劳用力而汗出，风邪乘机而内伤，故而称内风。皮肤受风日久不愈，病邪传入肠胃，而出现泻痢，故称为肠风。关于风者百病之长，其注云"百病因风而生，故为长也"，对于其致病，结合相关经脉的循行，以及经脉之间的联络，脏腑输穴的作用等，从多方面进行阐发，并对其多样性机制进行论述，故而指出"以因于风，变为万病"，进一步凸显风为百病之长的特点。其论对于风邪致病机制的认识，以及相关疾病的防治具有重要指导意义。

2. 诸风状论

《诸风状论》论述各类风证的临床表现，并集中介绍五脏风、胃风、首风、漏风等。《诸风杂论》讨论不受贼风邪气亦猝然发病，即因加而发之机理，以及祝由。因两篇内容均涉及风证的症状与风邪致病的原因，故而本次研究将其合入《诸风状论》名下，一并探讨。

（1）关于各类风证

《太素·风论·诸风状论》记载："杨上善注：'肺风病能凡有七别：一曰多汗；二曰恶风；三曰色白，谓面色白薄也；四曰嗽咳；五曰短气；六曰昼间暮甚，以肺主太阴，故暮甚也；七曰诊五色各见其部，薄泽者，五脏风之候也。白，肺色也。'心风之状，多汗恶风，焦绝喜怒，赫者，赤色，痛甚则不可快，诊在口，其色赤，杨上善注：'心风状能有七：一曰多汗；二曰恶风；三曰焦绝，焦，热也，绝，不通也，言热不通也；四曰喜怒；五曰面赤色；六曰痛甚不安；七曰所部色见，口为心部也。'肝风之状，多汗恶风，喜悲色微苍，嗌干喜怒，时憎女子，诊在目下，其色青，杨上善注：'肝风状能有八：一曰多汗，二曰恶风，三曰喜悲，四曰面色微青，五曰咽干，六曰喜怒，七曰时憎女子，八曰所部色见也。'脾风之状，多汗恶风，身体怠惰，四肢不欲动，色薄微黄，不嗜食，诊在鼻上，其色黄，杨上善注：'脾风状能有七：一曰多汗；二曰恶风；三曰身体怠惰，谓除头四肢为身体也；四曰四肢不用；五曰面色微黄；六曰不味于食；七曰所部色见也。'肾风之状，多汗恶风，面庞然肿，腰脊痛不能正立，其色炲，隐曲不利，诊在颐上，其色黑，杨上善注：'肾风状能有七：一曰多汗；二曰恶风；三曰面肿；四曰腰脊痛；五曰面色黑如烟；六曰隐曲不利，谓大小便不得通利；七曰所部色见，颐上，肾部也。有本为肌上，误也。'胃风之状，颈多汗恶风，饮食不下，隔塞不通，腹喜满，失衣则胀，食寒则泄，诊瘦而腹大，杨上善注：'胃风状能有八：一曰颈多汗；二曰恶风；三曰不下饮食；四曰膈不通，膈中饐也；五曰腹喜满；六曰失覆腹胀；七曰食冷则痢；八曰胃风形诊，谓瘦而腹大，胃风候也。'"

言及各类风证之表现，杨上善注之，将其症状表现分门别类，逐一介绍，诸如肺风的病态凡有七别，心风的病症表现有七，肝风症状有八，脾风症状有七，肾风症状有七，胃风症状有八，首风症状有三，漏风症状有七；同时，结合风邪致病的共同点，阐释其致病规律，如风邪其性开泄之特点，诸风病症均可以出现多汗恶风。再者，脏腑有的功能不同，其表现亦随之而有不同的表现，如肺风者，嗽咳短气；心风者，焦虑；肝风者，喜悲、喜怒，时憎女子；脾风者，身体怠惰，四肢不欲动，不嗜食；肾风者，面庞然肿，腰脊痛甚不能直立，二便不得通利；胃风者，饮食不下，隔塞不通，腹喜胀满，食寒则腹泻；此外，脏腑内外相合有不同，五色所主有不同，五色各见其部，故而其有不同的色诊与外候可察。如肺风者，面色白薄；心风者，色赤口赤；肝风者，面色苍，目下青；脾风者，色薄微黄，鼻上黄；肾风者，其色黑等。其论对于把握风邪致病的特点，诊察风邪病证无疑有重要启示作用。

（2）关于因加而发

《太素·风论·诸风杂论》云："黄帝曰：夫子言贼风邪气之伤人也，令人病焉；今有其不离屏蔽，不出室内之中，卒然病者，非必离贼风邪气，其故何也？杨上善注：'贼风者，风从冲上所胜处来，贼邪风也。离，历也。贼邪之风夜来，人皆卧，虽是昼日，不离屏蔽室内，不历贼风邪气，仍有病者，其故何也？'岐伯曰：此皆尝有所伤于湿气，藏于血脉之中，分肉之间，久留而不去，若有所堕坠，恶血在内而不去，卒然喜怒不节，饮食不适，寒温不时，腠理闭而不通，其开而遇风寒时，血气凑结，与故邪相袭，则为寒痹。其有热则汗出，汗出则受风，虽不遇贼风邪气，必有因加而发焉，杨上善注：'人虽不离屏室之中，伤于寒湿，又因坠有恶血，寒湿恶血等邪，藏于血脉中，又因喜怒饮食寒温失理，遂令腠理闭塞，壅而不通。若当腠开，遇于风寒，则血凝结，与先寒湿故邪相因，遂为寒痹。虽在屏蔽之中，因热汗出，腠开受风，斯乃屏内之中加此诸病，不因贼风者。'""岐伯曰：先巫者固知百病之胜，先知其病之所从生者，可祝而已。黄帝曰：善，杨上善注：'先巫知者，巫先于人，因于鬼神，前知事也。知于百病从胜克生，有从内外邪生。生病者，用针药疗之，非鬼神能生病也，鬼神但可先知而已。由祝去其巫知之病，非祝巫之鬼也。'"

关于不受贼风邪气亦猝然发病的原因，经言"因加而发"，杨上善注之，认为人虽不离屏室之中，其伤于寒湿，又因曾闪挫跌仆，内有恶血，故而寒湿恶血等邪，藏于血脉之中，又因喜怒饮食，寒温失理，故而使得腠理闭塞，壅而不通，腠理开合失常，遇于外来之风寒，则血凝结于内，再与先寒湿故邪相因，即与体内的故邪相合，故而发为寒痹。其虽在屏蔽之中，但因热汗出，腠理开泄而受风，此乃居于屏内而加此诸病。说明即使不受贼风虚邪，亦会猝然发病的特殊情况。提示发病的复杂性，对于指导临床疾病的诊察具有实践意义。

经文论及上古时代祝由治病之法，其类似于当今之精神心理疗法。用此方法取效的原理，在于其知百病之胜，而先知其发病之原因，故可祝去其病。杨上善注之，认为其先得知发病之因，依据五行生克之道理，以其胜制之，而通过祝说病由，达移精变气，祛除其病因，而达治疗目的，对于相关情志病的疏导具有一定参考价值。

3. 八正风候

《八正风候》篇主要探讨八风所至时候与疾病的关系，据此预测疾病的发生及预后转归。因其主张占八正之风而候之。《九宫八风》篇依据天人相应的原理，参考时至而令行，以察知八方气候变化，并考察相应之时气对人体生理病理的影响，以防治疾病。因两篇均涉及气候变化对疾病的影响，故本次研究将其内容合入《八正风候》名下，一并探讨。

（1）关于九宫八风

《太素·风论·九宫八风》云："从其所居之乡来为实风，主生长养万物；风从其冲后来为虚风，伤人者也，主杀主害者也。谨候虚风而避之，故圣人避邪弗能害，此之谓也。风从南方来，名曰大弱风，其伤人也，内舍于心，外在于脉，其气主为热。风从西南方来，名曰谋风，其伤人也，内舍于脾，外在于肌，其气主为弱。风从西方来，名曰刚风，其伤人也，内舍于肺，外在于皮肤，其气主为身燥。风从西北方来，名曰折风，其伤人也，内舍于小肠，外在手太阳脉，脉绝则溢，脉闭则结不通，喜暴死。风从北方来，名曰大刚之风，其伤人也，内舍于肾，外在于骨与肩背之膂筋，其气主为寒。风从东北方来，名曰凶风，其伤人也，内舍于大肠，外在于两胁腋骨下及肢节。风从东方来，名曰婴儿风，其伤人也，内舍于肝，外在于筋纽，其气主为身湿，杨上善注：'纽，女巾反，索也，谓筋传之也。'风从东南方来，名曰弱风，其伤人也，内舍于胃，外在于肉，其气主体重。凡此八风，皆从其虚之乡来，乃能病患。三虚相薄，则为暴病卒死；两实一虚，病则为淋洛寒热，犯其两湿之地，则为痿，故圣人避邪风如避矢石焉；其有三虚而偏中于邪风，则为击仆偏枯矣，杨上善注：'风从冲后来，故称虚乡来也。三虚谓年虚、月虚、时虚。三虚之中，纵使二实，但令一虚遇邪，犹为淋浴寒热，居处湿地，即为痿厥；况二虚一实遇邪，其病安得不甚；若先三虚逢邪，遂致击仆偏枯之病也。'"

九宫，表示中央、四正、四隅，九方之部位；八风，表示四正、四隅，八方风向。气候的变化与时令相关，气应时而至为正。气候之常变与时令之气是否相应有关，故经言从其所居之乡来为实风，认为其气应时而至为正，"主生长养万物"，对万物有益；反之，若非其实而有其气，如有其相逆反之气，即风从其冲后来为虚风，则为变，其"主杀主害"，易伤人而为病。结合五方与五脏之关系，其所来之不同方向之风，相应则易伤对应的脏腑，如风从南方来，易伤人内舍于心，外在于脉，其气则为热气偏胜；风从西南方来，易其伤人，内舍于脾，外在于脾所主之肌；风从西方来，其伤人内舍于肺，外在于皮肤，其气为身燥气偏胜。风从北方来，其伤人内舍于肾，外在于骨与肩背之膂筋，其气则主为寒气偏胜。杨上善注之，指出风从冲后来，故称其为虚乡来之风。三虚，谓之年虚、月虚、时虚，而三虚之中，纵使有二实，但若一虚遇邪，如淋浴感邪，而生寒热；居处湿地，感受湿邪，即发为痿厥；况且其二虚一实而遇邪，其病尤其严重；若为先三虚逢邪，即导致跌扑、偏枯类病证。其论对于临床结合时令之气辨治疾病，具有指导意义。

（2）关于八正之候

《太素·风论·八正风候》云："少师曰：此八正之候也，杨上善注：'八正候者，八节之正虚邪候也。'黄帝曰：候之奈何？少师曰：候此者，常以冬之至日，太一立于汁蛰之宫，其至也，天应之以风雨。风雨从南方来者，为虚风，贼伤人者也。其以夜至者，万民皆卧而弗犯也，故其岁民少病，杨上善注："《九宫经》曰：太一者……其感从太一所居乡来向中宫，名为实风，主生长养万物；若风从南方来向中宫，为冲后来虚风，贼伤人者也。其贼风夜至，人皆寝卧，不犯其风，人少其病也。'其以昼至者，万民懈惰而皆中于虚风，故万民多病。虚邪入客于骨而不发于外，至其立春，阳气大发，腠理开，因立春之日，风从西方来，万民又皆中于虚风，此两邪相薄，经气绝代，杨上善注：'懈惰，谓不自收节。情逸腠开，邪客至骨而不外泄，至立春日，复有虚风从西方冲上而来，是则两邪相薄，致经脉绝代以为病也。骨，有本作胃也。'故诸逢其风而遇其雨者，命曰遇岁露焉。因岁之和而少贼风者，民少病而少死；岁多贼风邪气，寒温不和，民多病而多死矣，杨上善注：'露有其二：一曰春露，主生万物者也；二曰秋露，主衰万物者也。今岁有贼风豪雨以衰于物，比秋风露，故曰岁露焉。是以实风至也，岁和有吉；虚风至也，岁露致凶也。'"

如前所述，其论乃先立九宫，而知八方之风候，本篇介绍了正月测风向顺逆，以测知当年之年物候、气候，以及不正常气候变化。总其要领，不外乎时气相应与否，但凡时与气相应，则物候、气候属常，则百姓患病较少；若时与气不相应，如非其时而有其气，则属于物候，气候反常，则百姓多病患，且疾病预后不佳。若逢其风而遇其雨，乃称为遇岁露。因岁之和而少贼风之时，百姓较少患病，而且预后较好；若遇岁多贼风邪气，气候寒温不和，则百姓多病，而预后不佳。如关于岁露，即一年之内的风雨情况，杨上善注之，其有二种情况，一是春露，其主生万物；二是秋露，则主衰万物。如当年有贼风大雨以损衰于物，就好比秋风之露。故而实风之至，则为岁和吉祥；若虚风之至，则为岁露致凶。此论对于认识气候变化对疾病发病的影响，具有一定参考意义。

4. 三虚三实

本篇主要探讨自然界气候的异常变化对人体与发病的影响。因其主题围绕三虚三实之变化展开，故而篇名为"三虚三实"。

论三虚三实

《太素·风论·三虚三实》云："少师曰：人与天地相参也，与日月相应也，杨上善注：'人之身也，与天地形象相参。身盛衰也，与日月相应也。'""黄帝曰：其有卒然卒死暴病者，何邪使然？少师曰：得三虚者，其死暴疾；得三实者，邪不能伤人也，杨上善注：'人备三虚，其病死暴疾也。'黄帝曰：愿闻三虚。少师曰：乘年之衰，杨上善注：'人年七岁，加于九岁，至十六岁，名曰年衰。如是恒加九岁，至一百六，皆年之衰也。非岁露年，以其人实，邪不伤，故人至此年，名曰乘也。'逢月之空，杨上善注：'月郭空时，人具□虚，当此虚时，故曰逢也。'失时之和，因为贼风所伤，是谓三虚，故论不知三虚，工反为粗，杨上善注：'摄养乖于四时和气，非理受于风寒暑湿，人之有此三虚，故从冲后发屋折木扬沙走石等贼风至身，洒然起于毫毛，发于腠理，即为贼风伤也。'黄帝曰：愿闻三实。少师曰：逢年之盛，杨上善注：'逢年，谓不加年衰也。'遇月之满，杨上善注：'十五日时也。'得时之和，虽有贼风邪气，不能危之，杨上善注：'摄养顺于四时和气，人之有此三实，纵有贼邪，不能伤也。'"

经言"人与天地相参，与日月相应"。究其机制，杨上善注之，认为人之身体，与天地质形象相参，其身体盛衰变化，亦与日月相应。自然气候之变化，有三实、三虚之分。三虚，乃是乘年之衰，逢月之空，失时之和；得三实，则邪气不易伤人；而遇三虚，则可致人暴病暴亡。关于其致病，杨上善认为，其摄养违背于四时之和气，非当受风寒暑湿，乃是人有此三虚，故而贼风入侵，出现洒然恶寒，其病起于毫毛，发于腠理，即为贼风所伤。三实，乃是乘年之盛，遇月之满，得时之和。杨上善注之，认为逢年之胜，此乃谓不加年衰，月之满，乃为十五日时；得时之和，虽然有贼风邪气，亦不能危害人体。故而注云"摄养顺于四时和气"，倡导养生顺应四时之气之变化，人若有此三实，纵然有贼邪，亦不能伤人为病。

5. 痹论

本篇主要论述痹证的病因病机、临床症状、分类，以及治疗与预后等问题。

痹证成因及预后与治疗

《太素·风论·痹论》云："风寒湿三气杂至，合而为痹，杨上善注：'风寒湿等，各为其病；若三气杂至，合而为一，病称为痹。'其风气胜者为行痹，寒气胜者为痛痹，湿气胜者为着痹，杨上善注：'若三合一多，即别受痹名。故三中风多，名为行痹，谓其痹病转移不住，故曰行痹。三中寒多，阴盛为痛，故曰痛痹。三中湿气多，住而不移转，故曰着痹。着，住也。此三种病，三气共成，异于他病，有寒有热，有痛不痛，皆名为痹也。'问曰：其五者何也？答曰：以冬遇此者为骨痹，以春遇此者为筋痹，以夏遇此者为脉痹，以至阴遇此者为肌痹，以秋遇此者为皮痹，杨上善注：'冬时不能自调，遇此三气以为三痹，俱称骨痹，以冬骨也。余四仿此。至阴六月，脾所主也。'问曰：内舍五藏六府，何气使然？杨上善注：'五时感于三气，以为五痹，其义已知；而有痹病内舍藏府之中，何气使然也？'

五藏皆有合，病久而不去，内舍其合。故曰：骨痹不已，复感于邪，内舍于肾；筋痹不已，复感于邪，内舍于肝；脉痹不已，复感于邪，内舍于心；肌痹不已，复感于邪，内舍于脾；皮痹不已，复感于邪，内舍于肺，杨上善注：'五藏合者，五藏五输之中皆有合也。诸脉从外来合五藏之处，故合为内也。是以骨、筋、脉、肌、皮等五痹，久而不已，内舍于合。在合时复感邪之气，转入于藏，入藏者死也。'所谓痹者，各以其时重感于寒温之气也。诸痹不已，亦益于内。其风气胜者，其人易已也，杨上善注：'所谓五痹不已者，各以其时而重感贼邪寒温之气，益内五藏之痹者死。益风者，易已也。'"其人藏者死，杨上善注：'以藏有神，故痹入致死也。'其留连筋骨间者疼久，杨上善注：'膈着相系，在于筋骨之间，故筋骨疼痛也。'其流皮肤间者易已，杨上善注：'流行在于皮肤浅处之间，动而又浅，故易已也。'问曰：客六府者何也？答曰：此亦由其食饮居处而为病本，六府各有输，风寒湿气中其输，而食饮应之，循输而入，各舍其府，杨上善注：'以上言痹入藏，以下言痹入府所由。风寒湿等三气外邪中于府输，饮食居处内邪应，内以引外，故痹入六府中。其输者，亦府之合也。'以针治之奈何？答曰：五藏有输，六府有合，循脉之分，各有所发，各治其遇，则病瘳已，杨上善注：'五藏输者，疗痹法取五藏之输。问曰：疗痹之要，以痛为输，今此乃取五藏之输，何以通之？答曰：有痛之痹，可以痛为输；不痛之痹，若为以痛为输？故知量其所宜，以取其当，是医之意也。疗六府之痹，当取其合，良以藏府输合，皆有藏府脉气所发，故伺而诛之。'"

关于痹证之病因，经言风寒湿三气杂至，合而为痹。杨上善注之，指出风寒湿邪等，一般是各为其病；若为三气杂至，则合而为一，故其病称为痹。其一，在分类方面，依据病邪偏于风、寒、湿之不同，故有行痹、痛痹、着痹之别。认为三种邪气之中，若风邪多，则名为行痹，同时说明其痹之疼痛，具有转移不定之特点，故而得名；若是寒邪多，则是阴盛为痛，故称为痛痹。若是湿气多，湿邪留滞而不动，故称为着痹。总言此三种痹，总由"三气共成，异于他病"，表现有寒有热，亦有痛与不痛，皆命名为痹。其二，按照感邪季节之不同，则有主时之气的不同，其相应之脏腑有不同，故病变之部位有不同，故而冬季不能自调，遇此三气则为"三痹"，俱称为骨痹，以肾应冬主骨，余四季仿此。因此有骨、筋、脉、肌、皮，即五体痹之分。其三，痹证病久入脏，亦可从五体痹，发展为脏腑痹，痹病内舍于脏腑。探究机制，在于五脏有合，五脏五输之中亦皆有合。诸脉从外来合五脏之处，故合而入内。于是骨、筋、脉、肌、皮等五痹，久而不已，反复发作，逐渐加重，内而舍于其合。因其复感邪气，传入于五脏，故入脏者预后不佳。其四，关于其预后，"五痹不已者，各以其时而重感贼邪寒温之气"，其内传于五脏之痹者死；其在于筋骨之间，故疼痛而病久；其流连于皮肤间者，因其浅显，故而易已。其五，其输亦为腑之合，风寒湿等三气外邪中于腑输，加之饮食居处内应之，其内以引外，故而痹入六腑。其六，在治疗方面，"疗痹法取五藏之输"。其中有痛之痹，可以痛为输；而不痛之痹，则以痛为输，临证根据情况斟酌选用。"疗六府之痹，当取其合"，因为脏腑有其输合，故而痹证针刺，可取脏腑之输穴、合穴为治。其论对于痹证的论治具有重要指导意义。

（十四）气论

本卷分为：三气、津液、水论、风水论、胀论、咳论，共6篇。论述真气、正气、邪气之名称与来源；介绍津液五别，其产生溺与气、汗、泣、唾，以及水胀、哭泣、涕泪的原理；阐释水气致肾风的病因病机、临床诊治；探讨水病、肤胀、鼓胀、肠覃、石瘕类胀病的病理机制、症状鉴别；陈述咳嗽的病因病机、临床症状与治则。本次研究根据其内容，主要从三气、水论、胀论、咳论4方面进行论述。

1. 三气

本篇主要论述真气、正气、邪气之名称与来源，并介绍邪气入侵人体，其由浅入深，导致多种病证。

论真气、正气、邪气

《太素·气论·三气》记载："黄帝曰：余闻气者，有真气，有正气，有邪气。何谓真气？岐伯曰：真气者，所受于天，与谷气并而充身也。正气者，正风也，从一方来，非实风又非虚风也。邪气者，虚风之贼伤人也，其中人也深，不能自去。正风者，其中人也浅，合而自去，其气来柔弱，不能胜真气，故自去。虚邪之中人也，洒淅动形，起毫毛而发腠理，其入深，内搏于骨，则为骨痹。搏于筋，则为筋挛。搏于脉中，则为血闭不通，则为痈。搏于肉，与卫气相搏，阳胜者则为热，阴胜者则为寒，寒则真气去，去则虚，虚则寒。搏于皮肤之间，其气外发，腠理开，毫毛摇，气往来行，则为痒。留而不去，则痹。卫气不行，则为不仁。虚邪遍容于身半，其入深，内居营卫，营卫稍衰，则真气去，邪气独留，发为偏枯……以手按之坚，杨上善注：'按之而坚，□□久也。十四。'有所结，深中骨，气因于骨，骨与气并，日以益大，则为骨疽，杨上善注：'先有聚结，深至骨边，骨与气并，致令骨坏，称曰骨疽。十五也。'有所结，中于肉，气归之，邪留而不去，有热则化而为脓，杨上善注：'先有聚气为热，营邪居热则坏肉以为痈脓。十六。'无热则为肉疽，杨上善注：'结气无热，虚邪则坏肉以为肉疽。十七也。'凡此数气者，其发无常处，而有常名也，杨上善注：'邪气伤人身，无有定处，而有斯十七种名也。'"

该篇的篇名为"三气"，乃是指真气、正气、邪气，杨上善注之，可谓开宗明义，其将三者合为一篇，一并进行论述，足见其对于此三气的重视。首先，明确三气的概念。依据经文所言，真气此乃是禀受于先天，得养于后天水谷，充养人体全身之气；正气，在此则指自然界之气，非实风又非虚风，故而又称其为正风，相对于邪气而言，正风其气较柔弱，其中人浅，可以自愈；邪气，乃是伤人的虚风之贼，即致病之邪，故其中人深，不能自去，即致病不能自愈。其后，介绍邪气致病由浅入深，而导致多种病证。例如，虚邪之中人，起毫毛而发腠理，故见洒淅恶寒，其内传而深入，则导致多种病证。若内搏传于骨，则发为骨痹。若搏解于筋，则发为筋脉挛急。若搏于脉之中，则引起血闭不通，则发为痈肿。若搏于肉理，与卫气相搏，若阳气偏胜，则发为热证；若阴气偏胜，则发为寒证。若搏于皮肤之间，可发为肌肤不仁。若因腠理开泄，其气往来而行，可发为痒证。若邪气留而不去，可以发为痹证。若其中人入深，虚邪偏居于身半，甚至发为偏枯，即半身不遂。病邪深入，其有所留结，若深中于骨，则发为骨疽。杨上善注之，认为其先有聚结，其邪气深至骨，而致其骨损坏，而发为骨疽。其注指出，若为先有气聚为热，则营血郁滞，热盛肉腐，发为痈脓；若其结气而无热，邪气损伤肌肉，则可发为肉疽。文中还提及肠瘤、骨瘤、肉瘤等多种病证。进而总结提出"邪气伤人身，无有定处"，其注既阐释了邪气致病由浅入深，提示早期诊治具有重要意义，亦强调了其致病多样性的特点，为临床相关疾病的诊治提供了理论指导。

2. 水论

《水论》篇主要介绍哭泣、涕泪产生的机理，以及迎风流泪等病证。《津液》篇介绍津液之五别，产生溺与气、汗、泣、唾，以及水胀的原理。《风水论》篇则主要介绍水气所致肾风的病因病机、临床症状、诊治。因其三篇内容皆与水液相关，故而此次研究将其合入《水论》篇名下，一并论之。

（1）论津液五别

《太素·气论·津液》记载："杨上善注：'水谷入于口，逆于肠胃之中，化为津液，凡有五别，则五藏津液。凡所言液者，通名为津，经称津者，不名为液，故液有五也。此略举五液，请解其义也。'岐伯答曰：水谷皆入于口，其味有五，各注其海，杨上善注：'五味走于五藏四海，肝心二藏主血，故酸苦二味走于血海。脾主水谷之气，故甘味走于水谷海。肺主于气，故辛走于膻中气海。肾主脑髓，故咸走髓海也。'津液各走其道，杨上善注：'目为泣道，腠理为汗道，廉泉为涎道，鼻为涕道，口为唾道也。'""天暑衣厚则腠理开，故汗出，杨上善注：'因热而腠理开而出者，谓之为汗。'""天寒则腠理闭，气涩不行，水下溜于膀胱，则为溺与气，杨上善注：'此解溺气多之所由也。'""故五藏六府之津液尽上渗于目，心悲气并则心系急，急则肺叶举，举则液上溢……杨上善注：'身中五官所管津液并渗于目，为泣。'杨上善注：'益脑髓者，谷之津液和合为膏，渗入头骨空中，补益于脑；渗入诸骨空中，补益于髓；下流阴中，补益于精。若阴阳过度，不得以理和使，则精液溢下于阴，以其分减髓液过多，故虚而腰痛及脚腨酸也。'""杨上善注：'藏府阴阳不得和通，则四海闭而不流，三焦壅而不泻，其气不得化为津液，水谷并于肠胃不消，别于回肠而留下焦，不得入于膀胱，胀于下焦，溢入于身，故为水胀也。'此津液五别之顺逆，杨上善注：'此上五别，是为津液顺逆之义。'"

　　津液源于水谷，杨上善注之，认为其化为津液，"凡有五别，则五藏津液"，在此，将津液之代谢与五脏相联。盖其原理在于，其与五脏功能特点以及所主相关，如《素问·宣明五气篇》指出五脏化液，即心为汗，肺为涕，肝为泪，脾为涎，肾为唾，故而称其为五液。从经文可见，津液属同类而异名，然而具体亦有区别。故言水谷皆入于口，其味有五，而各注其海。杨上善注之，认为五味所入与脏腑功能相关，故五味分布于五脏，注入四海，如肝、心二脏主血，故酸、苦二味走于血海。脾主运化水谷之气，故甘味走于水谷之海脾胃。肺主于气，故辛味走于膻中气海。肾主脑髓，故咸味走于髓海。

　　再者，论及津液输布之生理通道，即所谓各走其道，杨上善注之，提出"目为泣道，腠理为汗道，廉泉为涎道，鼻为涕道，口为唾道"，故天暑衣厚，因其热而腠理开，则有汗出之调节；天寒则腠理闭，气涩而不行，水下流于膀胱，则为溺与气，"此解溺气多之所由"。此乃阐释了人体生理调节作用。而且杨上善关于五道之阐发，亦为津液代谢机制的认识，以及相关病证的论治提供了思路。

　　探究其泣、涕、泪之产生机制，杨上善认为，因五脏六腑之津液皆上渗注于目，故而心悲气并，则心系急，其急而肺叶举，则液随之上溢。此乃"身中五官所管津液并渗于目"，影响于官窍主液，而故出现泣。

　　此外，《太素·气论·水论》记载："杨上善注：'心为五藏身之总主，故为专精。目为心之通窍，华色为心之荣显。故有得通于心者……有亡于己者，气见于色，视色可见其人忧也。心哀悲者，泣下水生也。'可见，其注说明，泣、涕、泪的产生与外界之刺激有关，亦与脏腑功能失常密切相关。另外，涕泣并见，亦是常见的现象，诚如《太素·气论·水论》杨上善注之，认为涕与泣，同为水类，故而泣之水出，涕即从之，二者如兄弟般，相随不离，故涕与泣亦相似，因其志动而悲伤，则见涕泣横流。而且该篇还论及，若阳并于上，阴并于下，上热下寒，可致迎风流泪等病证。其论亦提示，通过观察情志及官窍涕泣等变化，以推测脏腑功能状态，为相关疾病的诊治，提供了重要理论依据。

　　其后，《太素·气论津液》杨上善注认为，津液之浓稠部分，内渗注入补益骨髓，亦补益脑髓，且下流于阴中，补益于精。言及津液失常的病理变化，则因其阴阳失和，津液外泄，过多损伤髓液，故阴精不足，而出现腰痛及腰膝酸软的症状。又如，脏腑阴阳气道不得通行，则气闭塞不行，若三焦壅滞，气化失司，津液潴留，则发为水胀等病证。故归纳注云："此上五别，是为津液顺逆之义。"其论从津液五别之生理特点，结合其生理状态下的调节，以及病理变化的症状，将其顺逆之义进行了阐发，对于临床有指导意义。

（2）关于肾风之论

《太素·气论·风水论》云岐伯曰："虚虚不当刺，而刺，后五日其气必至。杨上善注：'如此状者，肾风之状。肾之重虚之风，不可刺也。刺之，至其水数满日，其病气当至也。'""杨上善注：'肾风病气至者，凡有八候：一者少气，二时热，三从胸至头汗出，四手热，五口热，六苦渴，七不能正偃谓不能仰卧，仰卧即咳。有此八候，候是肾风水病也。'""不能正偃者，胃中不和也。正偃则咳甚，上迫肺也，杨上善注：'肾有虚风，即胃不和。仰卧气上迫肺，故咳也。'""身重难以行者，胃脉在足也，杨上善注：'胃脉足阳明在足，今胃气不和，气下于足，遂令身重，足不得行也。'月事不来者，胞脉闭，肺属心而溢于胞中，令气上迫肺，心气不得下通，故月事不来。黄帝曰：善，杨上善注：'胞者，任冲之脉，起于胞中，为经络海，故曰胞脉也。膀胱之胞与女子子门之间，起此冲脉，上至咽喉，先过心肺。但肺与心共相系属。今胞脉虚邪闭塞，下则溢于胞气，上则迫于肺气，不得下，故月事不来也。'""杨上善注：'庞然者，面皮起之貌。肾风之状，凡有六别：一，面庞起；二，脉大紧；三，身无痛；四，形不瘦；五，食少；六，喜惊。人有此六状，名曰肾风。心不痿者可疗得生，痿者死矣。'"

论及病肾风，经文指出，其表现为面庞然壅肿，而言无声，不当针刺。究其机制，杨上善注之，认为此为肾风之症状，若针刺之，则使其气更虚，故而不可刺之，否则反而引病气深入。继而说明，此肾风病气至，临床"凡有八候"，即表现为：少气，时热，从胸至头汗出，手热，口热，口苦而渴，不能仰卧，仰卧即咳嗽。说明如果有此八类症状，则为肾风水病。其次，以胃中不和，释其不能仰卧之症。以仰卧则气上迫肺，注解其咳嗽症状。并联系胃脉属于足阳明，其脉循行于足，因其胃气不和，故而令其身重，足不得行。月事不来，乃是胞脉闭塞所致。再者，提出肾风之状，"凡有六别"，一是面肿庞然而起；二是脉大而紧；三是身无痛；四是形体不瘦；五是饮食减少；六是喜惊。其转归则是，心不痿者可治疗得生，预后较佳，若痿者则预后不良。此为从脏腑诊治相关病证提供了思路，具有参考价值。

3. 胀论

本篇主要论述水病、肤胀、鼓胀、肠覃、石瘕之类胀病的病理机制、症状特点、临床鉴别，以及诸胀的治则等问题。

诸胀鉴别及治则

《太素·气论·胀论》曰："凡此诸胀，其道在一，明知逆顺，针数不失，杨上善注：'一者，唯知补泻也。补虚泻实得中，故不失也。'""黄帝问于岐伯曰：水与肤胀、鼓胀、肠覃、石瘕、石水，何以别……杨上善注：'水病之状，候有六别：一者，目果微肿；二者，足阳明人迎之脉，见其动，不待按之；三者，胀气循足少阴脉上冲于肺，故时有咳；四者，阴下阴股间冷；五者，脚胕肿起；六者，腹如囊盛水状，按之不坚，去手即起。此之六种，水病候也。'""杨上善注：'次解肤胀，凡有五别：一者，寒气循于卫气，客于皮肤之间；二者，为肿不坚；三者，腹大身肿；四者，皮厚，按之不起……五者，腹色不变。肤胀所由与候，有斯五别也。'""杨上善注：'次解鼓胀，凡有六别：所由及候，四种同于肤胀，五者腹色青黄，六者腹上脉络见出，鼓胀之候，有此六别也。'""杨上善注：'次解肠覃，水停聚也。肠覃凡有六别：一者，得之所由，谓寒客于肠外，与卫气合，瘕而为内；二者，所生形之大小；三者，成病久近，离，历也，久者或可历于年岁；四者，按之坚硬；五者，推之可移；六者，月经时下。肠覃所由与状，有斯六种也。'""杨上善注：'次解石瘕，凡有四别：一者，瘕住所在；

二者，得之所由，谓寒气客子门之中，恶血凝聚不泻所致；三者，石瘕大小形；四者，月经不以时下。石瘕所由与状，有斯四种。石水一种，缺而不解也。'""杨上善注：'肠覃、石瘕二病，皆妇人病也。水病刺而去之，肠覃、石瘕可以针刺导而下之，未知肤鼓二胀可刺已不？先泻其血络以去恶血，后调其经，亦去血络也。'""杨上善注：'气满心腹，故旦食暮不能也，是名鼓胀。可取鸡粪作丸，熬令烟盛，以清酒一斗半沃之，承取汁，名曰鸡醴，饮取汗，一齐不愈，至于二齐，非直独疗鼓胀，肤胀亦愈。有复发者，以不慎节饮食故也。'"

论及诸胀的治疗原则，杨上善注云："凡此诸胀，其道在一"，认为首先要知晓其病证的逆与顺，因而针刺之治不失其常规，据此而解释"一者，唯知补泻也"。将补泻之治作为治疗须掌握的大法，并说明其原理，即据其病证虚实，恰当应用补虚泻实，为其治疗的基本法则。关于水病、肤胀、鼓胀、肠覃、石瘕的病机，以及症状鉴别，杨上善注之，将其分门别类，依次详解。其一，"水病之状，候有六别"，以目下微肿，人迎脉之动，时有咳嗽，阴股间冷，足背浮肿，腹部按之不坚，即六方面的症状，作为水病之诊候。其二，"肤胀，凡有五别"，即寒气循于卫气，客于皮肤之间，浮肿而不坚硬，腹大身体浮肿，皮厚而按之不起，腹色不变，五方面的症状，作为其诊候。其三，"鼓胀，凡有六别"，提出其症状的前四方面同于肤胀，五是则为腹色青黄，六是腹上出现脉络。其四，认为肠覃是水停聚之病，"肠覃凡有六别"：一是其病因乃寒客于肠外，与卫气合，瘕而为内有聚；二是观察所生形之大小；三是察其成病之长短；四是按之坚硬；五是触按推之可移；六是月经按时而下。其五，"石瘕，凡有四别"：一是瘕之所在部位；二是其病因是寒气客子门之中，恶血凝聚所致；三是审察石瘕之大小、形状；四是其月经不以时下。并且补充说明，肠覃、石瘕两病，皆为妇人病。关于上述四病证的治疗，提出依据水病刺而去之的治则，肠覃、石瘕可以针刺导而下之；治疗肤胀、鼓胀，泻其血络以祛除其恶血，而后调其经。其注进一步说明，心腹部胀满，且食暮不能食，乃是鼓胀之病。治疗可取鸡醴。肤胀亦可用此法治疗。若有复发者，与其不慎节饮食有关。可见，其注不仅剖析了相关胀病的病因病机、临床症状鉴别，而且提出了针刺治则，以及相关药物治疗。此外，还提出了治疗中注意饮食节制的意义，所论具有临床指导意义。

4. 咳论

本篇集中论述咳嗽的病因病机、临床症状，强调咳嗽与肺胃的密切关系、五脏六腑皆令人咳的机制，以及咳嗽的治则。

关于咳嗽之论

《太素·气论·咳论》曰："五藏六府皆令人咳，非独肺也，杨上善注：'五藏六府皆以肺传与之，称咳为肺咳，然藏府皆有咳也。'""杨上善注：'肺合皮毛，故皮毛受于寒邪，内合于肺。人肺脉手太阴，起胃中焦，下络大肠，还循胃口上膈属肺。寒饮寒食入胃，寒气循肺脉上入肺中，内外寒邪相合，肺以恶寒，遂发肺咳之病也。'五藏各以其时受病，非其时，各传以与之，杨上善注：'五藏各以王时伤寒，肺先受之，传为五藏之咳。非其时者，又因他藏受寒，传来与之。故肺咳之病，传与余藏，称五藏咳也。'人与天地相参，故藏各治时，感于寒则受病，微则为咳，甚则为泄为痛，杨上善注：'各以时者，五藏各以王时也。感于寒者，感伤寒也。感伤寒病有轻有重，轻者为咳，重者以为泄及痛痹也。'""岐伯曰：五藏之久咳，乃移于府，杨上善注：'以下言肺咳相传为藏府咳也。五藏之咳，近者未虚，久者传为六府咳也。'肺先受邪，乘春则肝先受之，乘夏则心受之，乘至阴则脾受之，乘冬则肾受之，杨上善注：'肺以恶寒，肺先受寒，乘春肝王时，肝受即为肝咳。若肺先受寒，乘于至阴，即为脾咳。若肺先受寒，乘冬即为肾咳。'""杨上善注：'六府之咳，皆藏咳日久，移入于府，以为府咳。府不为咳移入藏者，以皮肤受寒，内至于肺，肺中外寒两邪为咳，移于五藏，然后外至于府，故不从府移入于藏。所以脾咳日久，移为胃咳。'""久咳不已，三焦受之，三焦咳之状，咳腹满，不欲食饮，杨上善注：'三焦无别属藏与膀胱合，故膀胱之咳，久而不已，腹病满，不欲食也。'此皆聚于胃管，关于肺，使人多涕唾而面浮肿气逆，杨上善注：'此六府咳，皆以气聚胃中，上关于肺，致使面壅浮肿气逆为咳也。'"杨上善注：'疗五藏咳，宜疗藏经第三输也。疗六府咳者，宜疗藏经第六合也。有浮肿者，不可治络，宜疗经穴也。'"

经曰"五藏六府皆令人咳，非独肺也"，杨上善注之，认为五脏六腑有病，皆可以传与肺，而导致咳嗽，故称咳为肺咳。然究其机制，则五脏六腑皆与咳嗽相关。首先，从脏腑功能与经脉循行，阐释其机制，如肺合皮毛，故皮毛受于寒邪，内合于肺。再如，手太阴肺脉，其经脉循行，起胃中焦，下络大肠，还循胃口上膈属肺，故寒饮食入于胃，寒气循肺脉上入肺中，则"内外寒邪相合"，故发胃肺咳之病证。继之，解释五脏咳之机制，据"人与天地相参"之理，五脏各以其所主时令感于寒邪，肺先受之，可传为五脏之咳。若非肺所主之时令，则又因他脏受寒，传之于肺。故肺咳之病，传与其余各脏，而称之为五脏咳。并说明因感于寒邪，其病有轻有重，其轻者为咳，重者则为泄及痛痹等。其后，关于肺咳相传为脏腑咳，其因在于，五脏之咳，久者则传为六腑咳。故而六腑之咳，多为脏咳日久，传入于腑，则发为腑咳。并以皮肤受寒，内至于肺，而肺中外感寒，故内外两邪合而为咳，移于五脏，然后外传于腑。关于三焦咳之传变机制，杨上善注之，提出三焦无别属之脏，而与膀胱合，故而膀胱之咳，久而不已，则见腹满，不欲食等三焦病变。此外，注释提出，治疗五脏咳，取其脏之输；治疗六腑咳，则取其合；若浮肿者，则不可治络，宜取经穴治疗等。其论对于理解经文，了解咳嗽的论治提供了理论指导。

（十五）杂病

本卷论述多种病证的症状与治疗，该卷篇名分为：重身病、温暑病、四时之变、息积病、伏梁病、热痛、脾瘅消渴、胆瘅、头齿痛、颌痛、项痛、喉痹咽干、目痛、耳聋、衄血、喜怒、疹筋、血枯、热烦、身寒、肉烁、卧息喘逆、少气、气逆满、疗哕、腰痛、髀疾、膝痛、痿厥、癃泄、如蛊如姐病、癫痫、惊狂、厥逆、厥死、阳厥、风逆、风痉、酒风、经解、身度、经络虚实、禁极虚、顺时、刺疟节度、刺腹满数、刺霍乱数、刺痫惊数、刺腋痈数、病解、久逆生病、六腑生病、肠胃生病、经输所疗。其讨论的范围较广，涉及的内容较多，故而名为"杂病"。本此研究将其主要内容以杂病论治举隅进行探讨。

（1）脾瘅消渴之论治

如《太素·杂病·脾瘅消渴》主要说明脾瘅消渴的病因病机，其主证与治疗。该篇记载："黄帝曰：有病口甘者，名为何？何以得之？岐伯曰：此五气之溢也，名曰脾瘅。夫五味入于口，藏于胃，脾为之行其清气，液在脾，令人口甘，此肥美之所致也。此人必数食甘美而多肥者，令人内热，甘者令人满，故其气上溢转，转为消渴，治之以兰，兰除陈气，杨上善注：'五气，五谷之气。液在脾者，五谷之液也，肥美令人热中，故脾行涎液，出廉泉，入口中，名曰脾瘅。内热气溢，转为消渴，以兰为汤饮之，可以除陈气也。'"

经文言及脾瘅，其主证为口中有甜味。其原因在于多食肥甘美味，故令人内热，满闷不舒，甚至病久可转为消渴。提出"治之以兰"。杨上善注之，说明其机制，从五谷之气之生化，与脾主运化相关，而脾主涎，与水液代谢有关，盖肥腻之物，聚湿生痰，蕴而化热，则致脾瘅，治疗"以兰为汤饮之"。此论对于后世以芳香化浊醒脾之法，治疗相关疾病奠定了理论基础。另外，《太素·杂病·病解》陈述消瘅、仆击、偏枯、痿厥、气逆发满、暴厥而聋等病因病机。提出此类病证，皆属于肥贵人则膏粱之疾。杨上善注之，进一步指出"此之六种，是肥贵人膏粱所发之病"。此论对于相关疾病的饮食调整与防治，具有重要参考意义。

（2）关于胆瘅之论

《太素·杂病·胆瘅》是关于胆瘅病因病机与治疗的记载，该篇云："有病口苦者，名为何？何以得之？岐伯曰：病名胆瘅。夫肝者，中之将也，取决于胆，咽为之使。此人者，数谋虑不决，故胆虚，气上溢而口为之苦，治之以胆募输，在《阴阳十二官相使》中，杨上善注：'胆为肝府，肝为内将，取决于胆，其人有谋虑不决，伤胆气上，胆溢从咽入口，口苦，名曰胆瘅，可取胆募日月穴也。'"

可见，经文言及胆瘅主证为口苦。其病理机制与数谋虑不决，故而胆虚，其气上溢有关，提出取胆募输治之。杨上善注之，从肝胆脏腑相合，胆之功能主决断，若谋虑不决，而伤其胆气，故胆气外溢，而表现为口苦。关于其治疗，在经言取胆募输之基础上，进一步指出治疗取胆募输之日月穴。其论对于该病的认识及治疗有临床意义。

（3）脏气不平之病机

《太素·杂病·六腑生病》探讨脏气不平之总病机。杨上善注之，认为六腑受谷气，传于五脏，故六腑闭塞，则脏气不平。其从脏与腑密切联系，因而病理方面相互影响的角度，阐述其发病机制，对于脏腑生理病理的阐述有参考价值。

（4）卧息喘逆之辨析

《太素·杂病·卧息喘逆》论述脏腑气逆所致之喘息。究其喘逆机制，与肺、胃、肾三脏关系最为密切。其一，经言不得卧而息有音，乃是阳明之逆，杨上善注之，指出阳明为三阳之长，故其气下行，气顺畅而息调，若其气失和而上行，故逆而有音。其二，经言起居如故息有音，为脾之络脉逆，因其络脉不得随经上下，故留经而不能正常运行，因络脉之病患较轻微，故其起居如故而喘息有音。杨上善注之，以邪客轻重为比较进行说明。认为络脉循脉经上下而行，若络脉受邪，其邪气注留于经，其病患较重，则起居不安，并喘息有声。若络脉气逆，不循于经，其病较微，所以其起居如故，喘息有音。其三，经言不得卧，卧则喘，此与肾相关，因肾为水脏，主津液，而津液关系卧与喘。杨上善注释，认为肾为水脏，主于胃中之津液，说明脾胃运化水液，亦与肾相关。由此可见，喘逆之病证，其为肺喘较轻，为脾胃则喘较重，至于肾之喘则为最重。此论对于喘证之临床辨治具有指导意义。

（5）官窍病证论治

《太素·杂病·肠胃生病》探讨肠胃病变与其官窍疾病之间的密切关系，经言头痛耳鸣，九窍不通，为肠胃所生之病。杨上善注之，主要从经脉与肠胃的联系进行阐发，认为肠胃之脉在头，其连于七窍，故而肠胃不利，易影响头部及官窍之功能，而导致疾病的产生。又如，《太素·杂病·耳聋》主要探讨耳聋、耳鸣的针刺治疗。该篇云："耳聋无闻，取耳中，杨上善注：'耳中，听宫、角孙等穴也。'耳鸣，取耳前动脉，杨上善注：'耳前动脉，和窌、听会等穴也。'""耳聋，取手足小指次指爪甲上与肉交者，先取手，后取足，杨上善注：'手少阳至小指次指，即关冲穴。足少阳至足小指次指，即窍阴穴也。其脉皆入耳中，故二俱取之也。'""聋而不痛，取足少阳；聋而痛，取手阳明，杨上善注：'足少阳正经入耳，手阳明络脉入耳。足少阳主骨益耳，故取之也。手阳明主气益耳，故痛取之也。'"

耳聋乃是指听力的减退，或听觉功能的丧失；耳鸣则指患者耳内有声音鸣响。从经脉分布循行来看，耳与手足少阳两经之关系尤为密切，而手足少阳的分支皆上络于耳，故而经言耳聋之针刺，多取之于该两经之穴位。如经言耳聋无闻，取耳中。杨上善注之，说明取耳中，听宫、角孙等穴。

经言耳鸣，取耳前动脉。杨上善注解，取耳前动脉，口禾髎、听会等穴。经言耳聋，取手足小指次指爪甲上与肉交者，先取手，后取足。杨上善注则注明，手少阳至小指次指，即关冲穴。足少阳至足小指次指，即窍阴穴，而且其脉皆入耳中，故而二者俱取之。经言聋而不痛，取足少阳；聋而痛，取手阳明。杨上善注释其治疗原理，说明足少阳正经入耳，手阳明络脉入耳。足少阳主骨益耳，故治疗取之；而手阳明主气益耳，故痛者取之而治。其论对了理解经文，将其治疗方法应用临床，具有重要参考意义。

（6）从肝论治喜怒

《太素·杂病·喜怒》云："喜怒而不欲食，言益少，刺足太阴；怒而多言，刺足少阳，杨上善注：'怒，肝木也。食，脾土也。今木克土，故怒不欲食，宜补足太阴。肝足厥阴，怒也。足少阳，多言也。故泻少阳也。'"可见，经言怒而不欲食，少言、多言，针刺足少阳。杨上善注之，认为怒为肝木之志。饮食运化则由脾土所主，今肝木克脾土，故而怒不欲食，治疗宜补足太阴，以补其虚。怒则属于足厥阴肝，多言则肝胆气盛，故取足少阳，以泻其实。其论对于相关情志病的论治提供了理论指导。

（7）惊狂之论治

《太素·杂病·惊狂》主要讨论惊狂的病因与症状及治疗。该篇记载："治狂始生，先自悲，喜忘、喜怒、喜恐者，得之忧饥，治之取手太阳、阳明，血变而止，及取足太阴、阳明，杨上善注：'人之狂病，先因忧结之甚，不能去解于心，又由饥虚，遂神志失守，则自悲、喜忘、喜怒、喜恐，乘即发于狂病，所谓之失志然，因疗之心府手太阳，肺府手阳明也。足太阴、阳明主谷，亦可补此二脉，以实忧饥，虚损即愈也。'狂始发，少卧不饥，自高贤也，自辨智也，自尊贵也，喜骂詈，日夜不休，治之取手阳明、太阳、太阴、舌下少阴，视脉之盛者皆取之，不盛者释之，杨上善注：'手阳明络肺，手太阳络心，手太阴属肺主气，故少卧自高等，皆是魄失气盛，故视脉盛者皆泻去之，及舌下足少阴脉盛者，互泻去之。'狂，喜惊喜笑，好歌乐，妄行不休者，得之大恐，治之取手阳明、太阳、太阴，杨上善注：'此三脉乃是狂惊歌乐妄行所由，准推可知也。'狂，目妄见、耳妄闻、喜呼者，少气之所生也，治之取手太阳、太阴、阳明、足太阴、头、两颔，杨上善注：'狂而少气，复生三病，因此四经，故皆取之也。'狂者多食，喜见鬼神，喜笑而不发于外者，得之有所大喜，治之取足太阴、阳明、太阳，复取手太阴、太阳、阳明，杨上善注：'不发于外者，不于人前病发也。得之大喜者，甚忧、大喜并能发狂，然大喜发狂与忧不同，即此病形是也。手足太阴、手足阳明、手足太阳，是疗此病所由，故量取之，以行补泻也。'"

可见，关于惊狂的症状，一是狂发作之前，出现自悲，喜忘、喜怒、喜恐。杨上善注之，认为人之狂病，先因于忧结之甚，又由于饥虚，而致神志失守，则自悲、喜忘、喜怒、喜恐。二是其狂发作时，出现少卧不饥，喜骂詈，喜呼、日夜不休，以及喜惊、喜笑，好歌乐、妄行不休。三是目妄见、耳妄闻等，属于知觉障碍，以及自高贤，自辨智，自尊贵等思维失常。其注认为，手阳明络肺，手太阳络心，手太阴属肺主气，故而患者少卧、自高贤等症状，乃是魄失守、气盛而致。关于惊狂之病因及治疗，其一，得之忧愁、饥饿者，杨上善注之，认为足太阴、足阳明主谷，治疗亦可补此二脉，以实其忧饥，则虚损即愈。其二，得之大恐，经言治之取手阳明、太阳、太阴之穴。杨上善注之，认为治取此三脉，乃是疗其狂惊、歌乐等妄行之症状之所原由。其三，得之有所大喜，经言治之取足太阴、阳明之穴，亦取手太阴、太阳、阳明之穴。杨上善注之，认为大喜与忧所致发狂有不同，不发于外者，不于人前病发，此病表现之不同。治疗取手足太阴、手足阳明、手足太阳之穴，是疗此病之所由，故而取之，以酌情施行补泻。其四，由于少气之所生，经言治之取手太阳、太阴、阳明、足太阴之穴。狂而少气，故而出现目妄见、耳妄闻、喜呼三病，故治疗取手太阳、太阴、阳明、足太阴四经之穴。其论对于惊狂之解读认识，以及治疗有指导意义。

（8）癫疾论治

《太素·杂病·癫疾》主要介绍癫疾，即癫痫之病因，临床症状以及治疗。该文记载："人生而有病癫疾者，病名为何？安得之？答曰：病名为胎疾，此得之在腹中时，其母有所大惊，气上不下，精气并居，故令人发为癫疾，杨上善注：'人之生也，四月为胎，母为人，物所惊，神气并上惊胎，故生已发为癫疾也。'癫疾始生，先不乐，头重痛，视举目赤，其作极已而烦心，候之于颜，取手太阳、阳明、太阴，血变而止，杨上善注：'手太阳上头在目络心，手阳明络肺，手太阴与手阳明通，故不乐、头重、目赤、心烦取之也。'癫疾始作而引口啼呼喘悸，候之手阳明、太阳，右僵者攻其右，左僵者攻其左，血变而止也，杨上善注：'手太阳支者，别颊上抵鼻，手阳明侠口，故啼呼左右僵皆取之也。'癫疾始作而反僵，因脊痛，候之足太阳、阳明、手太阳，血变而止，杨上善注：'足太阳侠脊，足阳明耳前上至额颅在头，手太阳绕肩甲交肩上，故反僵脊痛取之也。'"

经文所述，其病为先天性之癫痫，此得之在腹中时，因其母有所大惊，气上不下，精气并居所为。因其母妊娠期受大惊吓，使得精神调节处于紊乱状态，影响胎儿正常之精气供应，故而发生癫痫，因而为病名为胎疾，杨上善注之，认为癫痫之生，在于其母怀胎四月而受惊吓，其气紊乱惊胎而致。经言癫痫有表现，如先不乐，头部沉重疼痛，甚至目赤、心烦，候之于面部，以针刺治疗，取穴于手太阳经、阳明经、太阴经。杨上善注之，从经脉分布循行，释其治疗原理，认为手太阳循行上头在目络于心，手阳明脉络肺，而手太阴与手阳明脉相通，因此治疗从上述经脉取穴。经言癫痫发作，抽搐引口啼呼，喘悸，取穴于手阳明、太阳。杨上善注之，认为手太阳经脉之分支，别颊上抵于鼻，手阳明侠口而行，故而嚏呼，以及强直抽搐等，皆取其经脉之穴而治。经言癫痫始作，而出现强硬或脊痛，候之于足太阳经脉、阳明经脉、手太阳经脉。其注认为，足太阳经脉夹脊；足阳明经脉循耳前上至额颅，在头部有循行；手太阳绕肩甲交于肩上，故而可以取其穴治疗。其论对于认识癫痫的认识与防治有临床指导意义。

（9）腰痛论治

《太素·杂病·腰痛》指出腰痛为经脉之病变，如经言其为足三阴三阳之病变，取其脉论治，杨上善注释，联系经脉之分别循行给予说明，譬如，颈项与腰脊等部位，皆为足太阳脉循行之处，"故腰痛相引"，治疗取之足阳明脉。又如，足少阳其脉行颈循胁出气街以行腰，故腰痛不可俯仰转侧与其相关，"故腰痛刺之"。再如，足少阴脉上股内后廉，贯脊属肾络膀胱，故"腰痛引脊内痛"。此外，奇经八脉之病变，取穴治疗机制亦同。如经言阳维之脉令人腰痛，上弗然脉肿，刺阳维之脉，杨上善注释，其注认为，阳维为诸阳之会，故而"疗阳维肿痛"。可见，本篇论述腰痛治疗，乃是依据其不同表现，随证求经，继而分经论治。其取穴方法亦有多样性，如循本经取穴、据其兼症取穴、缪刺取穴等。此论对于临床腰痛之针刺治疗具有重要指导意义。

（10）阳厥论治

《太素·杂病·阳厥》讨论厥证之病因病机与遣方用药，认为其病来自于情志的突发剧烈挫折，气机逆乱，致使阳气厥逆于上，临床表现为善怒发狂等症状，属于阳厥之癫狂病证。但是患者之脉则是太阳少阳经脉反动而疾，经言治疗以"夺之食"，杨上善注之，认为衰其食者，即令患者少食。此病因为谷气热，胃热壅盛，故而以夺其食，免助长其厥逆之阳气；再服用生铁落饮，其病则愈。盖治疗机制在于开郁下气以降火，因而获疗效。此论对于相关疾病的治疗具有临床参考意义。

（11）重身病论治

《太素·杂病·重身病》讨论妇人妊娠九月而发生失音症状，究其机制，杨上善注之，认为乃是胞络系于肾，少阴脉贯肾系舌本，其妊娠九月，而喑不能言，因胎儿发育长大，阻绝胞络与肾之络脉所致，故而无需治疗。待其至十月胎生，则回复正常。此论体现了无损不足，无益有余的思想，对于处理妊娠疾病，避免损伤母体与胎儿，均具有重要指导意义。

（12）呃逆之治

其气上逆，乃是呃逆的主要机制。《太素·杂病·疗哕》记载治疗方法有三，一是以草刺鼻，其嚏则阴阳合利而已；二是闭息而疾引气下，可使其立已；三是大惊之，则气下亦可止之。临床简便易行，具有使用价值。

杨上善

后世影响

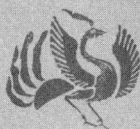

一、历代评价 🕊

《太素》问世后，得到历代学者和医家的高度评价，在中医学术界得以流传与应用，诸多医家以《太素》校注《素问》《灵枢》《甲乙经》《诸病源候论》等书。如宋代林亿、高保衡、孙奇等校勘王冰《素问》注文时，曾以《太素》作对照校勘本。萧延平在其序里亦说明，《素问》新校正所引《太素》注文，多至160余条。其他如林亿等所校《甲乙经》《脉经》《外台》诸书，其共引《太素》30余条；日本《医心方》所引凡20余条。

言及《太素》的流传与散失情况，诚如萧延平校正杨注后序所云："杨上善注三十卷，两《唐志》皆著录，北宋以远，渐多散佚，《宋志》仅存三卷，元以来遂鲜称及之者。"盖南宋至金元时代，时局动乱，战事频繁，兵火洗劫，故而《太素》在我国亡佚。

时至十九世纪，日本学者在日本仁和寺宫，发现中国唐代的手抄古卷子本（御藏本），引起日本学术界和医学界的广泛重视，视之为"国宝"。现在中国国内流行的《太素》，系清朝光绪年间，杨惺吾访日本时影抄带回中国，由肖延平于1924年校注刊行的版本，1955年人民卫生出版社又将肖氏校注本影印出版，使之得以广泛流传和应用。

关于《太素》撰注的治学特色及其重要学术影响，黄以周考证《太素》之文，而于《旧钞太素经校正叙》云："《太素》改编经文各归其类，取法于皇甫谧之《甲乙经》，而无其破碎大义之失，其文先载篇幅之长者，而以所移之短章碎文附于其后，不使原文檬杂；其相承旧本有可疑者，于注中破其字、定其读，亦不辄改经文，以规王冰之率意窜改、不存本字，任意移徙、不顾经趣者，大相径庭。"显而易见，黄以周在此明确提出，杨上善仿效皇甫谧编写《甲乙经》采用分类之方法研究《内经》，其所著《太素》即将《内经》经文，即《素问》《灵枢》全部进行分类研究，编撰注释而成。此外，文中亦肯定了杨上善编注《太素》的另一功绩，即对《内经》经文"无其破碎大义之失"，因而其编撰较好地保持了《内经》古貌。

《太素》是现存最早的《内经》传本之一，而且是现存最早的《内经》注本，其将《素问》《灵枢》分类合编为一书，但却又力求保存着古本《内经》的篇章原貌，少有破碎之失。故《太素》保存了古本《内经》的原貌，为后世了解古本《内经》，正确认识和理解《内经》的学术思想，提供了非常宝贵的文献依据。从其辑录的经文来看，《太素》保存了杨上善编撰时，所存古本《内经》的字词句及其编次等。将新校正所引全本《素问》的经文与今《太素》相比较，其有据可查者约93处，其中约有60处，其中如文句字词，或文句顺序，或文句所出之篇章，《太素》均与全本《素问》相同。

因其独特的学术价值与深远影响，杨上善的《太素》等医学著作在国内得到中医界的赞誉，如王洪图教授主编的《黄帝内经研究大成》明确指出，《太素》《黄帝内经明堂》"是中国医学史上具有重大影响的两部不朽医学名著"，并进一步说明："两书内容丰富，注释将医理、文理、训诂、哲学、考据、校勘等内容紧密结合于一，对于研究中医、中国古代哲学具有重大意义。"《太素》得到中医学术界的重视，历代医家均将《太素》的注文与林亿新校正并列，作为权威性的《内经》参考校注论据。

在中国高等中医药院校《内经》教材中,《太素》一直作为《内经》的重要参考书籍。追溯中国高等中医药院校编写使用的《内经》教材,从早期编写的教材,直至当今的全国规划教材、行业规划教材,均十分重视《太素》的应用,并对其给予很高的评价。如程士德教授主编的高等医药院校教材《内经讲义》(即五版教材),称《太素》是"注释《内经》的早期作品,不仅所引《内经》原文在现存医书中最为近古,而且杨氏杨上善注文也有其精辟之处"。提出《太素》是"学习《内经》必要的参考文献"。王洪图教授主编的普通高等教育中医药类规划教材《内经选读》(六版教材),指出《太素》"书中有关《素问》部分保存了王冰改动之前的《内经》原文,具有很高的文献价值。"烟建华教授主编的北京市高等教育精品教材《内经选读》,亦认为《太素》以类相从的方法,为后世分类研究《内经》开了先河,认为《太素》是注释《内经》的早期作品,不仅所引《内经》原文在保存医书中最为近古,特别是该书保存了《素问》未经王冰改动前的原貌,"具有很高的文献价值,是学习和研究《内经》的必备参考书"。贺娟、苏颖教授主编的卫生部"十二五"规划教材《内经讲义》,认为《太素》类编时所取《素问》《九卷》为唐以前的旧文,"因此文献学价值很高"。而且杨上善注重训诂,对《内经》中的很多生僻字、通假字均据《说文》《尔雅》进行了音释、义释,为后人研究唐之前音韵提供了参考,"是学习和研究《内经》的重要参考书"。翟双庆教授主编的全国中医药行业高等教育"十二五"规划教材《内经选读》认为:《太素》不仅开创《内经》分类研究之先河,且其注文也很精辟。而且由于该书与《内经》成书年代最为接近,所以"极具文献价值,对我们学习、理解、研究《内经》具有重要意义。"

二、后世发挥

杨上善首创分类研究《内经》之法，《太素》其后也有分类注释《内经》的著作，如滑寿《读素问钞》、张介宾素《类经》、李中梓《内经知要》等。将四者进行比较分析，可以综观其各自所呈现的理论框架之轮廓，窥见中医理论体系框架形成及演变的大致轨迹，亦体现杨上善分类研究的深远影响。

元代医家滑寿研究《素问》，注重"删其繁芜，撮其枢要"，将《素问》有关内容摘其要为分门编次，可谓开辟节要类编《素问》之先河。其撰著《读素问钞》，类分为藏象、经度、脉候、病能、摄生、论治、色诊、针刺、阴阳、标本、运气、汇萃，共12类。其注释简明扼要，以提要钩玄为特点。

明代医家张介宾对《灵枢》《素问》的篇次及内容，进行全面分类调整编注，其撰著《类经》，分为摄生、阴阳、藏象、脉色、经络、标本、气味、论治、疾病、针刺、运气、汇通12类。此书是至今保存最为完整的分类注释《内经》的著作。

《类经》与《读素问钞》比较，虽然二者分类的数量相同，然却有其不同之处：其一，除与《读素问钞》相同的藏象、摄生、论治、针刺、阴阳、标本、运气7类之外，经络、脉色、疾病、汇通4类，与《读素问钞》中的经度、脉候、色诊、病能、汇萃五类基本一致。其二，《读素问钞》中的"脉候"和"色诊"二类在《类经》中合为一类，而《类经》则多出"气味"一类。其三，《读素问钞》与《类经》类目的排列次序有不同。《类经》首列摄生类，其后依次为阴阳、藏象、脉色、经络、标本、气味、论治、疾病、针刺、运气、汇通；《读素问钞》首列藏象类，其后依次是经度、脉候、病能、摄生、论治、色诊、针刺、阴阳、标本、运气、汇萃。其四，《类经》每类所分的各篇中皆有篇题，并列出其经文的出处；而《读素问钞》则没有此项。其五，《读素问钞》中的汇萃类，是前 11 类中未出现过的不便归类的经文；而《类经》汇通类中所收录的经文，则是对前 11 类中出现过的经文，重新摘要归类。

明末李中梓所著《内经知要》，亦是摘要分类注释《内经》的著作。李中梓择选《内经》的主要医学理论，分类为道生、阴阳、色诊、脉诊、藏象、经络、治则、病能，共 8 类。其分类内容精当，以执简驭繁为其特色，而且其注释亦显示其通俗浅近易懂的特点，深受历代医家欢迎，因而常作为学习《内经》的入门读本。

通过比较分类注释《内经》的四部代表作，剖析其分类情况，四者类分的主要特点可以概括如下：一是在分类的条目数量上，有多少之不同。即杨上善分为 19 类，滑寿与张介宾分为 12 类，李中梓分为 8 类。然而其数量的变化，亦表达其分类数量由多到少的凝练过程。二是在排列顺序上，内容的排列有前后不同之差异。其中，杨上善、张介宾、李中梓三者，均是首列摄生类；其次论阴阳、藏象、经脉，然后论诊法、论治、病证等；而滑寿则首列藏象，其次列经度、脉候、病能、摄生、论治、色诊、针刺、阴阳、标本、运气等。三是分类注释经文之范围有不同，对于《素问》《灵枢》全文分类注解，即全注，如《太素》《类经》属于全注者；而《读素问钞》《内经知要》则是选择部分经文，进行摘要分类注释，属于摘要注解者。

值得一提的是，四部著作的分类注释，亦显现出其共性特点。即勾勒出中医理论体系的基本框架，内容涵盖摄生、阴阳、脏腑、经脉、诊候、补泻、疾病等。杨上善《太素》所勾勒反映的中医理论体系框架结构雏形，随着历史的推移，而逐渐趋于凝练简洁，也佐证了中医理论体系框架结构的形成是历史沉淀的过程。尤其重要的是，《太素》"人合"的内容，逐渐演化入养生、阴阳、脏腑理论；"营卫气"的内容，则融合进入衍生之藏象；"身度"专题消退，其与输穴、经脉等汇入经络理论；"证候"之专论，演化进入诊法理论；"设方、九针、补泻"之主题，随着治疗思想和法则的发展，演化为论治理论；"邪论、风论、气论"消退，融合于衍生的病因病机；"伤寒、寒热、杂病"之论等，衍生形成病证理论。可见，在中医理论体系框架的形成、演变的过程中，某些内容分别显现出演化、衍生、融合、消退等变化之痕迹。

综上所述，杨上善撰注《太素》，首次将《素问》《灵枢》之经文分门别类进行注释，不仅全面地反映了《内经》的学术思想和医学成就，而且使其学术思想与内容趋于条理化、系统化，并具有层次性与内在逻辑推理性，初步勾勒出中医理论体系框架，形成了中医理论体系框架的雏型。其所呈现的框架，纲举目张、层次清晰，阐释条分缕析、逻辑缜密。《太素》的撰注，对研究《内经》，探析中医理论体系框架的形成与演变轨迹，具有独特的学术价值。

三、海外流传

《太素》是中国医学史上具有重大影响的不朽名著。但在其流传历史中有着特殊的经历，其在中国从南宋以后失传，而在日本，其失传近五个世纪以后，于19世纪20年代重新发现，尔后又传回中国。正如王洪图教授所说："由于它在中日两国都有着曲折的、不同寻常的经历，成为中日两国人民共同的宝贵财富。"

《太素》传入日本后，受到了日本政府和医学界高度重视。在天平宝字救令（757年）和延喜式法令（927年）中，先后两次将《太素》列为当时医学教科书目之首，成为医家必读之书。如1264年和气种成抄录《太素》，仅存卷第十九1卷，藏于日本尊经文库并被指定为"重要文化财产"；1910年日本政府将仁和寺宫御藏《太素》古抄本指定为"国宝"；1952年日本政府再次指定仁和寺宫御藏《太素》古抄本为"国宝"。

《太素》在日本受到高度重视，得以广泛流传和应用。在平安（794～1191）、镰仓（1192～1334）两代，《太素》倍受丹波氏、和气氏等宫廷医家和学者的推崇，如757年日本孝谦天皇发布敕令，医生"需讲《太素》《针灸甲乙》《脉经》"；927年藤原忠平等撰《延喜式·典药寮》，规定"凡应读医经者，《太素经》限四百六十日"，称"《太素经》准大经"。

鉴于《太素》的重要学术价值，该书在日本医学界和医学教育中得以得以传播，在学术研究中被大量引用。如在799年和气广世著有《太素》讲义；810～823年小野藏根撰《太素经集注》30卷；834年大僧都传灯大法师空海请建真言院，奏文中提及《太素》"论说病源"；893年藤原佐世著成《日本国见在书目》，其中有"《黄帝内经太素》30卷"的著录；937年源顺撰成《倭名类聚钞》10卷，该书《形体部》引有《太素》经注；984年丹波康赖撰《医心方》30卷，该书引《太素》经注38条；991年具平亲王著《弘决外典抄》，该书引《太素》经注42条；1846年多纪元坚在自著《素问参杨》基础上，著成《素问绍识》4卷；1847年涩江全善著《灵枢讲义》24卷，书中大量引用《太素》经注；1285年惟宗具俊撰《医谈抄》2卷，书中引有《太素》经注6条；1288年丹波行长撰《卫生秘要钞》1卷，书中引有《太素》经注各1条；1293年惟宗时俊撰《医家千字文注》1卷，书中引有《太素》经注70条；1294年《本朝书籍总目录》撰成，其中《医学部》著录有"《集注太素》30卷，小野藏根撰"；1299～1323年丹波嗣长撰《遐年要钞》，现存之该书上卷引有《太素》经文2条；1315年尾原性全著《万安方》62卷，该书"卷二十二上"注有"出《太素经》第十六卷中"。可见，《太素》在日本医学界得到广泛的流传，其理论得以传播与应用。

综上所述，杨上善的学术思想表达于其代表著作《黄帝内经太素》《黄帝内经明堂类成》之中。其开辟分类研究《内经》之先河，勾勒中医理论体系框架之雏形，对后世分类研究《内经》理论产生了深远的影响。其关于摄生之论，阴阳理论的阐发，天一合一思想的论述，脏腑与营卫气的认识，以及经脉与身度的阐释，诊候及设方等，具有重要理论指导意义及学术价值。

杨上善

参考文献

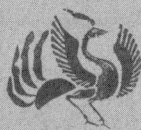

［1］宋·王溥.唐会要［M］.北京：中华书局，1955.

［2］日本·丹波元简.素问识［M］.北京：人民卫生出版社，1955.

［3］日本·丹波元胤.中国医籍考［M］.北京：人民卫生出版社，1956.

［4］日本·冈西为人.宋以前医籍考［M］.北京：人民卫生出版社，1958.

［5］明·赵献可.医贯［M］.北京：人民卫生出版社，1959.

［6］明·张介宾.类经图翼［M］.北京：人民卫生出版社，1965.

［7］宋·欧阳询.艺文类聚［M］.北京：中华书局，1965.

［8］清·永瑢.四库全书总目［M］.北京：中华书局，1965.

［9］章诗同.荀子简注［M］.上海：上海人民出版，1974.

［10］西汉·扬雄.太玄经［M］.上海：上海古籍出版社，1980.

［11］郭霭春.灵枢经校释［M］.北京：人民卫生出版社，1980.

［12］明·张介宾.类经［M］.北京：人民卫生出版社，1980.

［13］隋·巢元方.南京中医学院校释.诸病源候论［M］.北京：人民卫生
    出版社，1980.

［14］杨伯峻.论语译注［M］.北京：中华书局，1980.

［15］清·段玉裁.说文解字注［M］.上海：上海古籍出版社，1981.

［16］隋·杨上善撰注.黄帝内经太素［M］.北京：人民卫生出版社，1981.

［17］李克光，郑孝昌校注.黄帝内经太素［M］.北京：人民卫生出版社，
    1981.

［18］程士德.《内经讲义》［M］.上海：上海科学技术出版社，1981.

［19］明·李念莪辑注.内经知要［M］.北京：人民卫生出版社，1982.

［20］清·王念孙.广雅疏证［M］.北京：中华书局，1983.

［21］陈鼓应.老子注译及评价［M］.北京：中华书局，1984.

［22］清·徐大椿.难经经释［M］.南京：江苏科技出版社，1985.

［23］宋·孙奕撰.履斋示儿编［M］.北京：中华书局，1985.

［24］宋·王应麟.玉海［M］.南京：江苏古籍出版社，1987.

［25］唐·杜佑.通典［M］.北京：中华书局，1988.

［26］凌耀星.难经语译［M］.北京：人民卫生出版社，1990.

［27］程俊英.诗经注析［M］.北京：中华书局，1991.

［28］萧天石.道藏精华［M］.台湾：自由出版社，1991.

［29］明·徐春甫.古今医统大全［M］.北京：人民卫生出版社，1991.

［30］唐·李林甫.大唐六典［M］.西安：三秦出版，1991.

［31］王强模.列子全译［M］.贵阳：贵州人民出版社，1993.

［32］许匡一.淮南子全译［M］.贵阳：贵州人民出版社，1995.

［33］唐明邦.周易评注［M］.北京：中华书局，1995.

［34］张灿玾，徐国仟.针灸甲乙经校注［M］.北京：人民卫生出版社，
1996.

［35］明·张介宾原撰.王玉生，屠洪诰，杜登岑，等编.类经图翼 – 类经
附翼评注［M］.西安：陕西科学技术出版社，1996.

［36］明·王九思.难经集注［M］.沈阳：辽宁科学技术出版社，1997.

［37］王洪图.《黄帝内经研究大成》［M］.北京：北京出版社，1997.

［38］王洪图.《内经选读》［M］.上海：上海科学技术出版社，1997.

［39］后晋·刘昫.旧唐书［M］.北京：中华书局，1998.

［40］元·滑寿编辑，明·汪机续注，王绪鳌、毛雪静点校.读素问钞［M］.
北京：人民卫生出版社，1998.

［41］钱超尘.黄帝内经太素研究［M］.北京：人民卫生出版社，1998.

［42］荆门市博物馆.郭店楚墓竹简［M］.北京：文物出版社，1998.

［43］唐·孙思邈著，李景荣校释.备急千金要方校释［M］.北京：人民卫生出版社，1998.

［44］清·朱彬.礼记训纂［M］.北京：中华书局，1998.

［45］明·孙一奎.孙一奎医学全书［M］.北京：中国中医药出版社，1999.

［46］明·李梴.医学入门［M］.天津：天津科技出版社，1999.

［47］唐·杨上善撰注，萧延平北承甫校正，王洪图、李云点校增补.黄帝内经太素［M］.北京：科学技术出版社，2000.

［48］宋·周敦颐.周子通书［M］.上海：上海古籍出版社，2000.

［49］周绍良.《唐代墓志汇编续集》［M］.上海：上海古籍出版社2001.

［50］林忠军.《易纬》导读［M］.济南：齐鲁书社，2002.

［51］清·徐灏.续修四库全书·说文解字注签［M］.上海古籍出版社，2002.

［52］清·张隐庵集注，孙国中、方向红点校.黄帝内经素问集注［M］.北京：学苑出版社，2002.

［53］宋·张君房.云笈七签［M］.北京：中华书局，2003.

［54］北宋·王钦若.册府元龟［M］.北京：中华书局，2003.

［55］阎丽.董子春秋繁露译注［M］.哈尔滨：黑龙江人民出版社，2004.

［56］烟建华.内经选读［M］.北京：学苑出版社，2004.

［57］李克光，郑孝昌.黄帝内经太素校注［M］.北京：人民卫生出版社，2005.

［58］张灿玾.黄帝内经文献研究［M］.上海：上海中医药大学出版社，2005.

［59］战国·庄子.庄子［M］.北京：中华书局，2007.

［60］唐·杨上善撰注，李云点校.黄帝内经太素［M］.北京：学苑出版社，2007.

［61］晋·王叔和撰，梁亚奇校注.脉经［M］.北京：学苑出版社，2007.

［62］战国·韩非子.韩非子［M］.北京：中华书局，2007.

［63］楼宇烈.老子道德经注校释［M］.北京：中华书局，2008.

［64］秦·吕不韦.吕氏春秋集释［M］.中华书局，2009.

［65］战国·管子.管子［M］.北京：中华书局，2009.

［66］张灿玾.黄帝内经素问校注［M］.北京：人民卫生出版社，2010.

［67］晋.葛洪.神仙传［M］.北京：中华书局，2010.

［68］西汉·司马迁.史记［M］.北京：中华书局，2011.

［69］贺娟，苏颖.《内经讲义》［M］.北京：人民卫生出版社，2012.

［70］翟双庆.《内经选读》［M］.北京：中国中医药出版社，2013.

［71］李鸿逵.《黄帝内经太素》撰注考略［J］.江苏中医，1963（8）：30-31.

［72］李鸿逵.《黄帝内经太素》撰注考略［J］.江苏中医，1963（12）：28-32.

［73］赵辉贤.《太素》遗篇考［J］.浙江中医学院学报，1978，2（3）：3-8.

［74］赵辉贤.关于杨上善《黄帝内经太素》的年代［J］.浙江中医学院学报，1979，3（4）：4-7.

［75］陈大舜.略论《太素》的学术价值［J］.辽宁中医杂志，1982，9（1）：1-3.

［76］钱超尘.论杨上善的世界观及其"一分为二"的思想［J］.医学与哲学，1983（10）：44-47.

［77］韩冰，曲竹秋.杨上善与《黄帝内经太素》［J］.天津中医学院学报，1986，5（1）：32-40.

［78］郭世余.杨上善刺法探讨［J］.天津中医，1987（4）：33-35.

［79］祝跃平.略论杨上善对针灸学的贡献［J］.江苏中医，1988，9（11）：23-25.

［80］宜同飞.杨上善与《黄帝内经太素》［J］.辽宁中医杂志，1988，15(4)：13-15.

［81］朱现平.杨上善《黄帝内经太素》易学思想初探［J］.国医论坛，1988（2）：16-18.

［82］祝跃平.《黄帝内经太素》起源考辨［J］.中医药学报，1988（6）：20-22.

［83］吴华强.析《黄帝内经太素》对真气的认识［J］.天津中医学院学报，1988，7（2）：8-9.

［84］鲍晓东.从《太素》反切看杨上善的生活年代［J］.浙江中医学院学报，1991，15（1）：41-42.

［85］朱伟常.论杨上善对命门的研究［J］.上海中医药杂志，1991，25（4）：44-46.

［86］张载义.试论杨上善对针灸学的贡献［J］.安徽中医药学院学报，1992，11（4）：10-12.

［87］金栋.《黄帝内经太素》词义训诂体例探［J］.中医文献杂志，1993（1）：14-15.

［88］戴铭.杨上善养生观探讨［J］.广西中医药，1995，18（4）：40-41.

［89］郑孝昌.《黄帝内经太素》的校注方法和原则［J］.成都中医学院学报，1995，18（1）：4-7.

［90］戴铭.略谈杨上善脏腑学术观点［J］.辽宁中医杂志，1995，22（10）：444-446.

［91］戴铭.杨上善针灸学术思想研究［J］.中国针灸，1995（2）：33-35.

［92］陈钢.《太素》保存古本《内经》的学术价值［J］.成都中医药大学学报，1995，18（2）：29-32.

［93］徐春波，张灿玾.《黄帝内经太素》的历代研究概况［J］.中医文献杂志，1995（11）：36-39.

［94］陈钢.仁和寺本《黄帝内经太素》的文献价值［J］.成都中医药大学学报，1996，19（1）：5-7.

［95］张载义，徐迅.杨上善灸疗学术思想浅探［J］.针刺研究，1997，2（3）：240-241.

［96］刘长林.杨上善论人与天地相应［J］.医古文知识，1999，16（3）:4-8.

［97］徐春波.《黄帝内经太素》的分类特点探析［J］.中华医史杂志，1999，29（2）：109-112.

［98］杨春波，藏守虎.《黄帝内经太素》类目研究［J］.中医文献杂志，1999（4）：7-8.

［99］戴铭.杨上善《太素》"门——关阖枢"理论初探［J］.上海中医药杂志，2000，34（1）：19-21.

［100］徐春波.杨上善与《太素》类编的关系考［J］.中华医史杂志，2001，31（1）：13-19.

［101］戴铭.杨上善对中医学术理论的重要贡献［J］.中医药通报，2002，1（3）：18-20.

［102］李清桓.《黄帝内经太素》杨上善音注校议［J］.南京中医药大学学报（社会科学版），2002，3（2）：79-82.

［103］段鲜，红孟丹.《黄帝内经太素》中的"治神"与"养神［J］.中国针灸，2002，22（10）：714-715.

［104］徐春波.《黄帝内经太素》与《黄帝泰素》的关系研究［J］.中医文

献杂志，2002（3）：8-9.

［105］李怀之.《太素》"伏冲脉"小考［J］.医古文知识，2002（2）：30-31.

［106］费国斌.《黄帝内经太素》论天人合一与人体内环境［J］.中医文献杂志，2002（3）：17-18.

［107］张暖《黄帝内经太素补注》研究［J］.河北中医药学报，2003,18(2)：6-8.

［108］林殷，鲁兆麟.从《黄帝内经太素》论杨上善对命门学说的贡献［J］.北京中医药大学学报，2003，26（4）：14-16.

［109］张增敏，张灿玾.《黄帝内经》腧穴考析［J］.中医药通报，2004(5)：17-22.

［110］戴梅，崔锡章.试论杨上善的脏腑观［J］.医古文知识，2004（4）：38-39.

［111］杨奕望，段逸山，吴鸿洲.《黄帝内经太素》成书年代考评［J］.医史文献，2004（2）：13-14.

［112］管学忠.《黄帝内经太素》治神法在老年痛证的运用［J］.中华现代中西医杂志，2004，2（1）：78-79.

［113］徐麟.《黄帝内经太素》杨注释通借条例析说［J］.医古文知识，2004（4）：21-24.

［114］王玉兴.中日《黄帝内经太素》研究年表［J］.天津中医学院学报，2004，23（4）：208-231.

［115］郭雅薰，王洪图.《太素》千年流传钩沉［J］.中国中医药学报，2004，19（5）：268-271.

［116］肖巍."天人合一"并没有改善中国古代环境状况［J］.哲学研究，

2004（4）：42–47.

［117］段逸山.《素问》《太素》正文对照考正［J］.中医文献杂志，2005(3)：3–5.

［118］钱超尘.杨上善《黄帝内经明堂》（残卷）考略［J］.江西中医学院学报，2006，18（1）：21–23.

［119］钱超尘.杨上善《黄帝内经明堂》（残卷）考略（续）［J］.江西中医学院学报，2006，18（2）：14–19.

［120］郝娟，沈澍农.《灵枢经》《黄帝内经太素》传本与史崧传本之异文例释［J］.江西中医学院学报，2006，18（3）：18–19.

［121］钱超尘《太素》撰著具体时间新证［J］.中医文献杂志，2006(4)：1–3.

［122］张宝文.《针灸甲乙》与《太素》互校内容考辩［J］.中医药文化，2006，（6）：28–29.

［123］沈杰.杨上善撰注《黄帝内经太素》的特点和成就［J］.中国中医急症，2007，16（4）：462–469.

［124］阴小宝.唐代避讳研究［D］.西安：陕西师范大学，2008.

［125］李中正，李萍.《黄帝内经太素》杨上善注中"阴气"概念的整理及评介［J］.中医研究，2008，21（7）：61–62.

［126］张建斌，赵京生.从《太素》记载探索督脉经的起源［J］.中国针灸，2008，28（3）：234–236.

［127］张宏.《黄帝内经太素》与《难经》命门说异同刍议［J］.中医药临床杂志，2009，21（2）：95–96.

［128］马烈光.论《太素》杨注精义［J］.河南中医学院学报，2009，24（2）：1–5.

［129］日色雄一，严季澜.《太素》《灵枢》《素问》依韵校勘举隅［J］.北

京中医药大学学报，2010，33（7）：449–453.

［130］杨峰.从《素问》杨王注看针灸理论解释的思路［J］.辽宁中医杂志，2010，27（7）：1229–1231.

［131］张亭立，袁开惠，孙文钟.《黄帝内经太素》语释辨疑4则［J］.中华中医药学刊，2011，29（1）：48–49.

［132］李今庸.《黄帝内经太素》析疑四则［J］.天津中医药，2011，28（6）：441–442.

［133］祝凤祥.《黄帝内经太素》杨注反切与《广韵》反切比较研究［J］.现代语文（语言研究），2012（2）：13–14.

［134］唐晓娟，孙文钟.《黄帝内经太素》通别词语分类考释［J］.中医杂志，2012，53（4）：354–356.

［135］钱会南.杨上善学术思想研究现状分析［J］.湖北中医药大学学报，2013，15（3）：46–48.

［136］钱会南.《黄帝内经太素》在中医理论框架形成中的作用［J］.安徽中医药大学学报，2014，33（1）：1–3.

［137］钱会南，钱泽南，陈广坤，翟双庆.《黄帝内经太素》之理论体系框架探析［J］.世界中医药，2014，9（11）：1408–1412.

［138］李昌，梁华龙.浅谈气一元论［J］.河南中医，2009，29（5）：431–433.

汉晋唐医家（6名）

张仲景　王叔和　皇甫谧　杨上善　孙思邈　王　冰

宋金元医家（18名）

钱　乙　成无己　许叔微　刘　昉　刘完素　张元素

陈无择　张子和　李东垣　陈自明　严用和　王好古

杨士瀛　罗天益　王　珪　危亦林　朱丹溪　滑　寿

明代医家（25名）

楼　英　戴思恭　王　履　刘　纯　虞　抟　王　纶

汪　机　马　莳　薛　己　万密斋　周慎斋　李时珍

徐春甫　李　梴　龚廷贤　杨继洲　孙一奎　缪希雍

王肯堂　武之望　吴　崑　陈实功　张景岳　吴有性

李中梓

清代医家（46名）

喻　昌　傅　山　汪　昂　张志聪　张　璐　陈士铎

冯兆张　薛　雪　程国彭　李用粹　叶天士　王维德

王清任　柯　琴　尤在泾　徐灵胎　何梦瑶　吴　澄

黄庭镜　黄元御　顾世澄　高士宗　沈金鳌　赵学敏

黄宫绣　郑梅涧　俞根初　陈修园　高秉钧　吴鞠通

林珮琴　章虚谷　邹　澍　王旭高　费伯雄　吴师机

王孟英　石寿棠　陆懋修　马培之　郑钦安　雷　丰

柳宝诒　张聿青　唐容川　周学海

民国医家（7名）

张锡纯　何廉臣　陈伯坛　丁甘仁　曹颖甫　张山雷

恽铁樵